SPSS 轻松学

实战案例

主　审　吕　繁

主　编　汤后林

副主编　徐　鹏　琚腊红

编　委　（按姓氏笔画排序）

汤后林　许　娟　李　健　杨跃诚

徐　鹏　琚腊红　韩　晶　臧春鹏

人民卫生出版社

图书在版编目（CIP）数据

SPSS 轻松学：实战案例 / 汤后林主编. —北京：
人民卫生出版社，2019

ISBN 978-7-117-28185-0

Ⅰ. ①S… Ⅱ. ①汤… Ⅲ. ①医学统计－统计分析－
软件包 Ⅳ. ①R195.1-39

中国版本图书馆 CIP 数据核字（2019）第 033391 号

人卫智网	www.ipmph.com	医学教育、学术、考试、健康， 购书智慧智能综合服务平台
人卫官网	www.pmph.com	人卫官方资讯发布平台

SPSS 轻松学——实战案例

主　　编：汤后林
出版发行：人民卫生出版社（中继线 010-59780011）
地　　址：北京市朝阳区潘家园南里 19 号
邮　　编：100021
E - mail： pmph @ pmph.com
购书热线：010-59787592　010-59787584　010-65264830
印　　刷：三河市潮河印业有限公司
经　　销：新华书店
开　　本：787×1092　1/16　**印张：**22
字　　数：535 千字
版　　次：2019 年 3 月第 1 版　2019 年 3 月第 1 版第 1 次印刷
标准书号：ISBN 978-7-117-28185-0
定　　价：65.00 元

打击盗版举报电话：010-59787491　E-mail：WQ @ pmph.com
　　（凡属印装质量问题请与本社市场营销中心联系退换）

序

SPSS（statistical product and service solution）是国内外应用很广的一款统计分析软件，由于好学易懂、窗口菜单操作方便，深受广大用户的喜爱。2009 年 IBM 公司全资收购 SPSS 公司，现使用的 SPSS 分析软件为 IBM SPSS Statistics。目前介绍 SPSS 统计分析的书籍有不少，但基本上都是 SPSS 软件和统计学方法介绍，基层工作人员在实际工作中的统计需求难以满足。

本书的主编汤后林为流行病与卫生统计学博士，曾在中国疾病预防控制中心和加州大学洛杉矶分校学习。在基层和中国疾病预防控制中心工作近 20 年，参与过多个国家级重大科技项目、国际合作项目和疾病信息系统的数据处理，在运用 SPSS、SAS 等统计软件进行数据整理和分析方面积累了丰富的实践经验。本书从使用者的角度出发，专门针对基层从事公共卫生工作人员和一线临床医生撰写了本书。本书内容全面、新颖独创、注重实用、可操作性强，是目前市场上难得的一本专门为基层从事公共卫生工作人员和一线临床医生撰写的 SPSS 实用参考书。

本书集实用性和操作性于一体，理论与实践应用紧密结合，基础理论知识、知识点和针对每个知识点的实例互相融合穿插，使读者不但知其然而且知其所以然，可以使读者快速地学习、掌握 SPSS 软件操作及应用知识点解决实践中的问题，从而达到学以致用和融会贯通的目的。

于石成

2018 年 6 月

　　SPSS 是一款好学易懂的统计学软件，既可以通过窗口菜单，也可以通过语法程序进行数据整理和统计分析，是当前应用最为广泛的统计分析软件之一。

　　随着计算机信息技术发展，各行各业在工作和科研活动中产生了海量的原始数据，这些原始数据需要借用专门的数据分析软件进行整理、分析和利用，以用于指导开展工作或撰写报告和论文。作为一名公共卫生工作人员和一线临床医生，在日常的疾病监测、疾病控制、专题调查、临床实践等活动中，收集到了大量的数据，而这些数据整理和分析用一般计算器无法完成，需要借用专门的统计分析软件进行整理和分析。笔者在过去几年到各级医疗机构和疾病控制机构与工作人员进行沟通时发现，大家普遍感觉到在数据分析方面心有余而力不足，不能很好地分析利用现有的数据，甚至有时错误应用统计方法进行统计分析，迫切希望有一款通俗易懂、操作性和专业性强的参考书来指导进行现有数据分析利用，解决基层工作人员的实际问题。

　　结合多年 SPSS 使用和从事公共卫生和临床数据分析工作的经验，针对基层从事公共卫生工作人员和一线临床医生撰写了此本 SPSS 参考书，本书不求介绍高深复杂的统计方法，唯求简单、简洁和实用。第一章至第四章主要介绍 SPSS 数据整理方法，第五章主要介绍 SPSS 中的常用抽样方法，第六章主要介绍 SPSS 中常用图的作图方法，第七章主要介绍常用检验方法和回归模型，第八章和第九章主要介绍工作数据和论文数据的数据整理和统计分析方法，第十章主要介绍数据整理和数据分析中的一些技巧，第十一章主要介绍了近年来公开发表论文中的一些统计学方法误用及如何纠正。本书主要采取实际工作中的案例进行剖析讲解，力求达到举一反三的效果。

　　本书在编写中存在一定的不足，希望大家在使用过程中提出更多的宝贵意见和建议。

汤后林

2018 年 5 月

目 录 ▮▮▮▮▮

第一章　初步认识 SPSS

社会科学统计软件包（statistical package for the social science，SPSS）是世界上应用最广泛的专业统计和数据模型软件之一。经过四十多年的发展，在全球已拥有大量的用户。目前，SPSS 使用 Windows 的窗口方式展示各种管理和分析数据的方法，可方便地用于各类商业管理和科研数据管理及统计分析工作。本章概要介绍 SPSS 的发展、主要版本、运行方式和启动与退出的使用。

1968 年，3 位美国斯坦福大学的学生开发了最早的 SPSS 系统，并基于这一系统于 1975 年在芝加哥合伙成立了 SPSS 公司。SPSS 的基本功能包括数据管理、统计分析、图表分析、输出管理等。2009 年 IBM 收购了 SPSS 公司。SPSS 被 IBM 全资收购后，成为 IBM 软件部的一个产品，现该产品归属在大数据与分析集团 Analytics 下。

到目前为止，SPSS 已成为适合于 DOS、Windows、UNIX 等多种操作系统的产品，国内常用的是其适用于 DOS 和 Windows 的版本。本书以运行于 Windows 操作系统上的 SPSS 24.0 for Windows 标准版为例，并在本书后面的内容中简称为 SPSS。

学习软件，得先掌握软件的基本模块及其逻辑关系。因此，要想熟练掌握 SPSS 软件并在数据分析中熟练运用，先要掌握 SPSS 软件的基本模块及其基本步骤。

第一节　SPSS 运行窗口

SPSS 软件的安装非常简单方便，直接根据安装盘的提示进行安装即可，市场上各类 SPSS 软件教材均有介绍，本文不再赘述。本书中有关操作步骤和界面是以"IBM SPSS Statistics 24"为例，不同版本的 SPSS 软件之间显示界面稍微有些差别，但不影响读者使用。

一、SPSS 如何打开

1. 打开 SPSS 软件的方法，既可以直接双击桌面快捷图标，也可以从电脑桌面通过"开始—所有程序—IBM SPSS Statistics"的目录下，点击"IBM SPSS Statistics 24"，如图 1-1 所示。

2. 打开 SPSS 后，如图 1-2 所示界面。这时，SPSS 浮现窗口会问"你希望做什么"，对于初学者，可以不用管它，直接点击"取消"按钮（第二章具体讲如何读取数据至 SPSS 软件中），这样就打开了 SPSS 主界面。

3. SPSS 主界面的数据编辑窗口由菜单栏、工具栏、编辑栏、变量名栏、内容区、窗口切换标签页和状态栏组成，如图 1-3 所示。

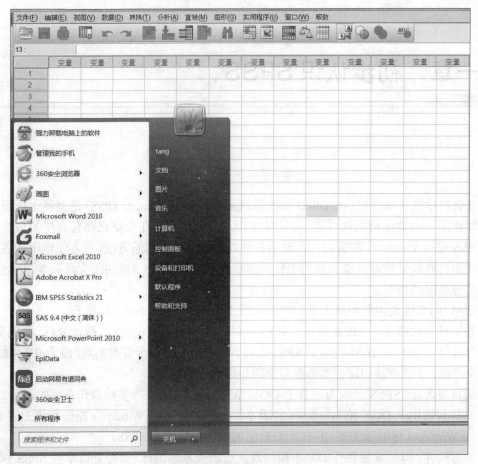

图 1-1 打开 SPSS 软件

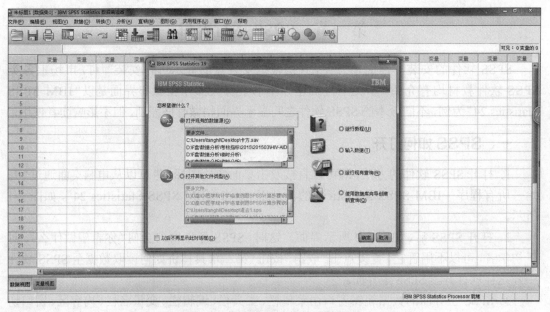

图 1-2 打开 SPSS 软件对话界面

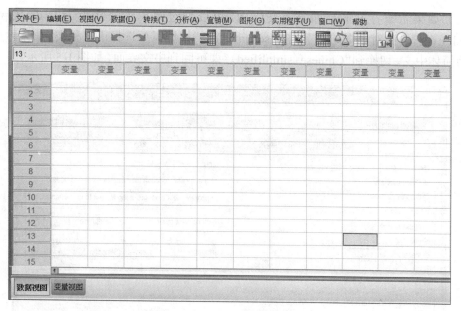

图 1-3　SPSS 数据编辑窗口

4. SPSS 提供了多种语言的用户界面，可以根据需要进行切换。

（1）如果希望打开的界面是中文界面，可以通过菜单栏点击"编辑—选项—常规"，在打开的对话框的右下角"用户界面"，根据需要选择语言种类，如果希望用户界面为英文，选择"英文"即可。如图 1-4 所示。

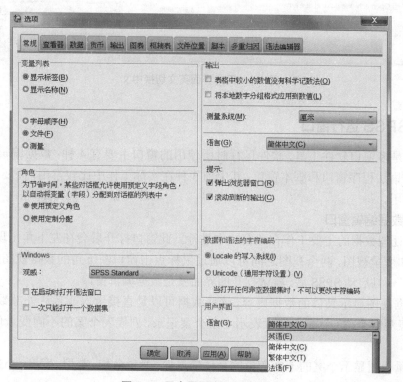

图 1-4　用户界面中文切换英文

（2）如果希望打开的界面是英文界面，可以通过菜单栏依次点击"Edit-Options-General"，在打开的对话框的右下角"User interface"根据需要选择语言种类；如果希望用户界面为简体中文，切换到"Chinese（simplified）"即可回到中文界面，如图 1-5 所示。

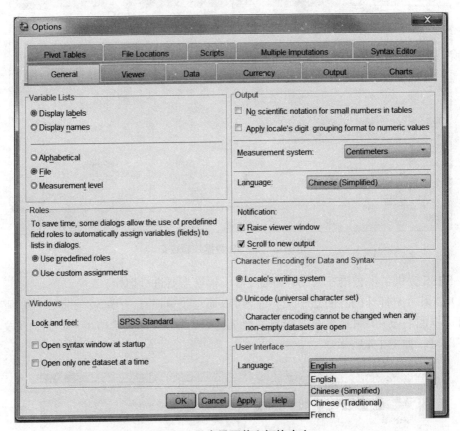

图 1-5　用户界面英文切换中文

二、SPSS 运行窗口

SPSS 是多窗口软件工具，软件运行时所使用的窗口主要有 4 种：数据编辑窗口、结果输出窗口、语法程序窗口和脚本窗口，其中前 3 种在实际工作中比较常用，需要大家熟练掌握，灵活运用。

（一）数据编辑窗口

SPSS 处理数据的主要工作在此窗口中进行。此窗口打开后会在左下角出现两个视图：数据视图和变量视图，两个视图之间可以通过鼠标点击窗口左下角的数据视图或变量视图进行切换。一旦启动 SPSS 后，默认打开的界面就是数据编辑窗口。

1. 数据视图显示具体的数据内容，这些数据可以是直接录入或者从外部数据导入，其中的行代表观察个体（个案），每行表示一条个案记录，列代表个案的不同变量值，如图 1-6 所示。

2. 变量视图显示个案的不同变量的具体信息如：变量名称、类型、宽度、小数、标签、值等信息，如图 1-7 所示。

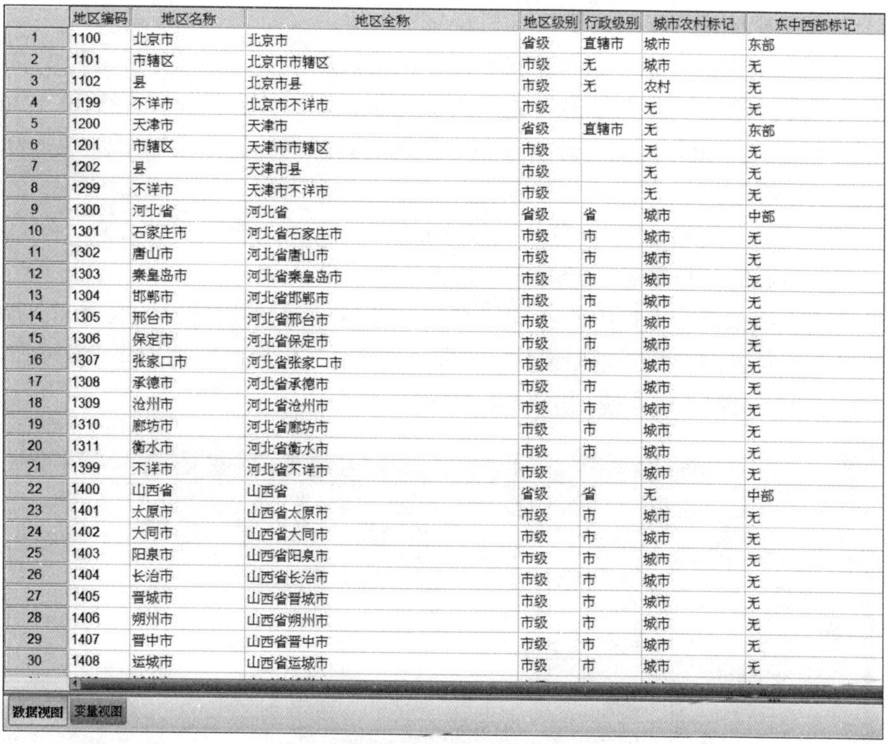

	地区编码	地区名称	地区全称	地区级别	行政级别	城市农村标记	东中西部标记
1	1100	北京市	北京市	省级	直辖市	城市	东部
2	1101	市辖区	北京市市辖区	市级	无	城市	无
3	1102	县	北京市县	市级	无	农村	无
4	1199	不详市	北京市不详市	市级			无
5	1200	天津市	天津市	省级	直辖市	无	东部
6	1201	市辖区	天津市市辖区	市级		无	无
7	1202	县	天津市县	市级		无	无
8	1299	不详市	天津市不详市	市级		无	无
9	1300	河北省	河北省	省级	省	城市	中部
10	1301	石家庄市	河北省石家庄市	市级	市	城市	无
11	1302	唐山市	河北省唐山市	市级	市	城市	无
12	1303	秦皇岛市	河北省秦皇岛市	市级	市	城市	无
13	1304	邯郸市	河北省邯郸市	市级	市	城市	无
14	1305	邢台市	河北省邢台市	市级	市	城市	无
15	1306	保定市	河北省保定市	市级	市	城市	无
16	1307	张家口市	河北省张家口市	市级	市	城市	无
17	1308	承德市	河北省承德市	市级	市	城市	无
18	1309	沧州市	河北省沧州市	市级	市	城市	无
19	1310	廊坊市	河北省廊坊市	市级	市	城市	无
20	1311	衡水市	河北省衡水市	市级	市	城市	无
21	1399	不详市	河北省不详市	市级		城市	无
22	1400	山西省	山西省	省级	省	无	中部
23	1401	太原市	山西省太原市	市级	市	城市	无
24	1402	大同市	山西省大同市	市级	市	城市	无
25	1403	阳泉市	山西省阳泉市	市级	市	城市	无
26	1404	长治市	山西省长治市	市级	市	城市	无
27	1405	晋城市	山西省晋城市	市级	市	城市	无
28	1406	朔州市	山西省朔州市	市级	市	城市	无
29	1407	晋中市	山西省晋中市	市级	市	城市	无
30	1408	运城市	山西省运城市	市级	市	城市	无

数据视图 变量视图

图 1-6 数据视图窗口

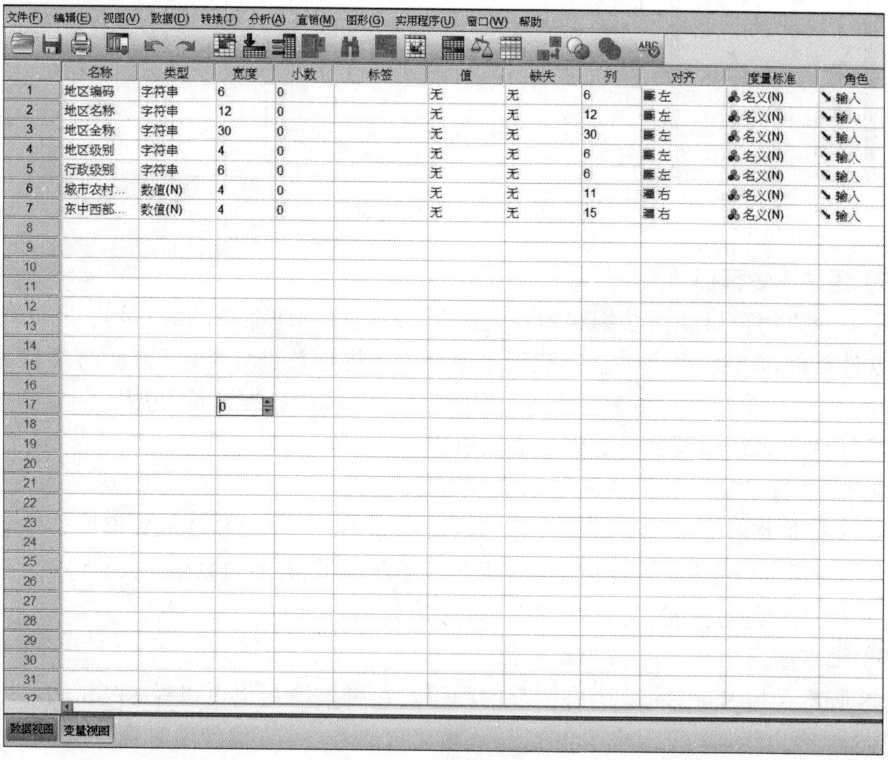

文件(F) 编辑(E) 视图(V) 数据(D) 转换(T) 分析(A) 直销(M) 图形(G) 实用程序(U) 窗口(W) 帮助

	名称	类型	宽度	小数	标签	值	缺失	列	对齐	度量标准	角色
1	地区编码	字符串	6	0		无	无	6	左	名义(N)	输入
2	地区名称	字符串	12	0		无	无	12	左	名义(N)	输入
3	地区全称	字符串	30	0		无	无	30	左	名义(N)	输入
4	地区级别	字符串	4	0		无	无	6	左	名义(N)	输入
5	行政级别	字符串	6	0		无	无	6	左	名义(N)	输入
6	城市农村...	数值(N)	4	0		无	无	11	右	名义(N)	输入
7	东中西部...	数值(N)	4	0		无	无	15	右	名义(N)	输入
8											
9											
10											
11											
12											
13											
14											
15											
16											
17			0								

数据视图 变量视图

图 1-7 变量视图窗口

（二）结果输出窗口

SPSS 结果输出窗口用于显示和编辑数据分析的输出结果。如果分析过程正确，显示分析结果。如果分析过程中发生错误使处理失败，则在窗口中显示出系统给出的错误信息，通过给出的错误信息，就可以知道分析过程中出现的具体问题。结果输出窗口分为两个区：左侧目录区和右侧内容区。

1. 目录区显示的是 SPSS 不同分析结果的目录。

2. 内容区显示的是与目录一一对应的具体分析结果。

3. 通过点击结果输出窗口中的不同级别的目录，在右侧的内容区中会显示该目录下的分析结果的具体内容，对于多次执行不同的分析，产生的分析内容比较多，通过点击目录，查找对应的分析结果就非常方便，如图 1-8 所示。

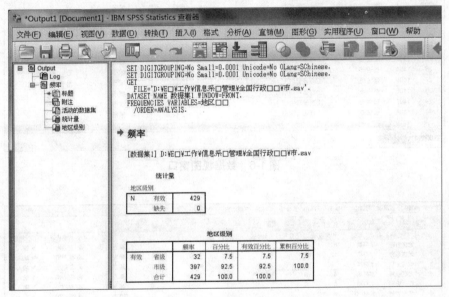

图 1-8　结果输出窗口

（三）语法命令窗口

也称命令语句窗口或语法编辑窗口，是编辑和运行程序命令的编辑器。与其他一些数据分析软件类似，SPSS 也提供了语法程序运行方式进行数据分析，一方面与菜单运行方式进行互补，另一方面便于对重复工作进行简化，一次编辑完成，多次使用。例如图 1-9 是对变量（地区级别）进行频数分析的程序语法语句。

1. 第 1～2 行是从计算机中读取 SPSS 数据库文件。

2. 第 3 行是临时生成的数据库并作为活动数据集（注：SPSS 读取数据库文件后会自动生成一个临时活动数据集，这样便于操作运行后保存为所需要的数据库文件）。

3. 第 4～5 行是对变量"地区级别"进行频数分析。

（四）脚本窗口

SPSS 脚本是用 Sax Basic 语言编写的程序。在脚本窗口也可以像 SPSS 宏一样构建和运行 SPSS 命令语句。可以将经常做的工作编辑成脚本文件，供使用时直接调用，这样可以大大提高工作效率，对于一般使用者来说，没必要去专门学习掌握。

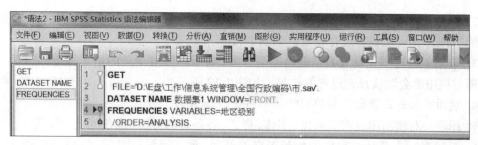

图 1-9 语法命令窗口

三、SPSS 选项设置

打开 SPSS 后，各窗口的界面显示方式可以根据用户喜好或者需要进行设置。这里就好比装修房子，把需要的各类材料尺寸、颜色等规格都预先设置一下，这样就既省工又省料，界面看上去还很美观。那么怎么做到呢？在打开的 SPSS 数据视图界面的菜单中选择"编辑—选项"，如图 1-10 所示，以下主要介绍常用的功能。

1. 常规　对变量列表、角色、Windows 观感效果、输出语言方式、用户界面的语言界面等进行设置，设置完毕点击"应用"或者直接点击"确定"按钮。

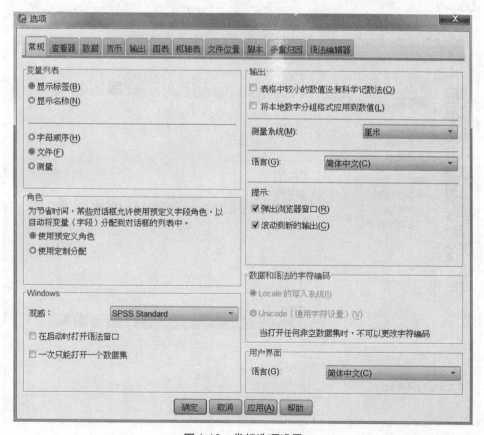

图 1-10 常规选项设置

2．查看器　对各种结果的初始输出状态进行设置，包括输出的标题、页面标题和文本输出的字体、大小、颜色等进行设置。如图 1-11 所示。

3．数据　通过预先设置数据的转换与合并、显示新数值变量的格式等等，在随后的数据管理过程中就会默认预先设置的结果。如图 1-12 所示。

4．货币　预先设置货币型数值的显示格式。

5．图表　对输出图表的宽高比、字体、样式、各条目的对比、线条等进行设置。

6．枢轴表　主要是对输出的统计表格的外观、列宽等进行设置，以便符合统计要求。此项功能比较重要，默认为缺失，一般根据统计学习惯要求，选择"Academic"。当然也可以根据大家的喜好，进行多种选择。如图 1-13 所示。

7．语法编辑器　主要是对语法程序语句格式进行设置，不同语句的编码显示颜色，错误的语句编码显示颜色，以便于区分和识别。如图 1-14 所示。

● *请注意："从对话框粘贴语法"默认为"自上一条命令之后"，就是说，每次粘贴一个操作的语法程序到语法程序窗口中，自动粘贴在上一次粘贴的语法程序之后，这样就不会乱，也便于后期保存连续操作后的全部语法程序，以便下一次重复该项操作时，直接运行语法程序即可得到预期的结果。这个在后面讲实战案例时，大家就更有体会。*

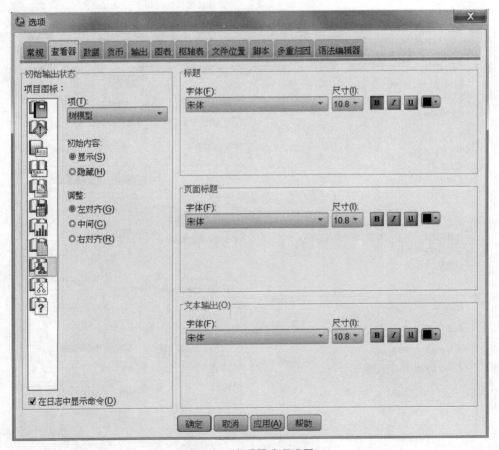

图 1-11　查看器选项设置

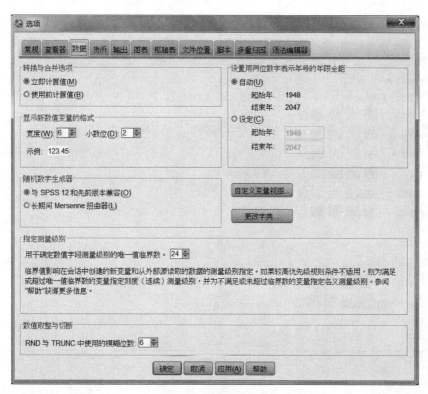

图 1-12 数据选项设置

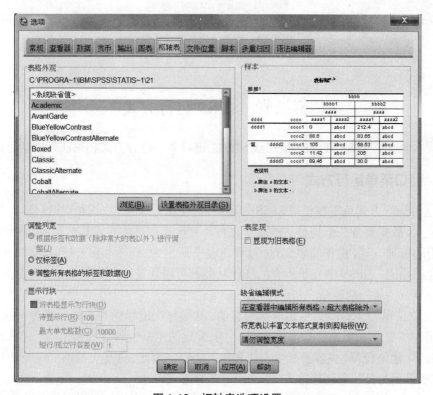

图 1-13 枢轴表选项设置

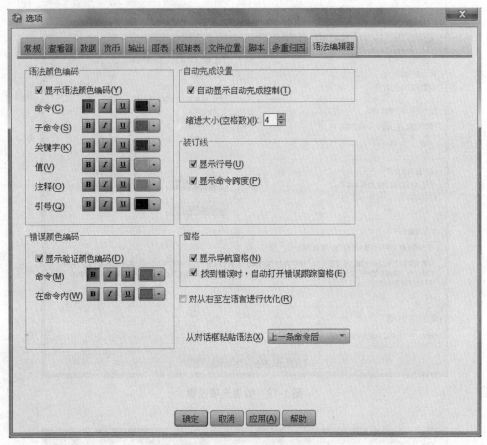

图 1-14 语法编辑器选项设置

第二节 SPSS 运行方式

本节主要介绍 SPSS 常用的两种运行方式：窗口菜单运行方式和语法程序运行方式。

一、窗口菜单运行方式

1. 这种运行方式就是在使用 SPSS 过程中，完全依靠菜单、按钮和对话框输入等方式进行数据录入、数据整理和数据分析的操作过程。完全窗口菜单方式是在 Windows 图形界面下最常用的管理方式，操作简单、方便直观。这也是 SPSS 作为非常友好的软件而受到广大用户欢迎的原因。SPSS 中几乎所有的统计功能都可以通过 SPSS 提供的菜单模式实现，不需要记住复杂的统计功能命令和语法。

2. 窗口菜单方式的缺点也是非常明显的，就是每次进行同类数据的整理和统计分析，都要将相应的菜单和所需参数操作一遍，对于大量的重复性统计分析工作，这种方式的处理效率低下，速度较慢，也容易产生操作和输入错误。因此，进行大量重复性统计分析工作时，就需要借用另外一种运行方式：语法程序运行方式。

3. 窗口菜单的操作方式，大家根据自己的喜好选择中文或英文用户界面后，SPSS 提供了多种类型的操作菜单,每个菜单下分为具体的菜单项,根据需要进行选择。本节不对各个菜单项的具体功能进行逐一介绍,在后续的数据库处理和案例分析过程中,将结合实例给大家进行详细介绍:

（1）数据编辑窗口:提供了 11 种用户菜单:文件、编辑、视图、数据、转换、分析、直销、图形、实用程序、窗口和帮助。

（2）结果输出窗口:提供了 13 种用户菜单:文件、编辑、视图、数据、转换、插入、格式、分析、直销、图形、实用程序、窗口和帮助。

（3）语法窗口:提供了 13 种用户菜单:文件、编辑、视图、数据、转换、分析、直销、图形、实用程序、运行、工具、窗口和帮助。

（4）脚本窗口:提供了 7 种用户菜单:文件、编辑、查看、宏、调试、表和帮助。

二、语法程序运行方式

1. 语法程序运行方式是在 SPSS 的语法窗口中直接运行已编辑程序的一种方式。在语法窗口中输入 SPSS 各种命令组成的程序,然后根据需要选中部分程序或全部程序,提交 SPSS 系统执行,运行完毕给出分析结果。程序运行方式适合于大规模或重复性的统计分析工作,编写好的程序保存后可以随时调用。

2. 语法程序也可以通过菜单方式选择数据整理和（或）数据分析的菜单和选项,选择完毕后,在对话框中点击"粘贴"按钮,SPSS 系统会自动打开一个语法窗口,并将通过菜单方式选择的数据整理和（或）数据分析转换为系列命令程序,粘贴到打开的语法窗口,用户可根据分析需要,对语法窗口的程序进行编辑、修改和保存,在语法窗口的菜单栏中,选择"运行",然后选择"全部"（对所有程序进行运行）或"选择"（先通过光标选择需要运行的部分程序）运行,完成程序的执行操作。如图 1-15 和图 1-16 所示。

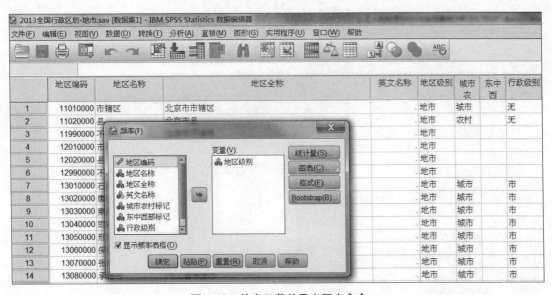

图 1-15　从窗口菜单导出程序命令

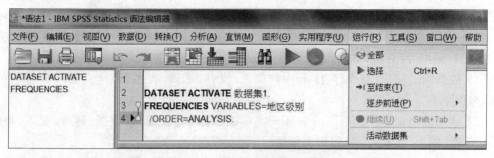

图 1-16 窗口操作转换为语法命令

第二章 SPSS 数据录入和获取

使用 SPSS 软件目的是通过软件实现对数据的管理和分析,数据是分析基础,因此,建立 SPSS 数据文件是进行数据管理和分析的基础。本章将介绍进行 SPSS 数据文件创建的方法和操作。

第一节 数据属性及定义

只要打开 SPSS 软件,系统就会自动生成一个空数据文件,大家根据自己的需要先在数据编辑窗口的变量视图中定义变量,然后录入数据并保存即可。图 2-1 就是一个打开的空白数据文件的数据录入界面。

图 2-1 SPSS 数据编辑窗口

一个完整的 SPSS 数据结构包括变量名、变量类型、宽度、小数、标签、变量值、缺失值的定义、列宽、对齐方式等。关于定义变量,市场上的 SPSS 教材均有介绍,本书从实用的角度进行简明扼要的介绍,特别是一些需要强调的注意事项,下面进行逐一讲解。

(一)变量名

变量名是变量参与分析的唯一标识。在采取直接录入方式录入数据前,首先就是定义变量结构,定义变量结构时首先应该给出每个变量的变量名(图 2-2)。如果不事先指定变量名,SPSS 系统默认以"VAR"开头的变量名,后面跟 5 个数字,如第一个没指定的变量名

VAR00001，遇到第二个没有指定的变量名 VAR00002，以此类推。变量名命名原则需要掌握：

1. 变量名首字符必须是字母或汉字，后面可以为任意字母或数字。

2. 变量名必须是**唯一的且不区分大小写**。

3. 变量名不能超过 64 个字符。

4. 变量名结尾不能以圆点、句点或者下划线。

5. SPSS 的保留字符（ALL、NE、LE、GE、BY、AND、NOT、WITH、EQ 等）不能作为变量名。

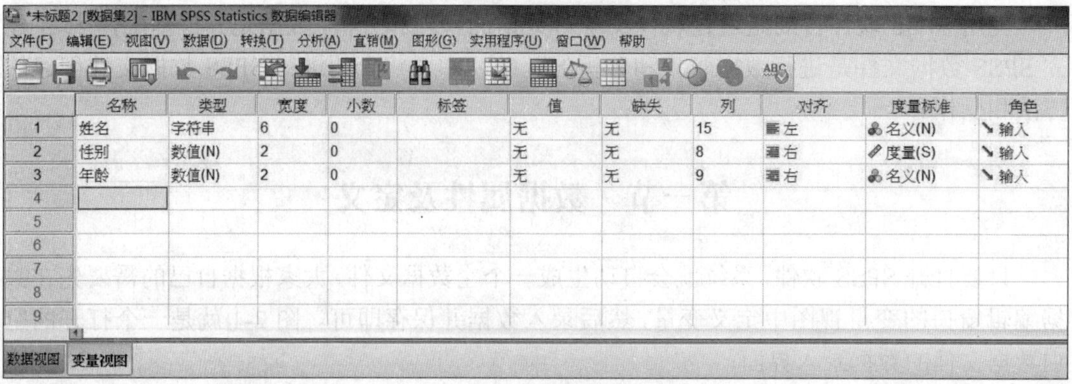

图 2-2　定义变量名

（二）变量类型

主要有数值型、字符型和日期型，这 3 种变量类型在实际工作中会经常用到，需要熟练掌握，在后续章节会具体介绍如何进行不同类型变量之间的相互转换。

1. 数值型变量　根据其功能和显示方式，数值型变量又可以细分为 6 种类型：标准数值型、逗号数值型（每 3 位用逗号分隔）、圆点数值型（每 3 位用圆点分隔）、科学计数法数值型、美元数值型（显示时带有美元符号）和自定义货币数值型。系统默认的变量类型为标准数值型，也是最为常用的数值型。如图 2-3 所示。

2. 字符型变量　字符型变量是非数值型变量，其值是由字符串构成的。字符型变量的默认显示宽度 8 个字符，可以修改字符串长度（图 2-4）。字符串变量值不能直接参与数学运算，但是可以通过 SPSS 软件的函数转化为数值型变量进行数学运算。这个功能会在后续有关数据管理的章节中进行具体讲解。

3. 日期型变量　日期型变量用来表示日期和时间的变量类型。SPSS 提供了 29 种日期型变量的显示格式。SPSS 软件在打开的日期型变量对话框中显示所有的日期型变量格式，供大家根据需要进行选择（图 2-5）。如 mm/dd/yyyy，mm 表示两位数显示的月份，如 1 月份为 01，dd 表示两位数的天数，如第 8 天为 08，yyyy 表示四位数的年份，如 1998 年。日期型变量在 SPSS 中的存储是以该日期与 1582 年 10 月 14 日零点相差的秒数，如果将日期型变量转换为数值型，显示的就是差值的秒数。在实际工作中会经常用到两个日期之差来计算相隔多少小时、多少天、多少年等。如相差的秒数除以 60×60×24 等于天数。

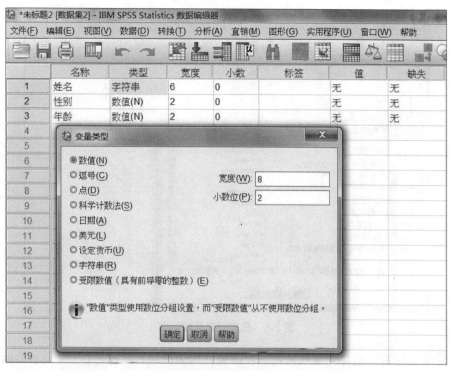

图 2-3　数值型变量对话框

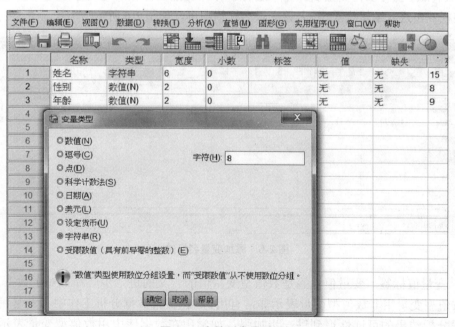

图 2-4　字符型变量对话框

（三）变量标签

变量标签是对变量名和变量值的进一步解释，**这个可以有也可以没有**，变量标签分为变量名标签和变量值标签。

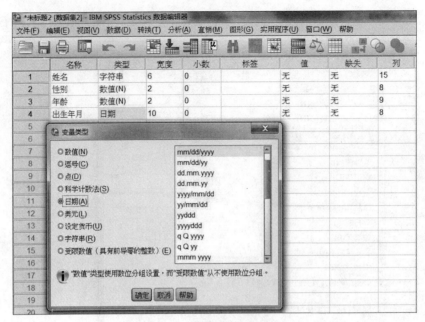

图 2-5　日期型变量对话框

1. 变量名标签　是对变量名的进一步解释。因为在进行数据分析前，为了数据分析的方便，可能用一些字母加编号或英文单词等作为变量名，那么这个变量名的具体含义是什么，代表什么，就可以在变量名标签中进行解释。变量名标签的定义方法直接在该变量名的标签栏双击进入编辑状况，输入该变量名标签即可。如图 2-6 所示。

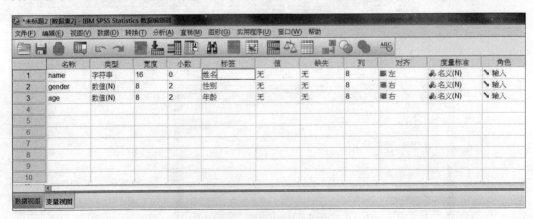

图 2-6　添加变量名标签

2. 变量值标签　变量值标签是数值型变量值的含义的进一步解释。对于数据库文件中的数值型变量用非数值型变量表示非常有用，这在日常数据分析工作中会经常用到，它使数据分析结果的可读性得到进一步加强。如学历在数据库中用数值型变量表示，取值1~6，1 表示文盲，2 表示小学，3 表示初中，4 表示高中及中专，5 表示大专及本科，6 表示研究生。定义变量值标签时，在数据编辑窗口的变量视图中，点击该变量的"值"那一栏，该栏的右侧会显示一个"…"的隐藏框，点击这个隐藏框，出现变量值设置对话框，如图 2-7 所示。在变量值设置对话框中，在"值"后面空白框中输入变量值，在"标签"后面空白框中输入该变量值表示的含义，完成后点击"添加"按钮，就在其右侧的空白框中显示变量值及其表示的含义，以此类推。将所有变量值及其标签输入完后，点击"确定"按钮，完成对该变量的标签设定。如果需要修改或删除某个变量标签，就在右侧空白框中选择该变量标签，然后点击修改，在上方的"标签"后面空白框中修改，修改完毕点击"修改"；如果删除某个变量标签，直接在右侧的空白框中选中该变量标签，然后点击"删除"即可。

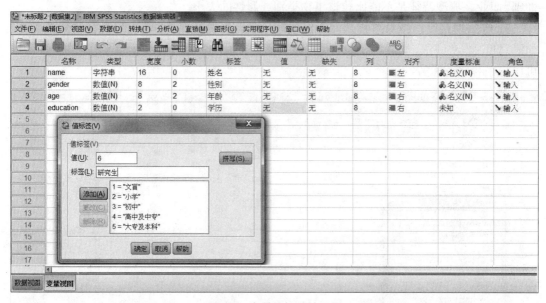

图 2-7　变量值标签的设置

（四）缺失值

变量值的缺失是在数据收集和录入过程中由于种种原因（如拒答、数值异常、跳转等）产生。但是在数据分析时又无法回避。此时，需要在数据整理阶段对变量值缺失进行定义。

在 SPSS 中缺失值有用户自定义缺失值和系统缺失值两大类。一般对数值型变量的缺失，系统缺失值默认圆点表示。字符串型变量缺失，系统缺失值默认为空字符串。在实际工作中，可能会对缺失值预先制定一个缺失值代码来表示，以便与正常值进行区分和识别。在数据编辑窗口的变量视图中，点击该变量的"缺失"那一栏，该栏的右侧会显示一个"…"的隐藏框，点击这个隐藏框，出现缺失值设置对话框，有 3 种选择，第一种就是没有缺失值；第二种离散缺失值，最多可以设置 3 个值，比如可以对某个变量如果出现缺失值，以数字"9"表示（此处需要注意：如果该变量值有 9，就不能用数字 9 作为缺失值的指代）；第三种是指定缺失值所在范围，并可以指定一个具体的离散值，如图 2-8 所示。

（五）度量标准

度量标准就是定义变量的测量尺度，它能更进一步准确说明变量的含义和属性，根据对数据的测量尺度，可将变量分为 3 大度量类型即定距型尺度（度量，scale）、定类型尺度（名义，nominal）和定序型尺度（序号，ordinal），如图 2-9 所示。变量的 3 个度量标准也可以用统计学上常用的表达方式：连续性变量、无序分类变量和有序分类变量，这种表述进行统计分析尤其多因素分析模型时（如多因素线性回归模型、Logistic 回归模型、Cox 比例风险模型等），对进入模型的变量的设置非常重要，需要根据不同的变量度量标准进行设置，这在后面案例分析章节进行详细讲解。**实际工作中，经常有人会在设置变量进入模型时出现错误，其主要原因就是没有搞明白变量的度量标准！**

1．定距型尺度 指对事物类别或次序之间距离的测量尺度，其也称为连续型变量。如温度，长度，年龄等。典型特征是可以表示类别之间的差距多少，其结果可以进行运算。

2．定类型尺度 指对事物的类别或属性的一种测量尺度，其也称为无序分类变量，如性别、职业。典型特征是不能比较该事物类别或属性的大小。

3．定序型尺度 指对事物之间等级或顺序的一种测量尺度，其称为有序分类变量。如满意度（非常满意、满意、一般、不满意）和疾病预后（痊愈、好转、无效）等。典型特征是可以排序和比较优劣。

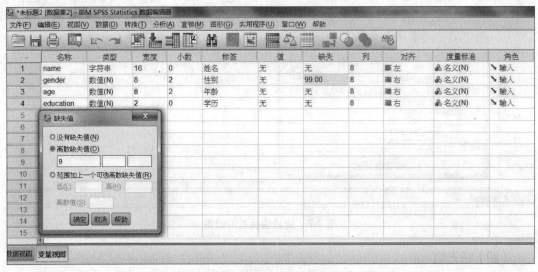

图 2-8 变量缺失值的设置

图 2-9 变量度量标准的设置

（六）角色

角色就是预先设定该变量在分析变量中所扮演的角色。分为输入、目标、两者都有、无、分区和拆分。默认状况下为输入。这个主要运用在数据挖掘模块，一般工作中很少用到，所以不用理它。如图 2-10 所示。

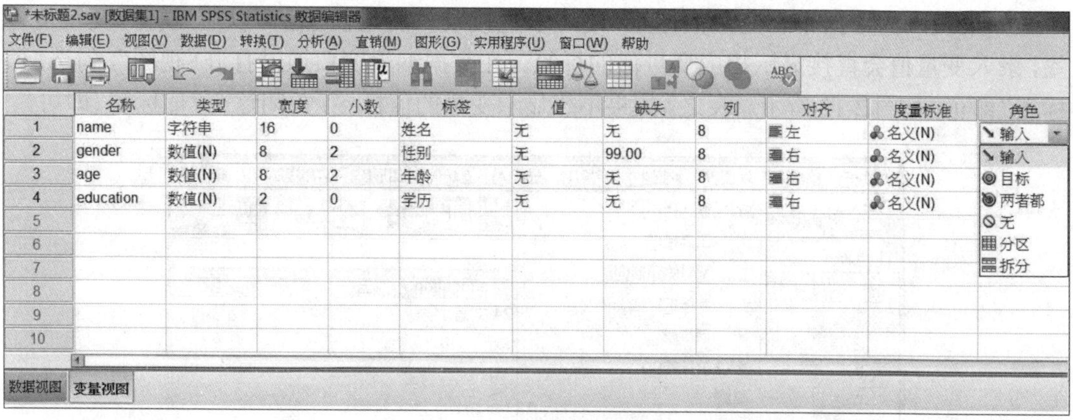

图 2-10 变量角色的设置

第二节 直接录入数据

定义好变量属性后,点击 SPSS 数据编辑窗口右下角"数据视图"界面即可进行数据录入了,如图 2-11 所示。数据视图界面中的数据录入表格的上方是变量名,左侧是每条个案记录的顺序号。

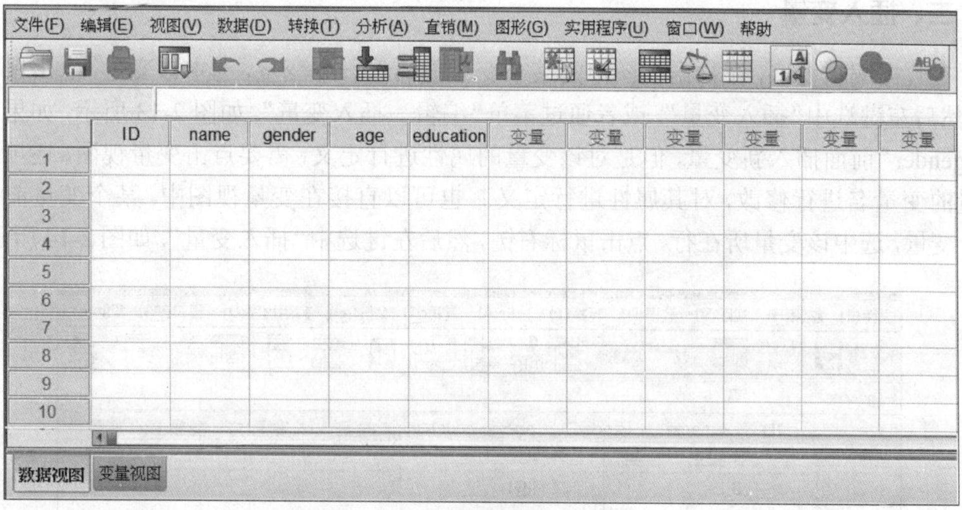

图 2-11 数据录入界面

一、录入数据

将光标放在录入的单元格,单元格变为黄色,处于激活状态,直接录入数据,录入完毕后,按回车键或键盘向下"↓"键,进入下一行,重复相同操作,直到该变量的所有记录录入完毕。或者按键盘中的向右"→"键,进入下一个变量的录入状态,直接录入数据,重复相同操作,直到该个案的所有变量值均录入完毕。或者按键盘中的向右"Tab"键,逐行录入,直到所有记录全部录入完毕。

　　如果录入的数据带有变量值标签，既可以直接录入变量值，也可以通过打开变量值标签，录入变量值会直接显示相应变量值的标签。在数据编辑窗口通过打开"视图"，勾选"值标签"即可，如图2-12所示。反之，如果不想显示变量的值标签，关闭这个"值标签"即可。

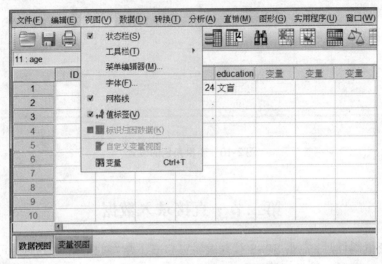

图2-12　变量值标签的设置

二、插入变量

　　在数据编辑窗口，在数据视图中的某个变量前插入一个变量，选中该变量，点击鼠标右键，然后左键选中"插入变量"，或者通过菜单"编辑—插入变量"，如图2-13所示，如果在变量"gender"前面插入新变量，但是对该变量的属性进行定义，需要点击变量视图，逐项对该变量的变量名进行修改，对其属性进行定义。也可以直接在变量视图中，某个变量前插入一个变量，选中该变量所在行，点击鼠标右键，然后左键选中"插入变量"，如图2-14所示。

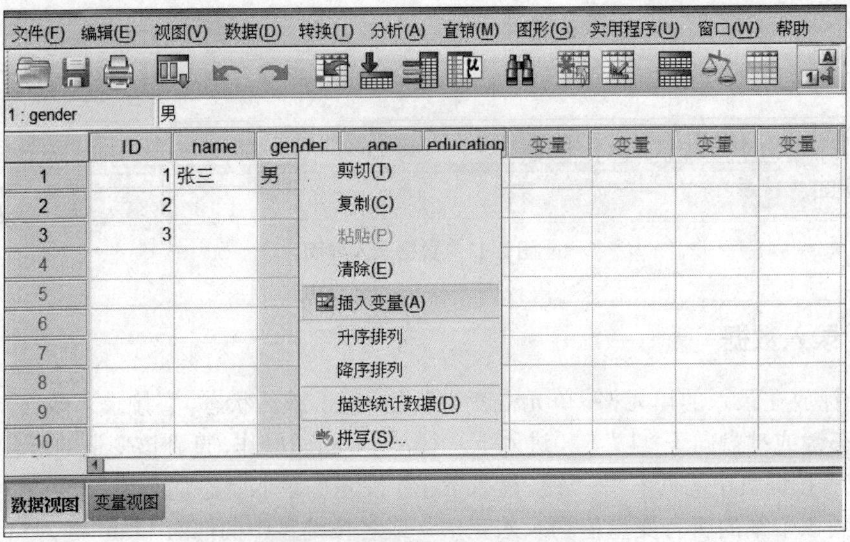

图2-13　数据视图中插入变量

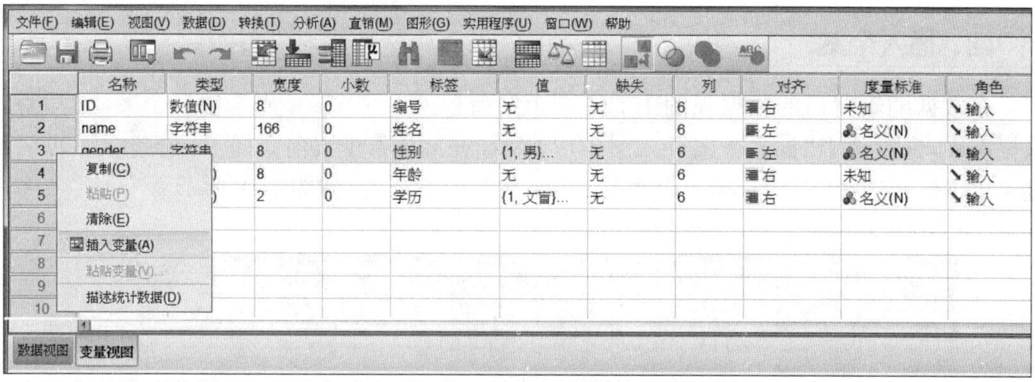

图 2-14 变量视图中插入变量

三、删除变量

在数据编辑窗口，在数据视图中选中该变量，点击鼠标右键，然后左键选中"清除"，可删除变量。如图 2-15 所示，选中变量"name"，右击鼠标，选中"清除"，就把"name"这个变量删除了。也可以直接在变量视图中，选中该变量所在行，点击鼠标右键，然后左键选中"清除"即可，如图 2-16 所示。

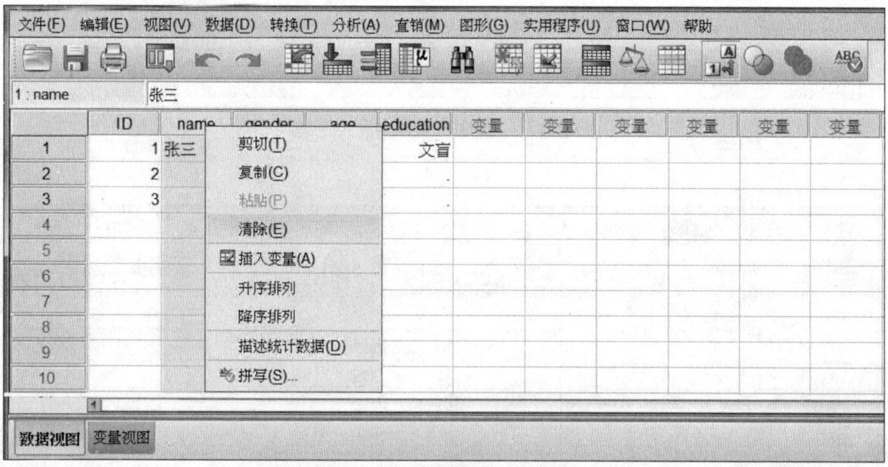

图 2-15 数据视图中清除变量

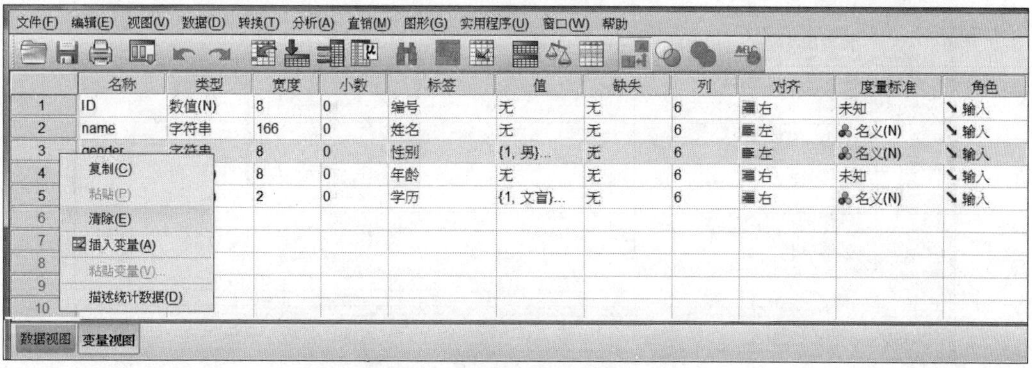

图 2-16 变量视图中清除变量

四、插入个案

在数据编辑窗口的数据视图中的某个个案前插入一个个案,先选中该个案,然后点击鼠标右键,左键选中"插入个案",如图 2-17 所示,在第 3 条个案前面插入一条个案。或者通过菜单项依次选择"编辑—插入个案"来实现插入一条个案,如图 2-18 所示。

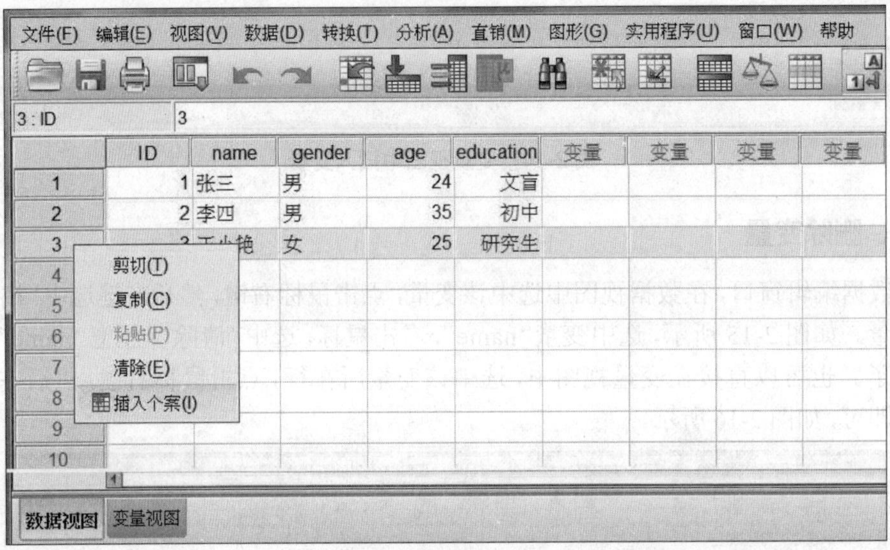

图 2-17 数据视图中插入个案

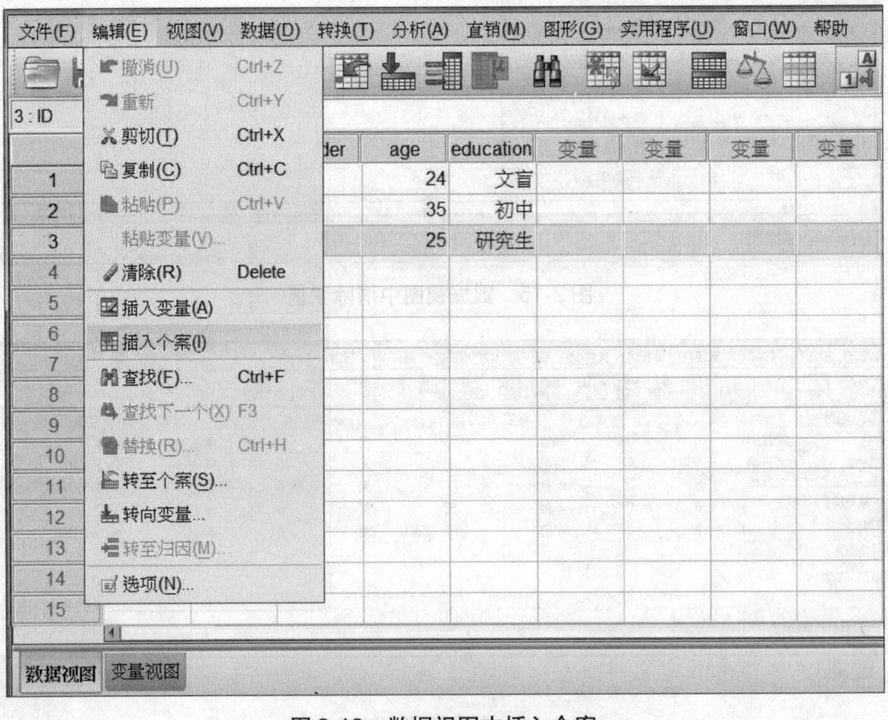

图 2-18 数据视图中插入个案

五、删除个案

在数据编辑窗口的数据视图中选中该个案,先点击鼠标右键,然后左键选中"清除",如图 2-19 所示;或者通过菜单项依次选择"编辑—清除"删除个案,如图 2-20 所示。

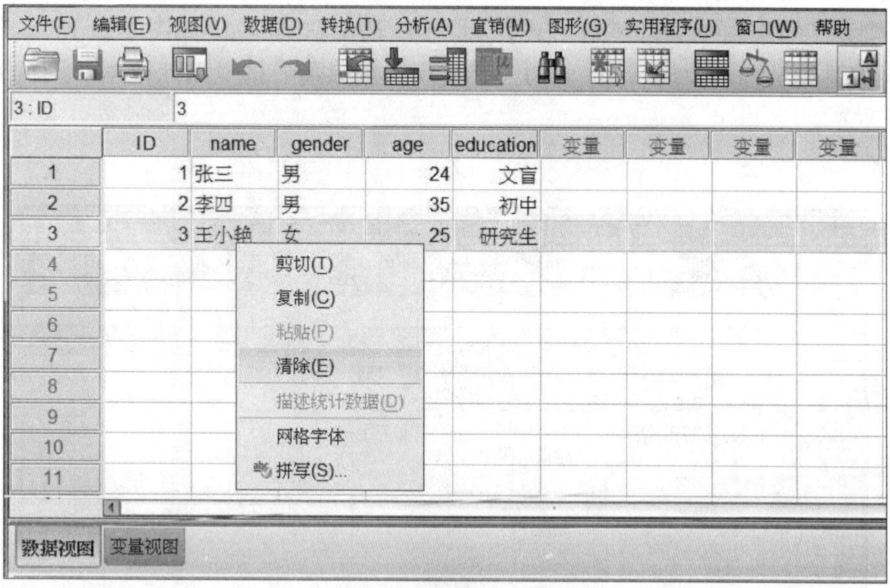

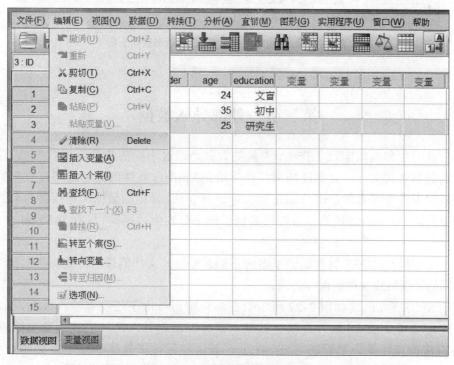

图 2-19　数据视图中删除个案

图 2-20　数据视图中删除个案

六、批量复制、移动和删除个案

在实际工作中,需要对大量数据进行编辑处理时,会用到批量数据的复制、移动和删除操作。这种操作方法跟在 Excel 电子表格中对数据的处理方法相类似。选中拟复制的个案记录,然后点击鼠标右键,选中"复制",或者通过窗口菜单项依次选择"编辑—复制",然后将光标放在指定的目标区域,点击鼠标右键,选中粘贴即可,如图 2-21 所示。类似操作,如果需要批量移动数据,选择剪切方式实现。如果需要批量删除数据,选择清除方式实现。

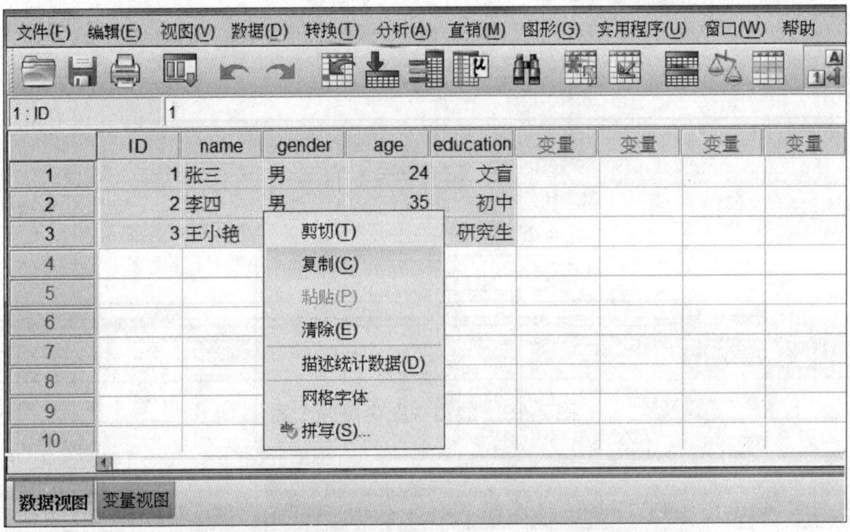

图 2-21 数据视图中批量复制、移动和删除个案

第三节 外部导入数据

在公共卫生和临床实践工作中,大量的数据是通过不同的软件进行数据录入并保存为不同的数据格式文件。譬如现场调查经常用到 Epidata 软件进行现场调查数据的录入;传染病病例报告数据通常是用 Oracle 数据库进行管理,导出的数据库是保存为 CSV 格式的数据文件,还有一些通过第三方在线数据管理平台收集数据,并保存为 Excel 格式的数据等。

不过不用担心,SPSS 软件提供了多种不同数据格式文件的读取方式,同时,也提供了多种不同的数据格式文件的保存方式。

启动 SPSS 后,出现如图 2-22 所示数据编辑窗口。由于还没有输入数据,因此显示的是一个空文件。SPSS 软件提供直接录入或外部数据导入两种方式至数据编辑窗口。数据编辑窗口直接录入数据的方法,在上一节内容进行了具体介绍。此处结合工作实际,主要介绍直接从外部数据库导入数据并转换成 SPSS 数据文件格式的方法。

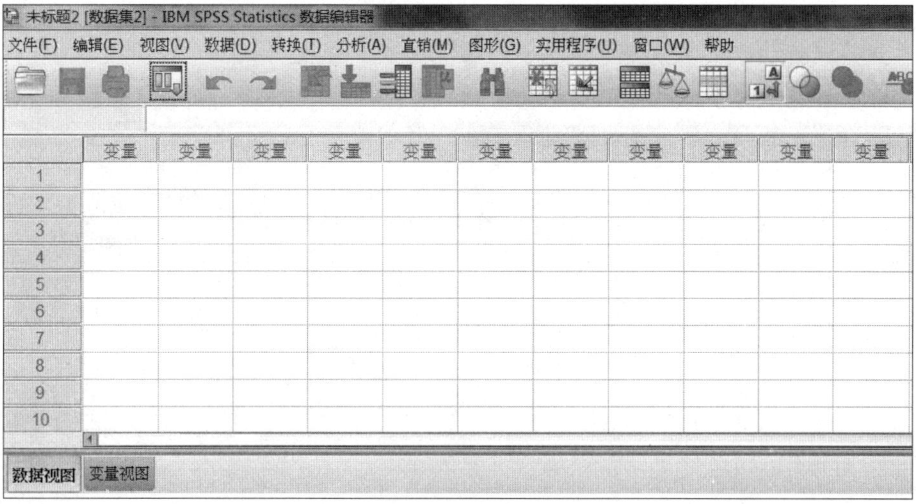

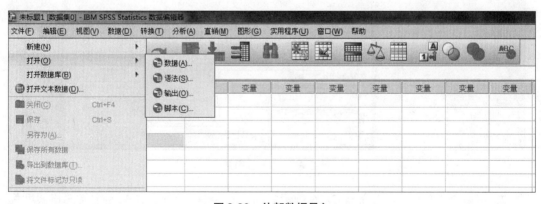

图 2-22　打开数据编辑窗口

一、从 ".csv" 格式文件中读取数据

在 SPSS 编辑窗口，通过菜单项依次选择"文件—打开—数据"，如图 2-23 所示；然后点击"数据"，出现寻找原始数据的查找范围，如图 2-24 所示。这是根据原始保存的数据在电脑中的路径进行选择，直至找到原始数据，点击该文件，如图 2-24 的"文件名"中显示。此时，请注意，根据原始数据的格式不同，在随后的打开该文件时，会出现不同的界面，所以需要在图 2-24 的"文件类型"中选择拟打开的文件类型。如果你不清楚拟打开的文件是什么类型，这时，在"文件类型"中选择"所有文件(*.*)"，这时打开的文件目录下的所有文件都会在文件框中显示。

图 2-23　外部数据导入

1. 首先，以日常工作经常使用的艾滋病病例报告数据为例，其数据来源是从艾滋病综合防治数据信息系统下载的病例报告数据库，文件格式是".csv"形式。图 2-24 中的默认文件类型是 SPSS 数据文件类型(.sav)，可以在文件类型右侧下拉箭头中选中".csv"格式或选择"所有文件(*.*)"；同时，从查找范围中，找到病例报告数据库在电脑中的保存的路径。选中病例报告数据库"card.csv"，然后点击"打开"按钮，如图 2-25 所示界面。

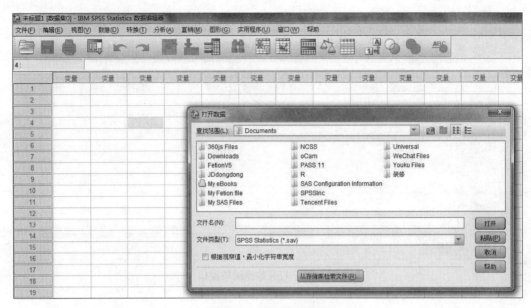

图 2-24　导入数据来源

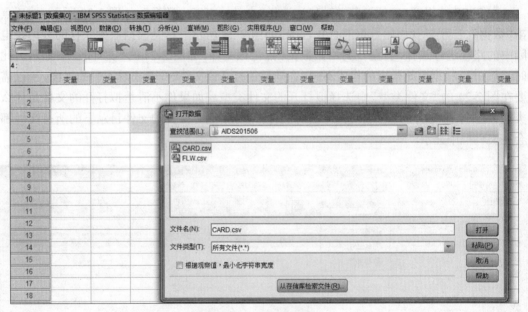

图 2-25　导入数据来源

2. 然后点击"下一步",如图 2-26 所示界面。在"您的文本文件与预定义的格式匹配吗?"选择"否"。

3. 继续点击"下一步",出现如图 2-27 所示界面。

(1) 变量是如何排列的:csv 格式的文件,是通过逗号作为变量值之间的分隔标识,所以默认"分隔"即可。

(2) 变量名称是否包含在数据文件的顶部? 选择"是",在数据视图的窗口的顶部显示变量名称。

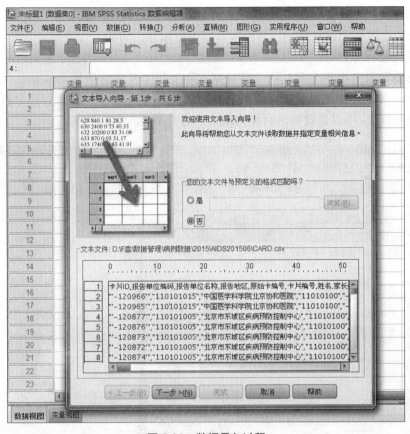

图 2-26 数据导入过程

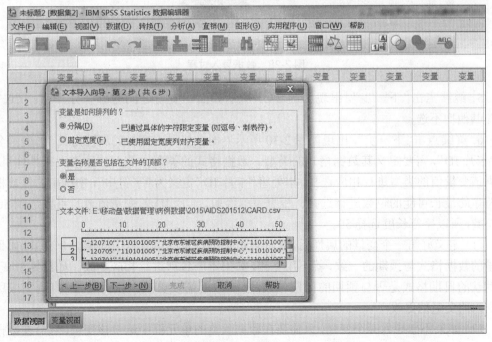

图 2-27 数据导入过程

4. 继续点击"下一步"，出现如图 2-28 所示界面。

（1）第一个数据个案从哪一行号开始？因为原始数据的第一行为变量名称，因此，导入数据选择从第 2 行号开始。

（2）您要导入多少个个案？这个就根据实际工作需要来选择导入多少个个案，一般默认全部导入。如果是想测试数据，可以选择导入一定比例的个案数据进行预分析。

（3）数据预览：可以通过拖动行和列滚动条进行拟导入数据预览。

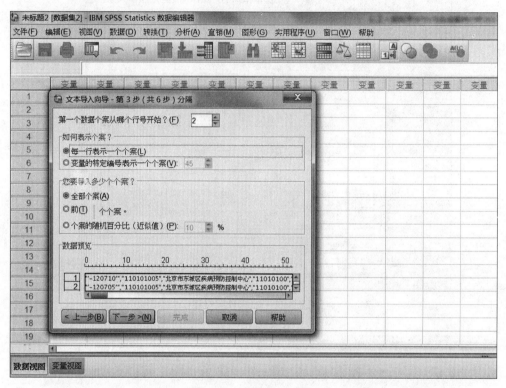

图 2-28　数据导入过程

5. 继续点击"下一步"，出现如图 2-29 所示界面。变量之间有哪些分隔符：只选"逗号"，其他均不选。

6. 继续点击"下一步"，出现如图 2-30 所示界面。拟导入变量的属性定义，如变量名称为"卡片 ID"，需要定义其数据格式的类型。数据格式的类型在前面已经给大家具体讲过，根据该变量值的类型进行相应选择，本处将"卡片 ID"定义为"字符串"，字符串的位数根据字符串的最长可能的位数进行选择。根据工作经验，卡片 ID 的变量值最长可以达到 50 位字符数，所以字符长度选择 50。

（1）定义好第一个变量的属性后，光标点击数据预览的单元框中的第二个变量，如果该变量的数据格式与预期的一致，就不用更改，如果不一致就进行相应更改。如日期型变量，看默认的日期格式是否与预期的日期一致，不一致就需要更改。以此类推，直到完成所有拟导入的变量的更改。

（2）如果不想导入某个变量，只需要在数据预览的单元框中选中该变量，然后在数据格式中选择"不导入"即可。

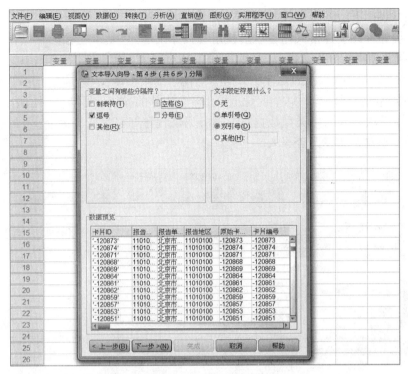

图 2-29 数据导入过程

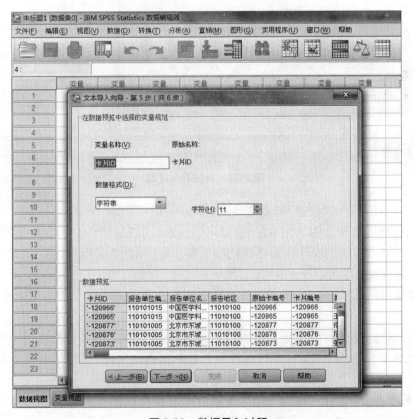

图 2-30 数据导入过程

7. 继续点击"下一步",出现如图 2-31 所示界面。

(1) **您要保存此文件格式以备以后使用吗?** 如果选择"是",它会另存为在一个文件夹中,下次如果需要再次导入数据,正如前面图 2-26 中提到"您的文本文件与预定义的格式匹配吗?",选择"是",就可以按照这个格式进行匹配。如果不需要,就选择"否"。

(2) **您要粘贴该语法吗?** 这个就是把以上 6 个步骤的操作以语法程序粘贴到语法窗口,并可以保存,下次导入同样类型数据直接运行语法程序即可完成。**另外,可以在语法程序中修改更新变量属性以及是否导入。**

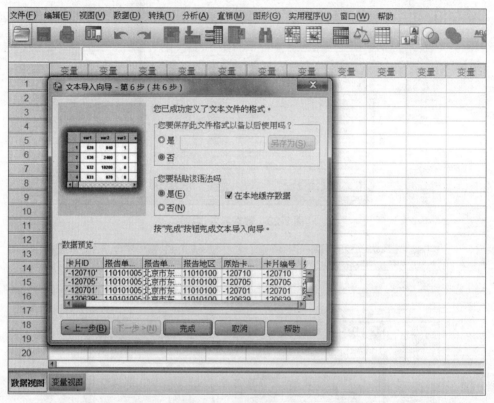

图 2-31　数据导入过程

8. 最后,点击"完成"按钮,即完成数据导入。

(1) 如果最后选择如图 2-31,在"您要粘贴该语法吗"选择"是",会弹出语法窗口,如图 2-32,将这 6 个步骤的操作作为语法程序展现。此时,在语法窗口,点击"运行—全部",如图 2-33,完成数据导入。

(2) 如果最后选择如图 2-31,在"您要粘贴该语法吗"选择"否",直接完成数据导入,如图 2-34 所示。

9. 保存 SPSS 数据文件　原始数据导入至 SPSS 数据视图中,数据视图中的数据可以保存为 SPSS 数据格式文件,也可以保存为其他数据格式文件,以便用其他数据分析软件可识别。

(1) 通过点击"文件—保存"或者通过数据编辑窗口的快捷菜单保存按钮,出现如图 2-35 的界面。SPSS 默认保存类型为 SPSS 数据文件(*.sav)格式。

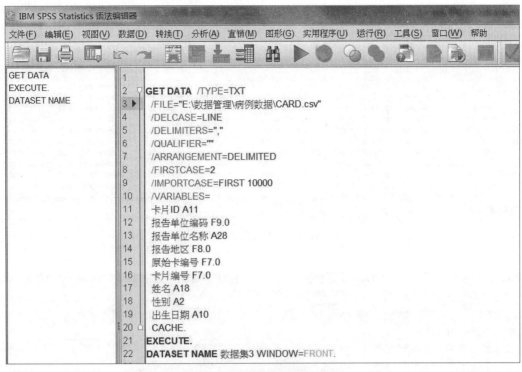

图 2-32 数据导入语法程序

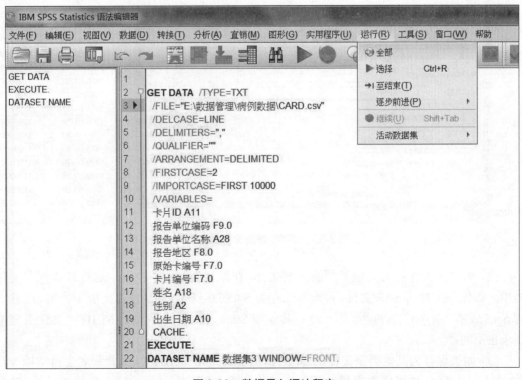

图 2-33 数据导入语法程序

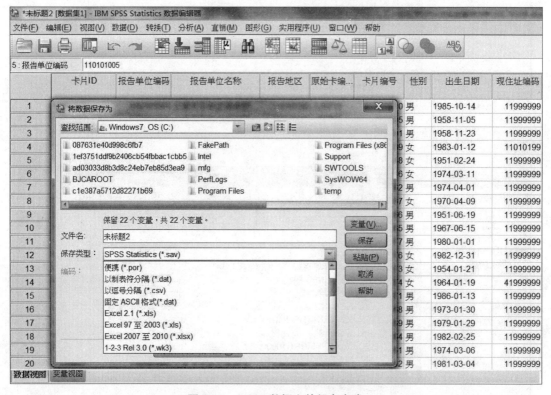

图 2-34　数据导入完成

图 2-35　SPSS 数据文件保存方式

（2）如果需要保存为其他类型的数据文件，在保存类型的下拉框中进行选择保存文件类型。如保存文件为 SAS 文件，可选择保存为 SAS6.0 到 SAS9.0 及以上版本类型，*注意不同 SAS 版本，保存的文件类型不一样*。其他如 Stata、Excel 等不同版本的保存文件类型的要求也不同。

（3）如果保存为其他类型文件，变量名和变量值的标签会丢失，如变量名会自动以 V1、V2、V3……替代，**这点需要提醒一下**。变量值标签会以录入时原始输入替代。另外，缺失值的定义也会丢失。

二、从"Excel(＊.xls)"格式文件中读取数据

跟前面操作一样，也是先在 SPSS 编辑窗口，通过菜单项依次选择"文件—打开—数据"，出现同前图 2-23 所示界面；然后点击"数据"，出现寻找原始数据的查找范围，出现同前图 2-24 所示界面。这时根据原始保存的数据在电脑中的路径进行选择，直至在找到原始数据，点击该文件，图 2-24 的"文件名"中显示。在图 2-24 的"文件类型"中选择拟打开的文件类型即"＊.xls"格式，这时，在打开目录下文本框中显示所有后缀为 ＊.xls 的文件，选中拟读取的文件。

1. 以一项专题调查的艾滋病阳转家庭调查数据为例，其数据来源是 Epidata 数据库中导出为"＊.xls"的数据文件（注：从 Epidata 数据库中直接导出文件格式为 ＊.xls 即可）。从查找范围中找到艾滋病阳转家庭调查数据库在电脑中的保存的路径，通过目录路径找到该文件所在的文件夹，然后在文件类型中选择"Excel（＊.xls，＊.xlsx）"，该目录下包含此文件类型的文件会全部在文件框中显示，鼠标点击该文件，然后点击打开如图 2-36。

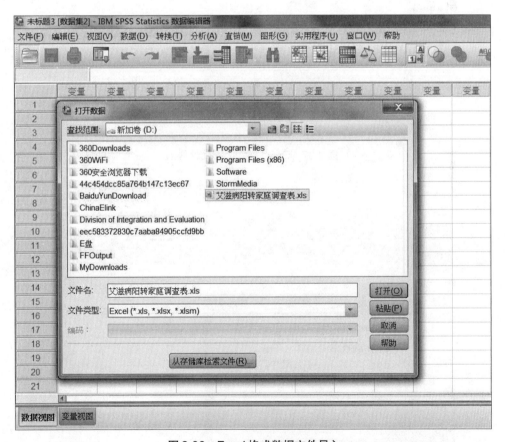

图 2-36　Excel 格式数据文件导入

2. 继续下一步，出现如图 2-37 界面，因为原始数据文件第一行是变量名，此处默认从第一行数据读取变量名。

（1）**单个工作表**：默认从原始 Excel 数据库的 sheet1 中的第一行第一列到最后一行最后一列。

（2）**范围**：可以指定从原始 Excel 数据库中第几行第几列到第几行第几列。

（3）**多个工作表**：如果该原始 Excel 数据库有多个工作表，如 sheet2、sheet3 等。又想从 sheet2 中读取数据，此时就在工作表的下拉框中选择 sheet2，如图 2-38。然后可以通过 SPSS 软件数据库的合并来实现两个库的关联，将在下一章数据管理进行讲解。

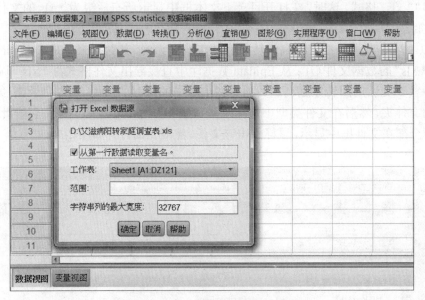

图 2-37　Excel 格式数据文件导入

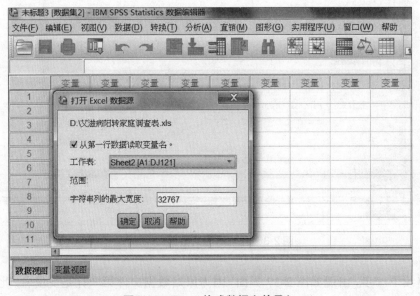

图 2-38　Excel 格式数据文件导入

3. 点击"确定"按钮，选中的数据就被读入到 SPSS 数据库中。如图 2-39 界面。

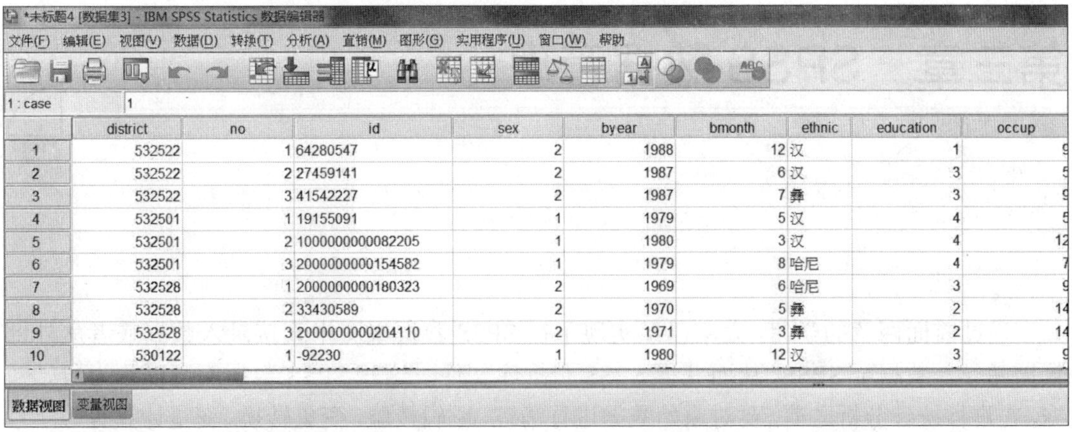

	district	no	id	sex	byear	bmonth	ethnic	education	occup
1	532522	1	64280547	2	1988	12	汉	1	9
2	532522	2	27459141	2	1987	6	汉	3	5
3	532522	3	41542227	2	1987	7	彝	3	9
4	532501	1	19155091	1	1979	5	汉	4	5
5	532501	2	1000000000082205	1	1980	3	汉	4	12
6	532501	3	2000000000154582	1	1979	8	哈尼	4	7
7	532528	1	2000000000180323	2	1969	6	哈尼	3	9
8	532528	2	33430589	2	1970	5	彝	2	14
9	532528	3	2000000000204110	2	1971	3	彝	2	14
10	530122	1	-92230	1	1980	12	汉	3	9

图 2-39　Excel 格式数据文件导入

● *在基层的日常工作中，以上几种主要的数据录入和导入方式完全可以满足基层工作人员工作需要。其他一些复杂的数据导入方式在此不再赘述。有兴趣的读者可以参考有关书籍。*

第三章 SPSS数据管理

通过前面两章的学习,大家已经实现了在SPSS数据视图中直接录入数据或者从外部数据库导入数据至SPSS,从而获得SPSS数据库文件。这些SPSS数据库可以称为原始数据,在进行统计分析之前,要对原始数据进行清理,逻辑校验,变量转换、变量计算等等一系列加工和处理,使得整理后的数据符合后续统计分析的要求。数据管理是统计分析工作不可缺少的一个非常非常重要的环节。

涉及数据管理的内容,在SPSS软件中主要用到数据编辑窗口菜单项的"数据"和"转换"两个功能菜单,本章将对这两个菜单涉及的内容进行具体介绍。

第一节 查重个案

SPSS可以实现对有重复记录的个案进行标识并删除重复的个案。比如在实际工作中,对同一个病例有多次随访记录,如果只需要第一次记录或者最后一次记录,这是就需要用到SPSS的个案查重功能。

一些慢性传染病(如结核病、艾滋病)和慢性非传染性疾病(高血压、糖尿病和肿瘤)以及医院病人就诊记录等都存在对病人的多次随访及检测记录,可以通过SPSS的标识重复个案功能查找发现重复个案或重复记录。以某个慢性传染病的随访记录进行举例说明。

1. 首先,将这些随访记录通过外部数据导入方式转换为SPSS数据文件,如何导入数据上一章节已经讲解清楚。打开已经导入的SPSS数据文件,如图3-1所示。

2. 然后,通过数据视图的窗口菜单项依次选择"数据—标识重复个案",打开如图3-2所示界面,其中:

(1)定义匹配个案的依据:用于确定重复个案的关键变量。如果两个及两个以上的此变量相同为重复个案。

(2)在匹配组内的排序标准:对发现重复的个案,按照选入的某个变量值进行个案排序。

(3)排序:只有"在匹配组内的排序标准"选入了某个变量,才可以选择按照升序或降序排列。

(4)基于个案指标符:提供了两种选择,第一种是以排序后的组内重复个案的最后一个为基本个案,其他都作为多出的重复个案;第二种是以排序后的组内重复个案的第一个为基本个案,其他都作为多出的重复个案。什么意思呢,譬如某个"卡片ID"为"1111"的病例有10条随访记录,先按变量"卡片ID"和"随访日期"升序排序后,现以"卡片ID"为个案

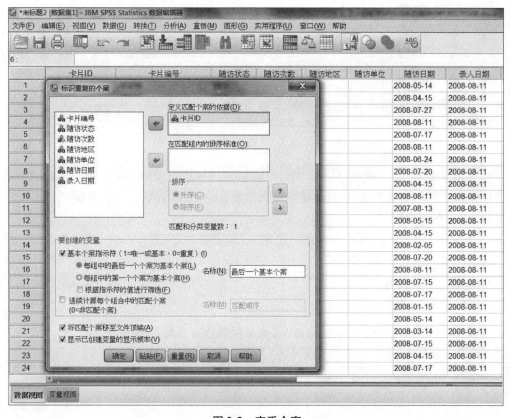

图 3-1　查重个案

图 3-2　查重个案

指示符，就是有 10 个同样的“卡片 ID”号，这时，如果以第一种是以排序后的组内重复个案的最后一个为基本个案，其他都作为多出的重复个案，也就是第 10 次随访记录作为基本个案，之前 9 次的随访记录均为重复个案。

（5）根据指示符的值进行筛选：对于多余的重复个案，在数据库中打上删除标记。如图 3-3 所示，多余的重复个案被打上了删除标记。这些打了删除标记的个案将不参与后续统计分析，也不会从数据库中删除，这样保留原始数据的完整性。

（6）连续计算每个组合中的匹配个案：按照关键变量，如本例卡片 ID，在每个卡片 ID 内根据排序后的重复个案数创建匹配顺序号从 1 到 N，其变量名为“匹配顺序”。如图 3-3 所示，“-145 984”有 8 条相同卡片 ID 号，7 个重复个案，1 个主个案。

● ***请注意，这个功能在实际工作中非常重要，对于每个个案重复次数不一致的情况，可以知道每个个案有多少条重复***。

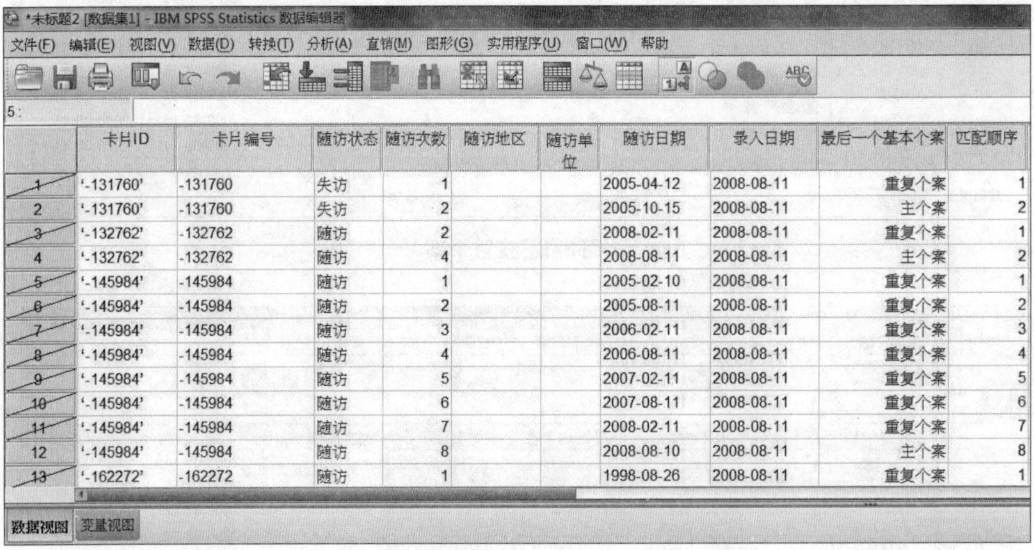

*未标题2 [数据集1] - IBM SPSS Statistics 数据编辑器

文件(F) 编辑(E) 视图(V) 数据(D) 转换(T) 分析(A) 直销(M) 图形(G) 实用程序(U) 窗口(W) 帮助

	卡片ID	卡片编号	随访状态	随访次数	随访地区	随访单位	随访日期	录入日期	最后一个基本个案	匹配顺序
1	'-131760'	-131760	失访	1			2005-04-12	2008-08-11	重复个案	1
2	'-131760'	-131760	失访	2			2005-10-15	2008-08-11	主个案	2
3	'-132762'	-132762	随访	2			2008-02-11	2008-08-11	重复个案	1
4	'-132762'	-132762	随访	4			2008-08-11	2008-08-11	主个案	2
5	'-145984'	-145984	随访	1			2005-02-10	2008-08-11	重复个案	1
6	'-145984'	-145984	随访	2			2005-08-11	2008-08-11	重复个案	2
7	'-145984'	-145984	随访	3			2006-02-11	2008-08-11	重复个案	3
8	'-145984'	-145984	随访	4			2006-08-11	2008-08-11	重复个案	4
9	'-145984'	-145984	随访	5			2007-02-11	2008-08-11	重复个案	5
10	'-145984'	-145984	随访	6			2007-08-11	2008-08-11	重复个案	6
11	'-145984'	-145984	随访	7			2008-02-11	2008-08-11	重复个案	7
12	'-145984'	-145984	随访	8			2008-08-10	2008-08-11	主个案	8
13	'-162272'	-162272	随访	1			1998-08-26	2008-08-11	重复个案	1

数据视图　变量视图

图 3-3　查重个案

3．选择完毕后，按“确定”按钮，在结果输出窗口中给出操作结果。如表 3-1 显示主个案的频数和重复个案的频数；表 3-2 显示结果就是在这 1000 条有效记录里面，“0”表示没有重复的个案，有 929 个。

4．大家还记得否，前面第一章介绍过 SPSS 的语法程序运行方式。那么语法程序获得的一种方式就是在窗口菜单操作下，通过一系列窗口菜单操作后点击“粘贴”，就可以将这些操作步骤在语法窗口中以语法程序方式展示。以上的操作点击粘贴按钮后，在语法窗口中以语法程序显示，如图 3-4。

表 3-1　所有最后一个匹配个案的指示符为主个案

		频率	百分比（%）	有效百分比（%）	累积百分比（%）
有效	重复个案	48	4.8	4.8	4.8
	主个案	952	95.2	95.2	100.0
	合计	1000	100.0	100.0	

表 3-2　匹配个案的连续计数

		频率	百分比(%)	有效百分比(%)	累积百分比(%)
有效	0	929	92.9	92.9	92.9
	1	23	2.3	2.3	95.2
	2	23	2.3	2.3	97.5
	3	9	0.9	0.9	98.4
	4	8	0.8	0.8	99.2
	5	3	0.3	0.3	99.5
	6	2	0.2	0.2	99.7
	7	2	0.2	0.2	99.9
	8	1	0.1	0.1	100.0
	合计	1000	100.0	100.0	

5. 在语法程序窗口，选择"运行—全部"后，出现结果如图 3-4 所示的结果。

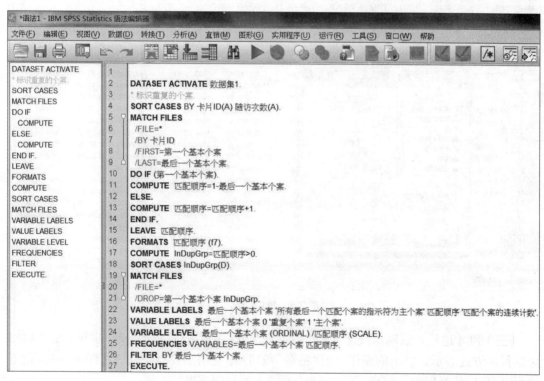

图 3-4　语法程序

第二节　排序个案

在实际工作中，经常会需要对某个或某些变量值进行排序。在 SPSS 数据文件的数据视图中可以用两种方法对变量进行排序。仍以前面的例子对 SPSS 中个案排序进行讲解。

一、第一种方法

在打开的数据视图窗口，通过菜单项依次选择"数据—排序个案"，出现如图 3-5 所示界面，其中：

（一）排序依据

选中某个或某几个变量进行排序。如果是对两个或两个以上的变量进行排序时，按照进入排序依据对话框中的变量顺序进行，先按设定的排列顺序对第一个变量进行排序，如果第一个变量的变量值相同，再按照第二个变量进行排序。注意第二个变量的排序方式可以与第一个不同，具体方法就是，选中第二个变量，然后选择排列顺序是升序还是降序，以此类推。

（二）保存已分类数据

对于以按照某个或某些变量进行排序后生成的数据库可以另存为另外一个 SPSS 数据文件，这样原始的 SPSS 数据文件不变。

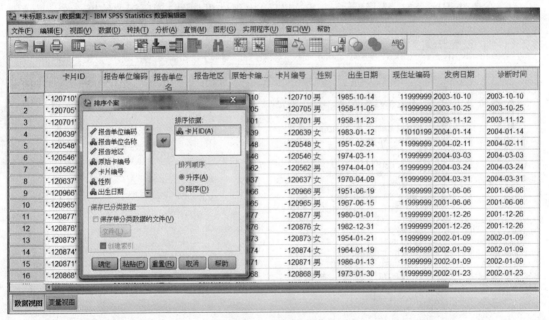

图 3-5 排序个案

（三）刚才进行一系列窗口菜单操作后点击"粘贴"，就可以将这些操作步骤在语法窗口中以程序方式展示。以上的操作点击"粘贴"按钮后，在语法窗口中以语法程序显示，在语法程序窗口，选择"运行—全部"后，出现如图 3-6 所示的结果。

（四）语法窗口的程序详解

"DATASET ACTIVATE 数据集 2"就是临时数据集 2，是活动状态，后面程序的运行是针对这个处于活动状态的数据库进行的。假如桌面打开了两个及以上数据库，可以通过命令"DATASET ACTIVATE 数据集名"来激活拟进行变量排序的数据库。SORT CASES BY 卡片 ID（A）出生日期（D）指定对变量"卡片 ID"和变量"出生日期"进行排序，卡片 ID 按升序排列，A（ascending）表示升序；出生日期按降序排列，D（descending）表示降序。

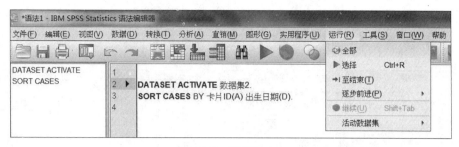

图 3-6　语法程序

二、第二种方法

对某个变量进行升序或降序排序,在打开的数据视图窗口中,鼠标选择该变量,然后点击鼠标右键,选中升序排列或降序排列。如图 3-7 所示,选中变量"卡片 ID",点击鼠标右键,在弹出的菜单列表中选中"升序排列"即可实现对变量"卡片 ID"的按升序排列。

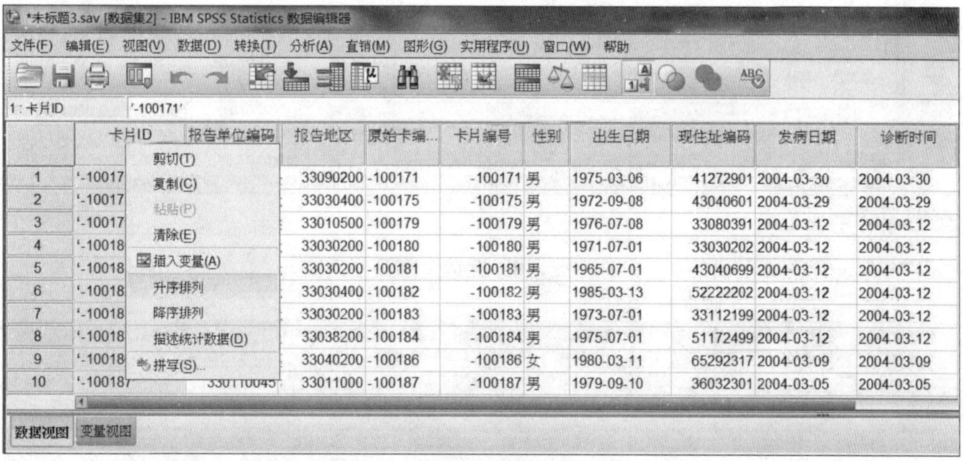

图 3-7　排序个案

第三节　选 择 个 案

在进行数据分析时,经常需要挑选某些满足一定条件的变量值的个案进行分析。在 SPSS 数据文件的数据视图中可以采用两种方法进行变量筛选。仍以前面的例子对 SPSS 中个案筛选进行讲解。

打开 SPSS 的数据视图窗口,通过菜单项依次选择"数据—选择个案",出现如图 3-8 所示界面,其中:

（一）选择

左侧的变量列表框中表示可供选择的变量。右侧选择变量的满足条件。

1. 全部个案　表示所有个案都纳入分析。

2. 如果条件满足　选中"如果条件满足"是指变量满足某种条件才会纳入,选中后,点击"如果（I）"按钮。如图 3-9 所示界面。选择所有性别为"男"的个案。在"选择个案 IF"的

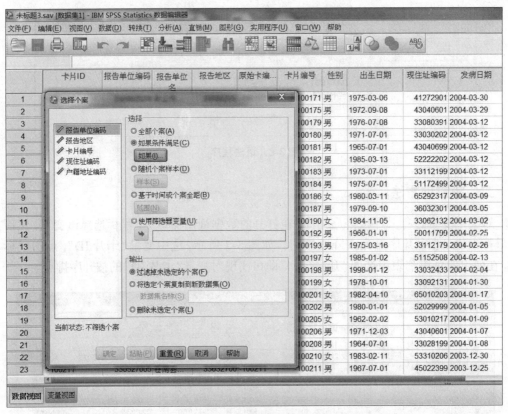

图 3-8 筛选个案

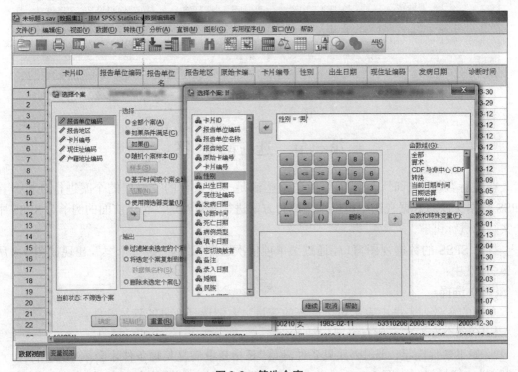

图 3-9 筛选个案

对话框的左侧选择变量性别，点击中间向右的箭头，变量"性别"进入右上的条件设置框中，要求性别等于"男"。

（1）中间是四则运算符。

（2）函数组：选择变量的计算采取何类型函数。

（3）函数和特殊变量：选择函数组中的某类函数后，在此显示具体满足什么条件的函数。

（4）函数表达式：选中某个函数后，显示该函数的具体表达式，并进行解释。

● **请注意：因为性别是字符型变量，等号右侧的变量值要加英文状态下的引号，切记！否则会出错。**

（二）以上操作完毕后，点击"确定"按钮，出现如图 3-10 所示界面。

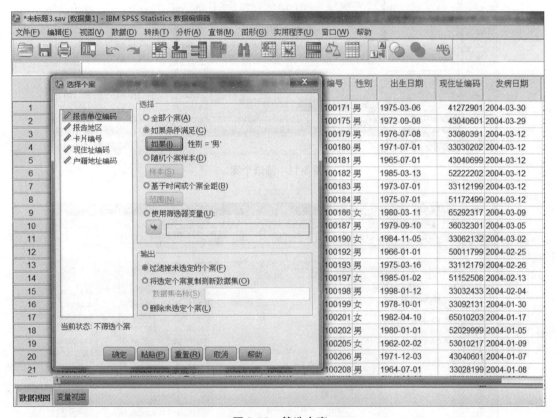

图 3-10　筛选个案

1. 随机个案样本　从原始数据库随机选取符合一定条件的个案。点击"样本（S）"按钮，出现如图 3-11 所示界面。样本尺寸有两种：一种大约数（A），即从原始数据库中所有个案抽取多大比例的样本；另一种精确数（E），即从原始数据库中从第一个开始的个案多少个个案中，随机抽取多少个个案，图 3-11 表示从第一个个案开始到第 100 个个案中，随机抽取50 个个案。

2. 基于时间或个案全距　从原始数据库随机选取一定范围内的个案。点击"范围（N）"按钮，出现如图 3-12 所示界面，如选取的个案范围从第 20 个个案开始到第 100 个个案。

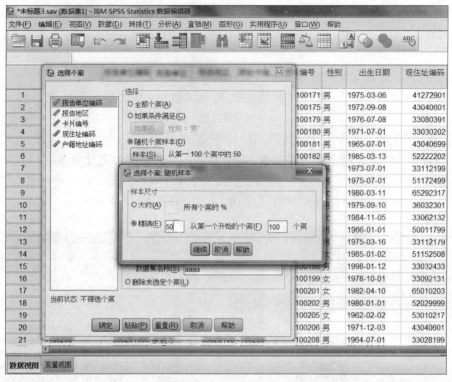

图 3-11　筛选个案

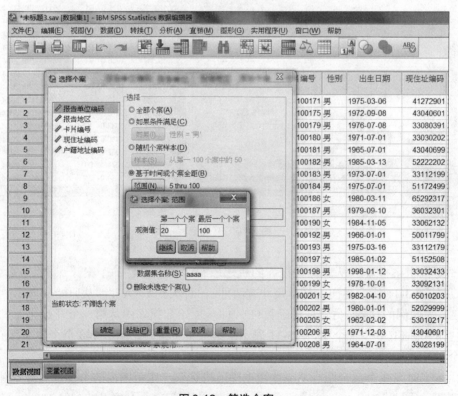

图 3-12　筛选个案

● *请注意:以上几种选择是单项选择,不能一次对几种情况进行同时选择,每次只能选择其中一种情况。*

(三) 输出

设置完毕后,就是根据条件产生的结果的输入方式有3种,如图3-13所示界面,其中:

1. 过滤掉未选定的个案　表示对未选定的个案打上删除标记。

2. 将选定的个案复制到新数据集　产生一个新的临时数据库并在空白处对这个临时数据集进行命名。

3. 删除未选定的个案　把未选定的个案从原始数据库中直接删除。

● *请注意:一旦删除且点击了保存(不是另存为另外一个数据文件),这样原始数据库就被更新了,无法恢复被删除的个案。因此,建议一旦选择了"删除未选定的个案",数据库应另存为新的数据文件,这样就保留了原始数据库不被修改。*

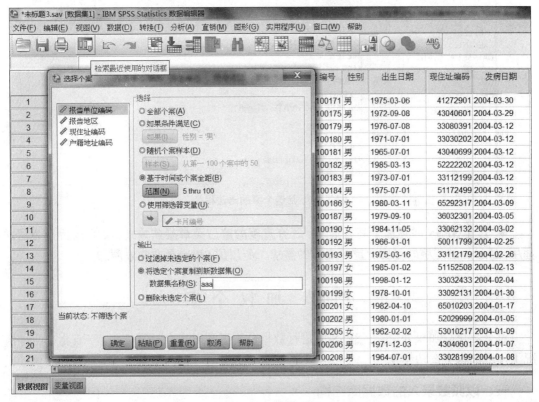

图3-13　筛选个案

(四) 操作完成后,如果点击"粘贴"按钮,就会将以上的操作步骤后台转换为语法程序,并在语法窗口中显示,可以在语法窗口中根据需要对语法程序进行修改,如图3-14所示。

1. 如果需要在原始数据库中筛选性别为"女"的个案,此时,只需要修改图3-14中的第一组语法程序,将"男"改为"女"即可。

2. 如果需要在原始数据库中的前1000个个案中随机挑选100个个案,此时,只需要修改图3-14中的第二组语法程序,将"SAMPLE 50 from 100"改为"SAMPLE 100 from 1000"即可。

3. 如果需要在原始数据库中挑选从第 100 个个案到第 1000 个个案, 只需要修改图 3-14 中的第三组语法程序, 将 USE 后面的 "20" 和 "100" 分别改为 "100" 和 "1000" 即可。

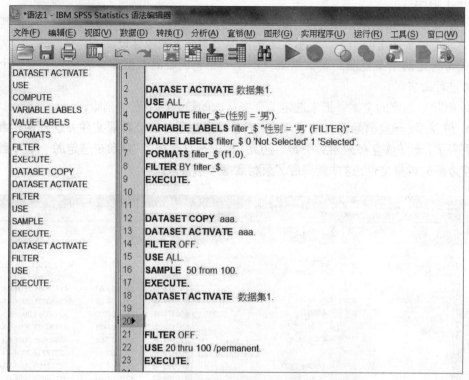

图 3-14　筛选个案的语法程序

● *其实 SPSS 的挑选个案很简单, 既有直观的窗口菜单操作方式, 又可以保存为语法程序, 通过语法程序即可实现重复工作的需求。所以说 SPSS 是非常方便的。*

第四节　加 权 个 案

对个案进行加权处理, 在 SPSS 中进行数据分析过程时也会经常使用, 一般会在两种情况下使用加权个案功能。

一、以频数录入的数据库结构

在统计分析上, 经常遇到四格表类型的数据, 如图 3-15 所示, 分析一年级、二年级学生性别构成有没有差异, 此类型数据如果每个学生性别录入一条记录显然非常麻烦, 在 SPSS 中只需要将相同的记录使用频数形式一次录入, 比如一年级所有男同学共 25 人, 一次录入。录入 SPSS 数据库的显示如图 3-16。第一行表示: 一年级、性别为男, 25 人; 第二行表示一年级、性别为女, 15 人; 第三行表示二年级、性别为男, 16 人; 第四行表示二年级、性别为女。

1. 加权个案　就是对图 3-16 中的年级、性别的变量进行频数加权。如图 3-17 所示界面。将左侧的变量框中的变量 "人数" 作为频数变量选中, 点击向右的箭头, 进入 "频数变量" 框中。点击确定按钮, 就完成了个案加权。

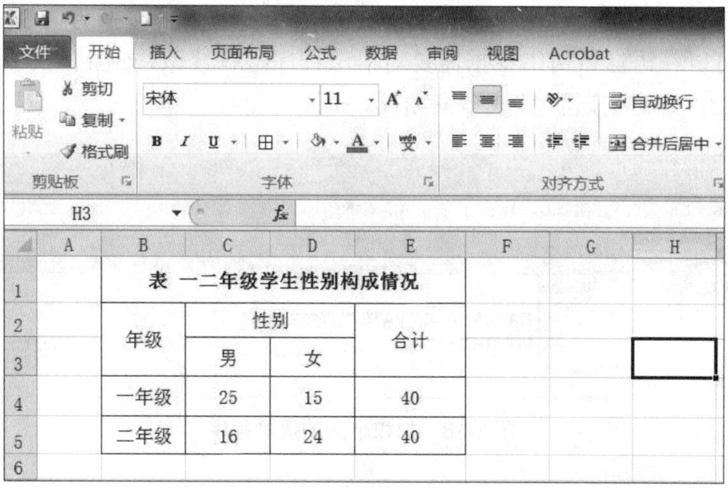

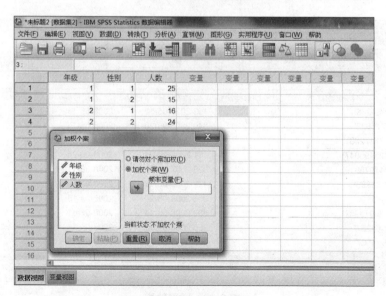

图 3-15 四格表数据

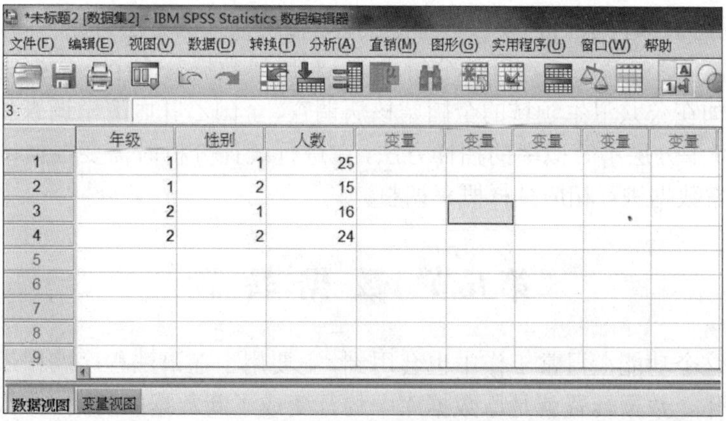

图 3-16 加权个案

图 3-17 加权个案

2．操作完成后，点击"粘贴"按钮，将以上的操作步骤后台转换为语法程序，并在语法窗口中显示，可以在语法窗口中根据需要对语法程序进行修改，如图 3-18 所示。或者直接在图 3-17 中点击"确定"按钮，完成个案加权。

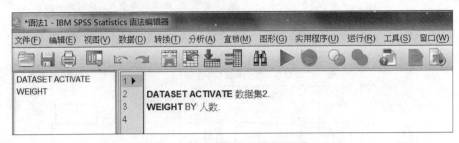

图 3-18　加权个案的语法程序

二、个案数据抽样权重调整

在进行统计抽样时，有时需要进行分层抽样，每层抽样的方法可能不同，会出现不同的层的概率不一样，这时就需要在统计分析之前，对原始数据每个个案数据进行抽样权重计算和调整。比如在公共卫生领域的全国结核病调查、全国乙肝血清学调查和全国居民营养调查等，均采取了分层不等概率的抽样方法，在进行统计分析时需要根据每层的抽样权重对每条调查个案数据进行相应抽样概率调整。

第五节　数 据 转 置

数据转置这个功能在日常工作中也会用到，主要用于在语法程序编程进行矩阵运算时的矩阵转置操作。数据转置就是原数据库中的行变成了新数据库的列，原数据库中的列变成了新数据库的行。如图 3-19 的原始数据库。

	卡片ID	CD4检测结果	CD4检测日期	随访日期	变量	变量
1	'-61248'	163	2008-05-12	2008-05-14		
2	'-75822'	840	2008-03-26	2008-04-15		
3	'7317263'	485	2008-03-04	2008-07-27		
4	'25495047'	81	2008-06-24	2008-06-24		
5	'17975819'	326	2007-01-04	2008-08-11		
6	'-61233'	429	2008-05-13	2008-05-15		
7	'-71196'	355	2008-03-26	2008-04-15		
8	'30072952'	582	2008-08-14	2008-08-11		
9	'-61227'	250	2008-05-12	2008-05-14		
10	'-71967'	132	2008-03-26	2008-04-15		

图 3-19　数据转置

在数据视图界面，选择"数据—转置"，经过数据转置后，如图3-20所示界面。

1. 选中左侧的变量框中选择需要转置的变量，点击向右的箭头，变量进入空白框中，如图3-20所示。

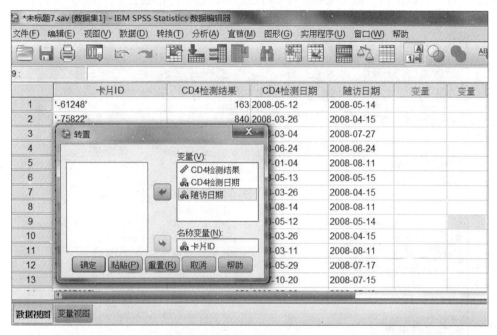

图3-20　数据转置

2. 选中某个变量作为名称变量，那么该变量的值将作为转换后的新数据库的新变量名，如图3-21所示，选中了原数据库中的卡片ID作为名称变量。

图3-21　数据转置

第六节　数据文件的合并

实际工作中，在进行数据处理和统计分析时，经常需要将多个数据文件合并成一个数据文件。根据需要，SPSS提供了两种方式的合并。一种是纵向合并，即进行两个或多个数据文件中的个案合并；另一种是横向合并，即两个或多个数据文件的变量合并。

一、纵向合并

是对多个具有相同变量的数据文件中的数据进行纵向链接，形成新的数据文件。新数据文件中的个案数是几个数据文件中个案的总和。纵向合并是将两个数据库中的变量列进行一一对应进行链接。将图 3-22 和图 3-23 所示的两个数据库文件拟进行纵向合并。

1. 首先打开如图 3-22 数据文件。

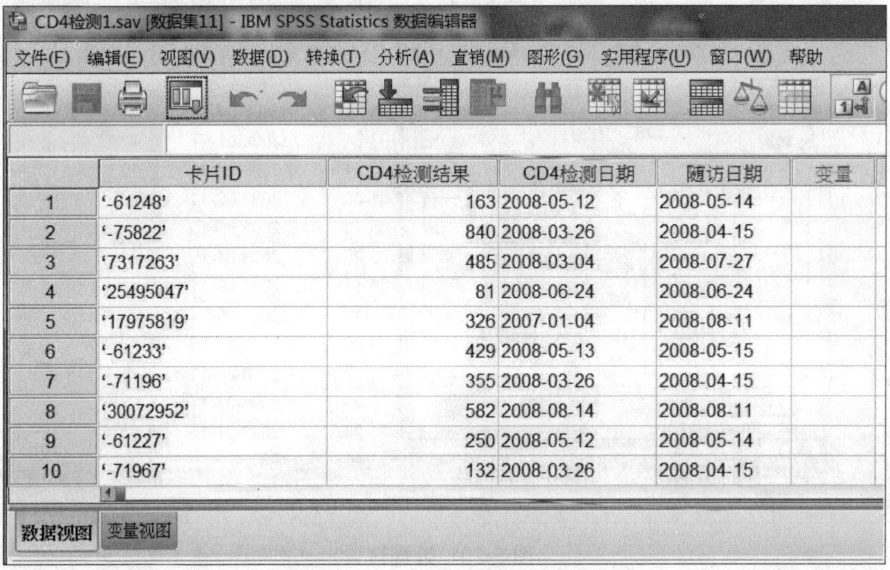

	卡片ID	CD4检测结果	CD4检测日期	随访日期	变量
1	'-61248'	163	2008-05-12	2008-05-14	
2	'-75822'	840	2008-03-26	2008-04-15	
3	'7317263'	485	2008-03-04	2008-07-27	
4	'25495047'	81	2008-06-24	2008-06-24	
5	'17975819'	326	2007-01-04	2008-08-11	
6	'-61233'	429	2008-05-13	2008-05-15	
7	'-71196'	355	2008-03-26	2008-04-15	
8	'30072952'	582	2008-08-14	2008-08-11	
9	'-61227'	250	2008-05-12	2008-05-14	
10	'-71967'	132	2008-03-26	2008-04-15	

图 3-22 数据文件纵向合并

	卡片ID	CD4检测结果	CD4检测日期	随访日期	变量
1	'9309031'	325	2008-04-11	2008-07-24	
2	'-55132'	280	2008-06-14	2008-07-22	
3	'30077179'	306	2008-08-14	2008-08-14	
4	'21647346'	262	2008-05-29	2008-07-18	
5	'21561784'	755	2008-07-29	2008-08-11	
6	'30107470'	589	2008-08-10	2008-08-09	
7	'-73300'	406	2008-06-07	2008-08-11	
8	'26308468'	626	2008-03-16	2008-03-16	
9	'29652294'	24	2008-07-24	2008-07-30	
10	'27043654'	24	2008-04-15	2008-07-15	

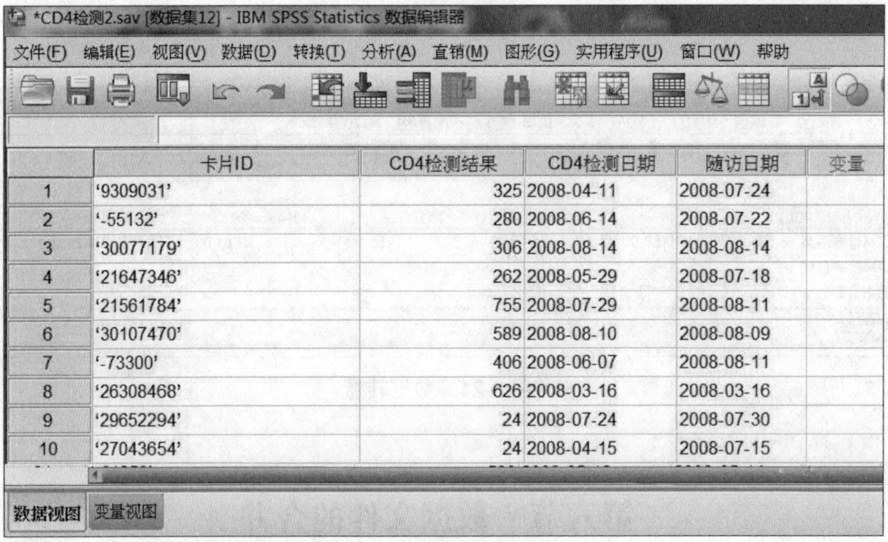

图 3-23 数据文件纵向合并

2. 在图 3-22 的数据库的数据视图中，选择菜单项依次选择“数据—合并文件—添加个案”，如图 3-24 所示。

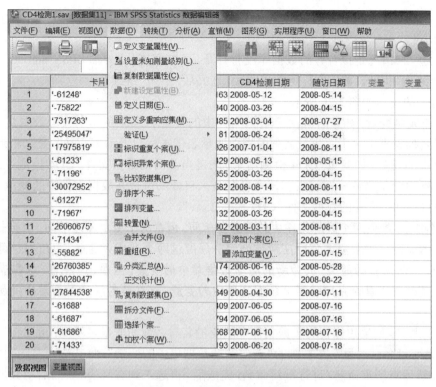

图 3-24　数据文件纵向合并

3. 然后，出现如图 3-25 所示界面，分别有两种选择方法，选取拟合并的数据库到打开的活动数据库（CD4 检测 1.sav）中。

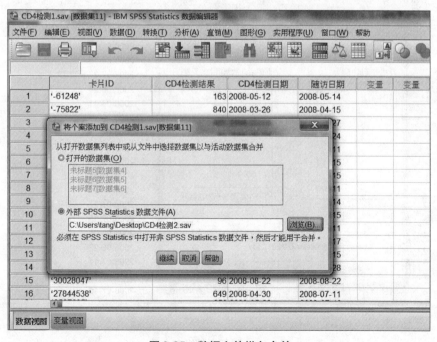

图 3-25　数据文件纵向合并

（1）一种情况是拟合并的数据库已经打开，就会在打开的数据集的数据库显示框中显示，选中即可。

（2）另一种情况是拟合并的数据库没有打开，可以直接从"外部 SPSS Statistics 数据文件"通过"浏览"找到该数据文件所在的路径，选好后，点击"继续"。

4．打开的窗口如图 3-26 所示。

（1）非成对变量：如拟合并两个数据文件中的变量名只存在其中一个数据文件中，就在此变量名列表框中显示。变量名列表框中变量名带 * 标记表示该变量名是来自当前活动数据文件中的变量，如变量"CD4 检测结果"来自当前活动数据文件"CD4 检测 1.sav"：变量名列表框中变量名带 + 标记表示该变量名是来自外部待合并数据文件中的变量，如变量"CD4"来自外部待合并的数据文件"CD4 检测 2.sav"。

● *请注意：即使两个数据文件中的变量名相同，但是两个变量属性不同，也会被认为是两个不同的变量。如果需要强行在新数据库中保留这两个非成对变量，可以将这两个变量分别选中，点击向右的箭头，成为新的活动数据集中的变量，但是，请注意：这种非成对变量的变量值如果不是合并前的某个数据文件中的变量，其在新的活动数据集中就显示为缺失值。*

（2）重命名：如果想让新的数据文件中的变量名与之前的变量名不同，可以将该变量名选中，如果变量名已经显示在右侧的"新的活动数据集中的变量"，将其选入左侧的"非成对变量"中，然后点击重命名，进行重新命名，完成后，再选入到右侧的"新的活动数据集中的变量"中即可。

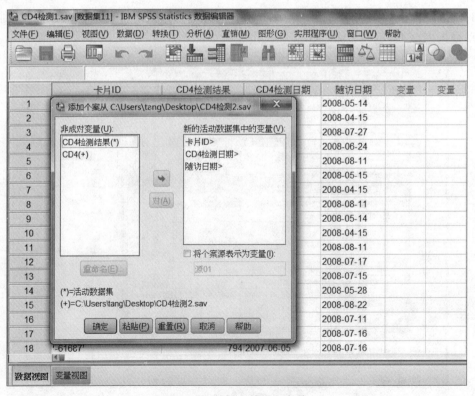

图 3-26　数据文件纵向合并

● **请注意：如果是两个数据文件中都有的同一个变量名，只需要重命名其中一个即可。**

（3）新的活动数据集中的变量：在此变量名列表框中显示的是，两个待合并的数据文件中共有的变量名会被自动对应匹配，在合并后的新的活动数据集中出现，成为新数据文件中的变量。如果不需要合并其中某个变量，可以通过手动方式将该变量选中后，点击向左的箭头，放到"非成对变量"的变量名列表框中即可。

（4）强行配对：尽管两个数据文件中的两个变量名不一样，该变量其实代表的是同一个含义。这时就可以采取强行配对。图 3-26 中的非成对的两个变量"CD4 检测结果"和"CD4"的含义是一样的。先用光标选中一个变量，然后按住"Ctrl"不放，再选中另一个变量，就同时选中了这两个变量，然后点击"对"按钮，出现如图 3-27 所示界面，在右侧"新的活动数据集中的变量"的变量名框中显示"CD4 检测结果 &CD4"，新数据文件中的变量名以当前活动数据文件中的变量名为准。

（5）将个案源表示为变量：这是用于标识合并后的数据文件中的个案分别来自合并前的哪个数据文件。SPSS 标识个案的数据来源的变量名为"源 01"，这个变量名可以根据需要更改。默认取值为 0 和 1，0 表示该个案记录来自合并前的活动数据文件，1 表示该个案记录来自合并前的外部数据文件。

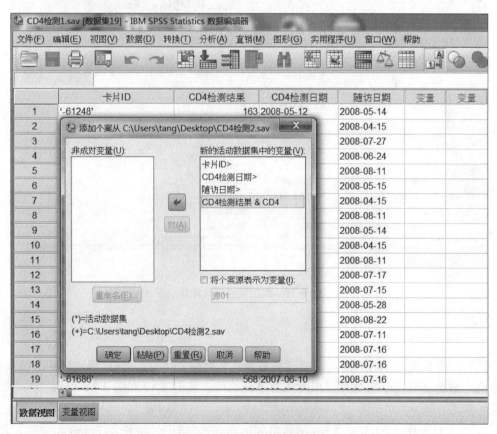

图 3-27　数据文件纵向合并

5．以上操作完成，在图 3-27 中点击"粘贴"按钮，将以上的操作步骤后台转换为语法程序，并在语法窗口中显示，可以在语法窗口中根据需要对语法程序进行修改，如图 3-28 所示。

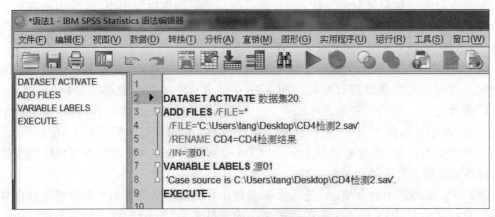

图 3-28　数据文件纵向合并的语法程序

6．点击确定或者运行图 3-28 的语法程序，数据合并完成，结果如图 3-29。

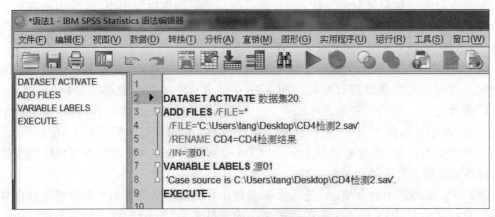

图 3-29　数据文件纵向合并

二、横向合并

是将一个数据文件的个案变量值追加到另一个数据文件的个案中，形成新的数据文件。如果两个数据文件的个案数可以相同或者不同均可。将图 3-30 和图 3-31 所示的两个数据库文件拟进行横向合并。

1．首先打开图 3-30 数据文件，从菜单项依次选择"数据—合并文件—添加变量"，弹出如图 3-32 所示界面。

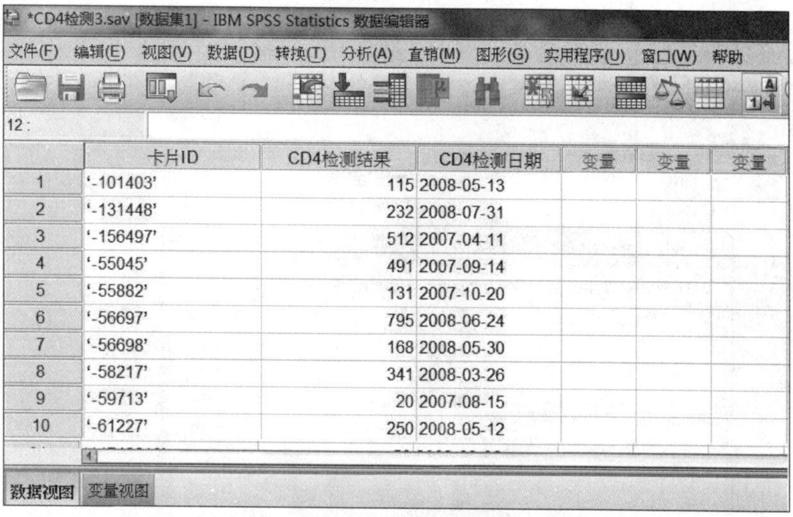

图 3-30 数据文件

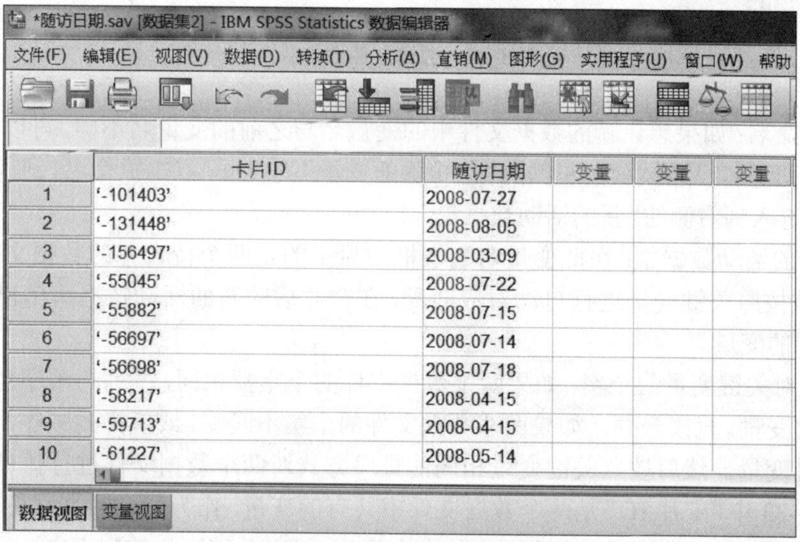

图 3-31 数据文件

2. 在图 3-32 中选择拟合并的数据库文件，如果该数据文件已经打开，直接在"打开的数据集"中选中，如果该数据文件没有打开，就点击浏览，找到该文件所在位置并选中到"外部 SPSS Statistics 数据文件"下方的空白中。然后点击继续，弹出如图 3-33 所示界面。

（1）已排除的变量：与当前活动数据文件中的变量名相同的外部数据文件的变量名会显示在列表框中，变量名列表框中变量名带 + 标记表示该变量名是来自外部待合并数据文件中的变量。

● **请注意：即使两个数据文件中的变量名相同，但是两个变量属性不同，也会被认为是两个不同的变量。如果强行需要在新数据库中保留这两个非成对变量，可以将这两个变量分别选中，点击向右的箭头，成为新的活动数据集中的变量，但是，这种非成对变量的变量值如果不是合并前的某个数据文件中的变量，其在新的活动数据集中就显示为缺失值。**

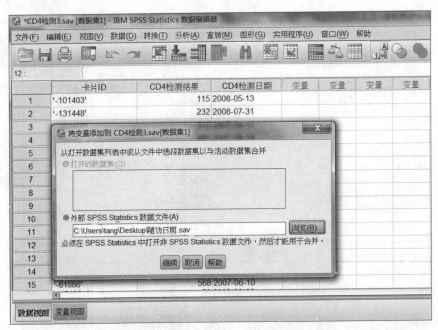

图 3-32　数据文件横向合并

（2）重命名：如果想让新的数据文件中的变量名与之前的变量名不同，可以将该变量名选中，如果变量名已经显示在左侧的"已排除的变量"列表框，点击重命名，进行重新命名，完成后，再选入到右侧的"新的活动数据集"中即可。

（3）新的活动数据集：在此变量名列表框中显示的是两个待合并的数据文件中不同的变量名会被按照关键变量进行自动对应匹配，在合并后的新的活动数据集中出现，成为新数据文件中的变量。

（4）配对关键变量的个案：如果两个数据文件的个案数相同，排列的顺序也相同，可以不指定关键变量，直接合并。如果两个数据文件的个案不匹配，或者排列顺序不一致，则需要选定关键变量。然后按照关键变量相同的排序方式对两个数据文件进行排序，然后进行合并。图 3-33 中"卡片 ID"是两个数据文件中共有的变量，作为两个数据文件合并的关键变量。选中"卡片 ID"，然后点击右下方的向右箭头，进入关键变量的列表中。

1）两个文件都提供个案：对两个数据文件中的全部个案进行合并。

2）非活动数据集为基于关键字的表：表示非活动数据集是关键表。根据关键变量的值进行匹配，将外部数据文件的变量值与活动数据集中对应变量的值相等的个案合并到活动数据文件中。

3）活动数据集为基于关键字的表：表示活动数据集是关键表。根据关键变量的值进行匹配，将活动数据文件中的变量值与外部数据文件对应的变量值相等的个案合并到外部数据文件中。

4）将个案源表示为变量：这是用于标识合并后的数据文件中的个案分别来自合并前的哪个数据文件。SPSS 标识个案的数据来源的默认变量名为"源 01"，这个变量名可以根据需要更改。默认取值为 0 和 1，0 表示该个案记录来自合并前的活动数据文件，1 表示该个案记录来自合并前的外部数据文件。

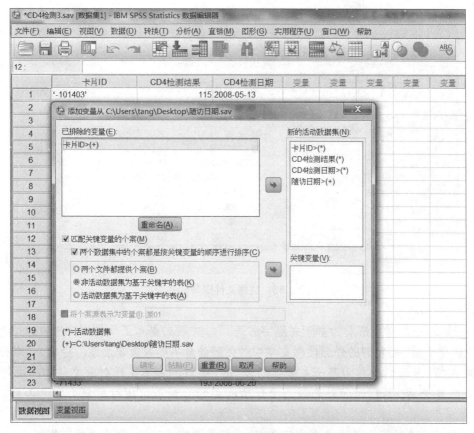

图 3-33 数据文件横向合并

3. 以上操作完成，在图 3-33 中点击"粘贴"按钮，将以上的操作步骤后台转换为语法程序，并在语法窗口中显示，可以在语法窗口中根据需要对语法程序进行修改，如图 3-34 所示。

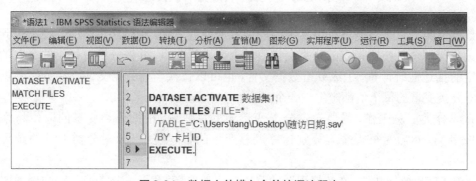

图 3-34 数据文件横向合并的语法程序

4. 点击"确定"按钮或者运行图 3-34 的语法程序，数据横向合并完成，结果如图 3-35 所示。

● **请注意：两个数据文件的排列顺序不一致时，必须选定关键变量，按关键变量进行横向合并时，两个文件必须按关键变量进行排序。**

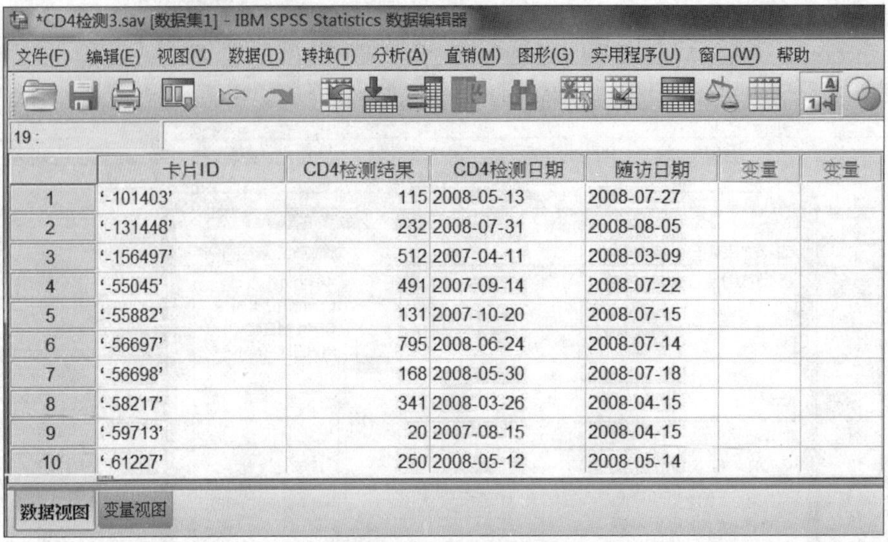

	卡片ID	CD4检测结果	CD4检测日期	随访日期	变量	变量
1	'-101403'	115	2008-05-13	2008-07-27		
2	'-131448'	232	2008-07-31	2008-08-05		
3	'-156497'	512	2007-04-11	2008-03-09		
4	'-55045'	491	2007-09-14	2008-07-22		
5	'-55882'	131	2007-10-20	2008-07-15		
6	'-56697'	795	2008-06-24	2008-07-14		
7	'-56698'	168	2008-05-30	2008-07-18		
8	'-58217'	341	2008-03-26	2008-04-15		
9	'-59713'	20	2007-08-15	2008-04-15		
10	'-61227'	250	2008-05-12	2008-05-14		

图 3-35 数据文件横向合并

- *选择"非活动数据集为基于关键字的表"时，关联的基本工作数据文件中的关键变量可以有重复个案，关联时的外部数据文件中的关键变量不能有重复个案。否则，关联失败。*
- *选择"活动数据集为基于关键字的表"时，关联的基本工作数据文件中的关键变量不能有重复个案，关联时的外部数据文件中的关键变量不可以有重复个案。否则，关联失败。*
- *如果两个数据文件中均有重复个案，直接按照默认采取"两个文件都提供个案"进行关联。如果最大化保留两个数据文件所有的个案，选择关键变量，同时取"两个文件都提供个案"进行关联。*

第七节 数据的分类汇总

数据分类汇总是数据分析中常用的一种数据处理方式，在日常工作中会经常用到这个功能。分类汇总是按照指定的分类变量值对个案进行分组，并按分组对每组的个案的变量求指定的描述性统计量，生成分组数据文件，也可以替换当前数据文件。在分组数据文件中对应分类变量的每个值都产生一个个案。

完成分类汇总工作，需要指定分组变量和汇总变量，根据分类变量的取值将个案数据分成多类，然后对每类个案分别计算汇总变量的描述统计量，对分类汇总的结果进行输出。

打开 SPSS 数据文件，在数据视图的菜单项依次选择"数据—分类汇总"，弹出如图 3-36 所示界面，其中：

1. 分类变量 可选择一个或多个变量作为分组变量，分类变量可以是数值型变量或字符型变量。此处选择变量"性别"，性别是分类变量。

2. 汇总变量 利用数据文件中的变量，通过汇总函数计算产生的新变量名和表达式。汇总变量的类型要求为数值型。

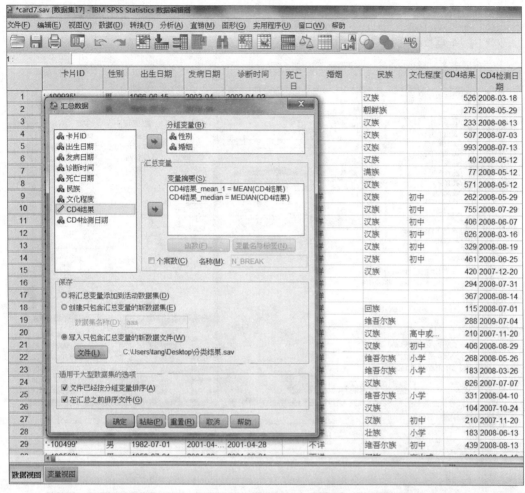

图 3-36 数据的分类汇总

（1）变量摘要：可以对一个或多个变量进行汇总变量的描述统计。同一个变量可以进行多种不同的汇总方式。

（2）函数：点击该按钮打开定义汇总函数的对话框，如图 3-37 所示界面。共提供了 5 组函数供选择：摘要统计量（均数、中值、总和和标准差）、特定值（第一个、最后一个、最小值和最大值）、个案数（加权、加权缺失、未加权、未加权缺失）、百分比和分数。每次选中一个。

（3）变量名与标签：点击打开该对话框，可以用于定义新产生的汇总变量的名称和标签。

（4）个案数：选中用于定义一个新变量以保存同组的个案数。

（5）保存：用于设置汇总结果的具体 3 种输出方式。第一种可以将汇总后的结果直接加入当前数据文件中；第二种创建一个新数据集，该数据集只保存汇总的结果；第三种创建一个新的空白数据文件，将汇总的结果写入该数据文件中。

3. 以上操作完成，在图 3-36 中点击"粘贴"按钮，将以上的操作步骤后台转换为语法程序，并在语法窗口中显示，可以在语法窗口中根据需要对语法程序进行修改，如图 3-38 所示。

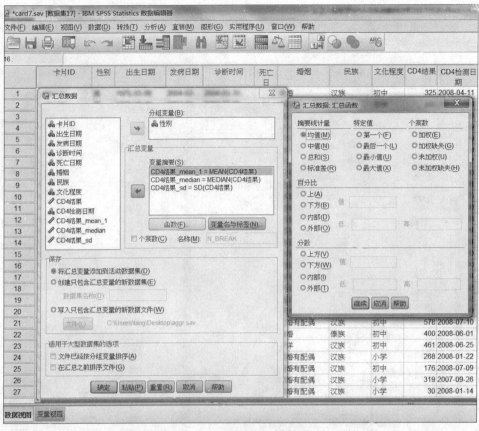

图 3-37　数据的分类汇总

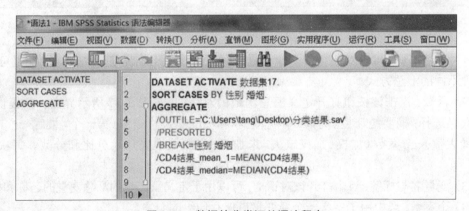

图 3-38　数据的分类汇总语法程序

4．点击"确定"按钮或者运行图 3-38 的语法程序，数据的分类汇总完成，结果如图 3-39。

● *请注意：在分类变量中，如果对至少两个分类变量同时进行分类汇总，相当于进行分层汇总。图 3-39 分类汇总结果给出了男和女的 CD4 平均值和中位数，以及男性不同婚姻状况的对象的 CD4 平均值和中位数和女性不同婚姻状况的对象的 CD4 平均值和中位数。*

	性别	婚姻	CD4结果_mean_1	CD4结果_median	变量	变量
1	男		402.75	391.00		
2	男	不详	338.87	288.00		
3	男	离异或丧偶	416.88	348.00		
4	男	未婚	390.64	331.00		
5	男	已婚有配偶	385.03	374.00		
6	女		164.00	164.00		
7	女	不详	215.57	211.00		
8	女	离异或丧偶	341.09	389.00		
9	女	未婚	311.24	306.00		
10	女	已婚有配偶	372.76	280.00		

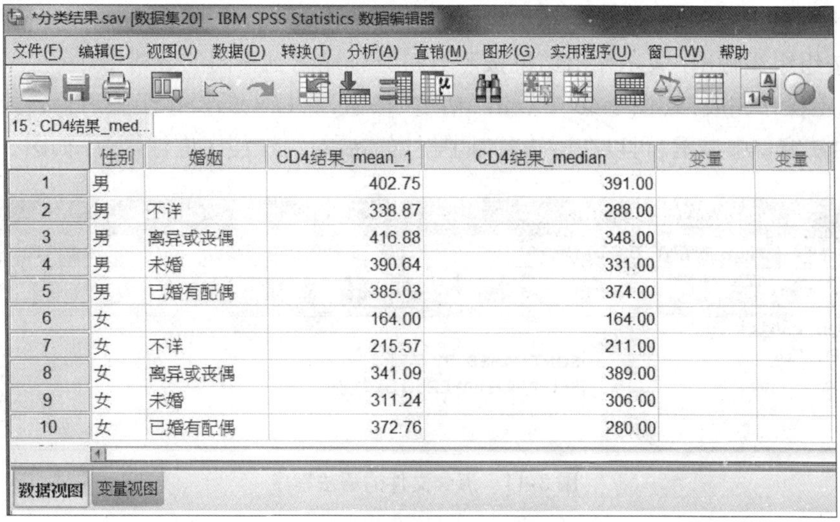

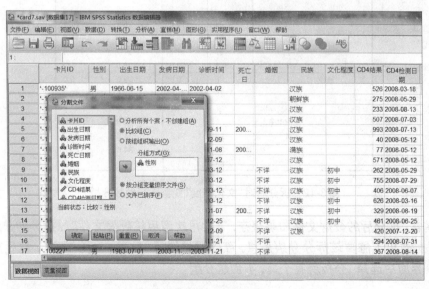

图 3-39　数据的分类汇总结果

第八节　拆 分 文 件

在进行数据统计分析时，有时会需要将文件中的数据按变量进行分组分析。拆分文件并不是将文件拆分成两个或多个独立文件，而是按照变量值重新排序，拆分主要是对后续的统计分析有很大影响，后续分析按照拆分后的分组进行。

打开 SPSS 数据文件，在数据编辑窗口的菜单项依次选择“数据—拆分文件”。

1. 拆分文件如图 3-40 所示界面，其中：

（1）分析所有个案，不创建组：分析所有个案，但不创建分组。表示分析所有个案，不进行拆分。

图 3-40　拆分文件

（2）比较组：表示将分组统计结果输出在一张表格中，以便进行不同组之间的比较。

（3）按组组织输出：表示输出结果按照分组分别输出到不同的表格中。

2. 以上操作完成，在图 3-40 中点击"粘贴"按钮，将以上的操作步骤后台转换为语法程序，并在语法窗口中显示，可以在语法窗口中根据需要对语法程序进行修改，如图 3-41 所示。

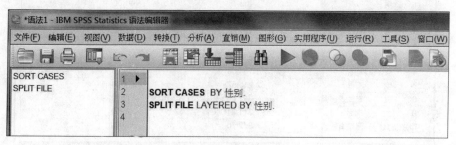

图 3-41　拆分文件的语法程序

3. 点击"确定"按钮或者运行图 3-41 的语法程序，拆分文件完成，分组信息已起作用。图 3-42 对"文化程度"进行频数分析，事先已经对"性别"变量进行了拆分，因此，结果中就会根据"性别"分别进行分析。

统计量

文化程度

男	N	有效	311
		缺失	0
女	N	有效	89
		缺失	0

文化程度

性别			频率	百分比	有效百分比	累积百分比
男	有效		52	16.7	16.7	16.7
		初中	101	32.5	32.5	49.2
		大专及以上	8	2.6	2.6	51.8
		高中或中专	32	10.3	10.3	62.1
		文盲	21	6.8	6.8	68.8
		小学	97	31.2	31.2	100.0
		合计	311	100.0	100.0	
女	有效		8	9.0	9.0	9.0
		初中	28	31.5	31.5	40.4
		大专及以上	1	1.1	1.1	41.6
		高中或中专	8	9.0	9.0	50.6
		文盲	13	14.6	14.6	65.2
		小学	31	34.8	34.8	100.0
		合计	89	100.0	100.0	

图 3-42　拆分后对"文化程度"变量进行频数分析

● 注意：拆分后的数据文件如果保存，下次再次调用该数据文件时，拆分的分组信息仍然起作用。如果不需要该拆分分组信息，可以通过选择"数据—拆分文件"，然后在打开的如图 3-40 界面中选择"分析所有个案，不创建分组"。

第四章　SPSS 数据转换

日常在进行数据处理和统计分析过程中，基于统计分析的需要，对变量进行计算和数据进行转换非常普遍，需要熟练掌握。变量计算和数据转换要用到 SPSS 专门的函数和定义的表达式，因此，也需要对 SPSS 常用的函数有些基本了解。本章节将对日常工作中经常用到的变量计算和数据转换给大家一一介绍。

第一节　变　量　计　算

在进行一些较为复杂的数据处理和统计分析时，仅仅依靠原有数据的变量值不能满足统计分析的需要，这时就需要通过变量计算过程产生新的变量来满足需要。在 SPSS 软件中，变量计算主要通过变量赋值过程来实现。变量计算就是在原数据的基础上，根据需要，运用 SPSS 软件的函数和表达式，对数据库中个案的某些或全部记录进行运算，并将计算的结果存入用指定的变量中。

打开 SPSS 数据文件，在数据编辑窗口的菜单项依次选择"转换—计算变量"。

1. 计算变量，如图 4-1 所示界面

（1）目标变量：目标变量框中输入新的目标变量名。这个变量名如果在原数据库中没有，操作完成后就在原数据库中产生一个新的变量，如果在原数据库中已经存在，那么操作完成后就覆盖原来变量值。输入新变量名后，下方的"类型与标签"就会变黑，处于活动状态，点击后就可以对新变量的类型和标签进行定义。默认新变量类型为数值型，变量标签可以定义也可以不定义，如图 4-2 所示。

（2）可参与计算的变量列表：在图 4-1 的左边是可参与计算的变量列表，光标点击选中并点击向右的箭头，就进入"数字表达式"中参与计算表达式过程。

（3）计算器软键盘：用于在"数字表达式"计算过程用的数字和运算符符号，包括常数、算术运算符、关系运算符和逻辑运算符。

（4）函数组、函数和特殊变量和函数解释文本：先在"函数组"中找到需要用到的 SPSS 函数组，然后点击选中，在"函数和特殊变量"中显示该函数组包括几种具体函数形式，选中其中需要的具体函数，在其左侧的文本框中显示该函数文字解释。如图 4-3 所示，在"函数组"中选中"转换"，在"函数和特殊变量"选中"number"，左侧文本框中给出了这个函数表达式的具体解释，将字符型转换为数值型。

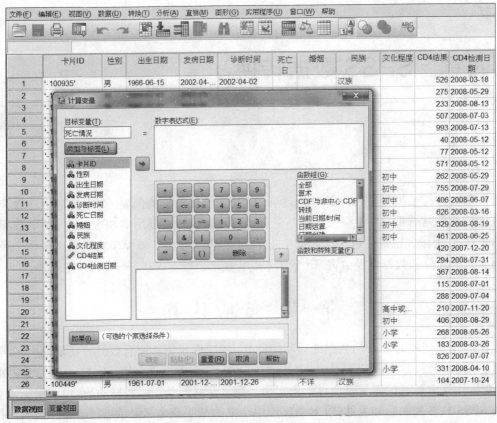

图 4-1　计算变量

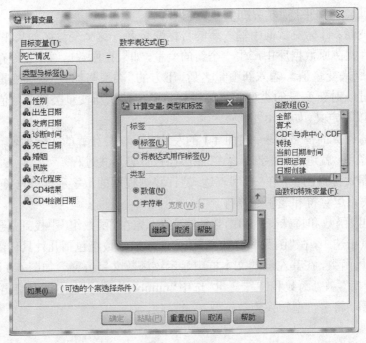

图 4-2　计算变量

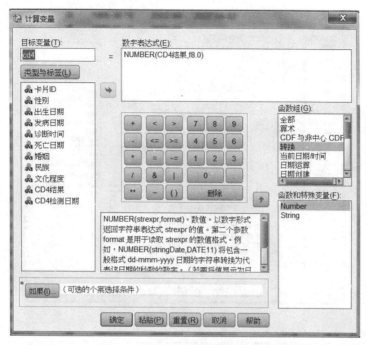

图 4-3　计算变量

（5）"如果（I）"选择条件：用于可选的个案选择条件进行设定。点击打开后如图 4-4 所示。默认是包括所有个案。选择需要进行个案条件选择，在"如果个案满足条件则包括"的下方的空白文本框中，根据筛选条件将左侧的变量选入即可。完成后点击继续，在"如果"按钮右侧显示筛选条件的具体表达式。如图 4-5 所示。

2. 以上操作完成，在图 4-5 中点击"粘贴"按钮，将以上的操作步骤后台转换为语法程序，并在语法窗口中显示，可以在语法窗口中根据需要对语法程序进行修改，如图 4-6 所示。

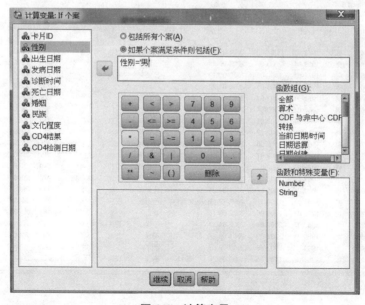

图 4-4　计算变量

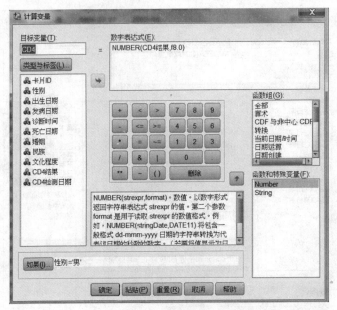

图 4-5 计算变量

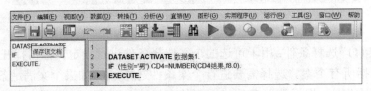

图 4-6 计算变量的语法程序

3. 点击图 4-5 中的"确定"按钮或者运行图 4-6 的语法程序,计算变量完成,结果如图 4-7。

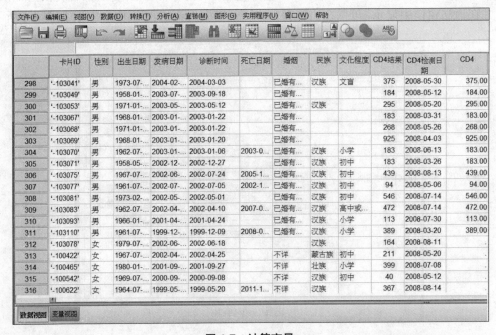

图 4-7 计算变量

第二节　变量重新编码

在数据统计分析过程中,通过对变量重新编码实现将连续变量转换为等级变量或将分类变量进行重新划分等。SPSS 软件提供了两种变量重新编码方式:一种是重新编码为相同的变量,就是对原始变量值直接进行重新编码,并替换原来变量值;另一种是重新编码为不同变量,根据对原始变量的不同取值产生新变量。这两种方法的功能基本相同,只是编码的结果一个是覆盖原变量值,一个是新生成了一个变量,原变量值不变。下面按照变量值的类型具体讲解操作过程。

在进行统计分析过程中,经常需要将连续变量转换为定距或定序变量,并按照相应的对应关系生成新的变量值,可以将新生成的值替换原变量值,即重新编码为相同的变量,也可以产生新变量,并将新生成的值赋给新变量。在实际工作中,为了保证原始数据的完整性,一般都会采取后一种方式即重新编码为不同的变量。通过直接覆盖原变量的值的操作应慎重使用。

一、重新编码为相同变量

打开数据库,在数据视图的菜单项中选择"转换—重新编码为相同变量",如图 4-8 所示界面。

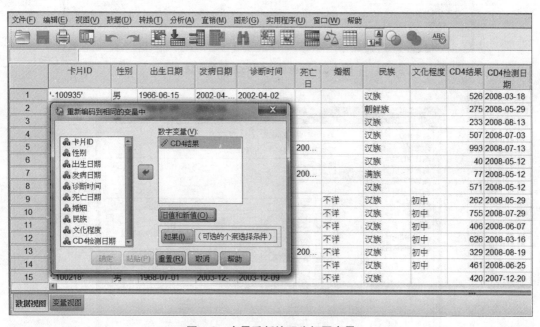

图4-8　变量重新编码为相同变量

1. 如图 4-8 所示界面,将左侧的变量列表框中拟进行重新编码的变量选中,点击向右的箭头,进入右上侧的"数字变量"文本框中。

(1)点击"旧值和新值",出现如图 4-9 所示界面,根据原变量的值,设置新变量的值。对话框的左侧是原有变量的各种取值,右侧是新变量的值。每次设定一个值后,点击"添加"按钮,相应的设定规则就进入到列表中。设置的规则可以"修改"和"删除"。

● **请注意,范围的设置包括两个端点的值**。

（2）设置完毕后,点击"继续",回到图 4-8 界面。

（3）点击"如果（I）"选择条件,用于可选的个案选择条件进行设定。点击打开后如图 4-10 所示。默认是包括所有个案。选择需要进行个案条件选择,在"如果个案满足条件则包括"的下方的空白文本框中,根据筛选条件将左侧的变量选入即可。完成后点击继续,在"如果"按钮右侧显示筛选条件的具体表达式。如图 4-11 所示。

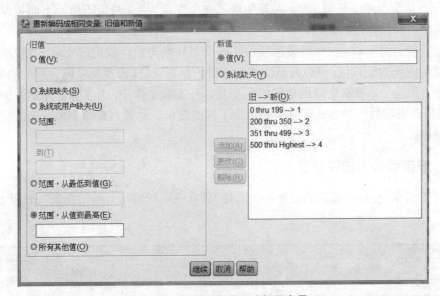

图 4-9　变量重新编码为相同变量

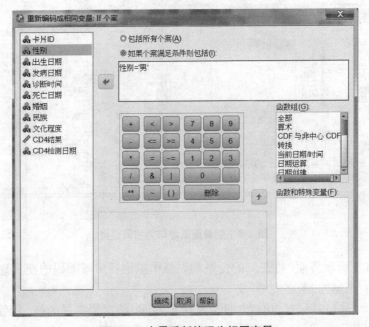

图 4-10　变量重新编码为相同变量

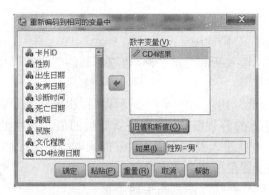

图 4-11　变量重新编码为相同变量

2. 以上操作完成,在图 4-11 中点击"粘贴"按钮,将以上的操作步骤后台转换为语法程序,并在语法窗口中显示,可以在语法窗口中根据需要对语法程序进行修改,如图 4-12 所示。

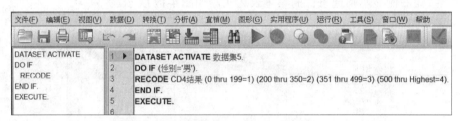

图 4-12　变量重新编码为相同变量的语法程序

3. 点击图 4-11 中的"确定"按钮或者运行图 4-12 的语法程序,变量重新编码为相同变量完成,结果如图 4-13。

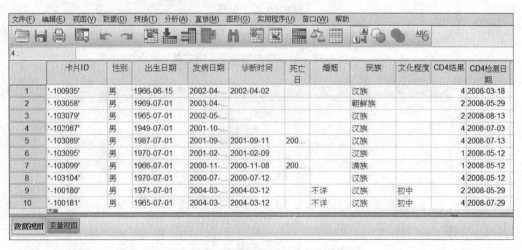

图 4-13　变量重新编码为相同变量

二、重新编码为不同变量

打开 SPSS 数据文件,在数据视图的菜单项依次选择"转换—重新编码为不同变量",如图 4-14 所示界面"重新编码为其他变量"。

1. 将左侧的变量列表框中拟进行重新编码的变量选中，点击向右的箭头，进入右上侧的"数字变量→输出变量"文本框中。

2. 输出变量的名称，输入新的变量名称，可以对新的变量添加变量标签，然后点击"更改"按钮，产生新的变量。

（1）点击"旧值和新值"，出现如图 4-15 所示界面，根据原变量的值，设置新变量的值。对话框的左侧是原有变量的各种取值，右侧是新变量的值。每次设定一个值后，点击"添加"按钮，相应的设定规则就进入到列表中。设置的规则可以"修改"和"删除"。

● **请注意，范围的设置包括两个端点的值。**

（2）设置完毕后，点击"继续"，回到图 4-14 界面。

（3）点击"如果（I）"选择条件，用于可选的个案选择条件进行设定。点击打开后如图 4-16 所示。默认是包括所有个案。选择需要进行个案条件选择，在"如果个案满足条件则包括"的下方的空白文本框中，根据筛选条件将左侧的变量选入即可。完成后点击继续，在"结果"按钮右侧显示筛选条件的具体表达式。如图 4-17 所示。

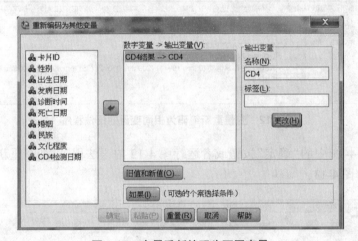

图 4-14　变量重新编码为不同变量

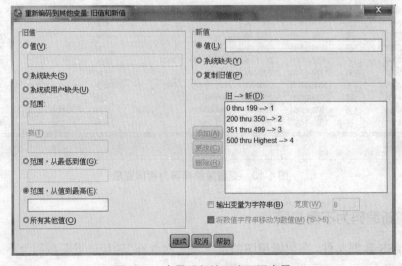

图 4-15　变量重新编码为不同变量

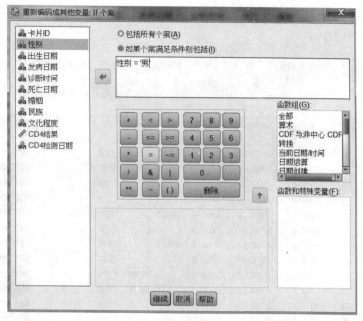

图 4-16　变量重新编码为不同变量

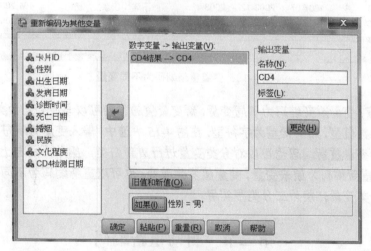

图 4-17　变量重新编码为不同变量

3. 以上操作完成,在图 4-17 中点击"粘贴"按钮,将以上的操作步骤后台转换为语法程序,并在语法窗口中显示,可以在语法窗口中根据需要对语法程序进行修改,如图 4-18 所示。

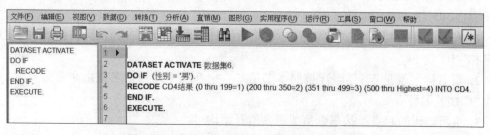

图 4-18　变量重新编码为不同变量的语法程序

4．点击图 4-17 中的"确定"按钮或者运行图 4-18 的语法程序，变量重新编码为不同变量完成，结果如图 4-19。

	卡片ID	性别	出生日期	发病日期	诊断时间	死亡日	婚姻	民族	文化程度	CD4结果	CD4检测日期	CD4
1	'-100935'	男	1966-06-...	2002-04-...	2002-0...			汉族		526	2008-03-18	4.00
2	'-103058'	男	1969-07-...	2003-04-...				朝鲜族		275	2008-05-29	2.00
3	'-103079'	男	1965-07-...	2002-05-...				汉族		233	2008-08-13	2.00
4	'-103087'	男	1949-07-...	2001-10-...				汉族		507	2008-07-03	4.00
5	'-103089'	男	1987-07-...	2001-09-...	2001-0...	200...		汉族		993	2008-07-13	4.00
6	'-103095'	男	1970-07-...	2001-02-...	2001-0...			汉族		40	2008-05-12	1.00
7	'-103099'	男	1966-07-...	2000-11-...	2000-1...	200...		满族		77	2008-05-12	1.00
8	'-103104'	男	1970-07-...	2000-07-...	2000-0...			汉族		571	2008-05-12	4.00
9	'-100180'	男	1971-07-...	2004-03-...	2004-0...		不详	汉族	初中	262	2008-05-29	2.00
10	'-100181'	男	1965-07-...	2004-03-...	2004-0...		不详	汉族	初中	755	2008-07-29	4.00
11	'-100183'	男	1973-07-...	2004-03-...	2004-0...		不详	汉族	初中	406	2008-06-07	3.00
12	'-100184'	男	1975-07-...	2004-03-...	2004-0...		不详	汉族	初中	626	2008-03-16	4.00
13	'-100206'	男	1971-12-...	2004-01-...	2004-0...	200...	不详	汉族	初中	329	2008-08-19	2.00
14	'-100211'	男	1967-07-...	2003-12-...	2003-1...		不详	汉族	初中	461	2008-06-25	3.00
15	'-100218'	男	1968-07-...	2003-12-...	2003-1...		不详	汉族		420	2007-12-20	3.00

图 4-19　变量重新编码为不同变量

● *请注意：变量重新编码为不同变量，新变量值的类型可以与原变量值类型不同，默认新变量类型为数值型，如果希望为字符型，在图 4-15 中选中"输入变量为字符串"。*

● *另外，变量重新编码也可以对分类变量进行重新归类。操作方法与上述方法基本一致，变量可以重新编码为原来变量，变量值发生改变；也可以重新编码为不同的变量。这种方法对于多分类变量转换为二分类很实用。*

第三节　自动重新编码

数据自动重新编码是将字符变量或数值变量转换为连续的整数。自动重新编码过程是自动按原变量值的大小或者字母顺序生成新变量，新变量的变量值就是原值的大小次序。

打开 SPSS 数据文件，在数据视图的菜单项依次选择"转换—自动重新编码"，如图 4-20所示界面。

1．左侧是变量列表，选中拟进行自动重新编码的变量，点击向右箭头，进入到"变量→新名称"中。

2．新名称　就是新变量名，按照本书第二章中介绍的变量命名原则命名新变量，然后点击"添加新名称"。

3．重新编码的起点　按最低值或最高值开始均可。

4．点击"确定"按钮，结果如图 4-21。

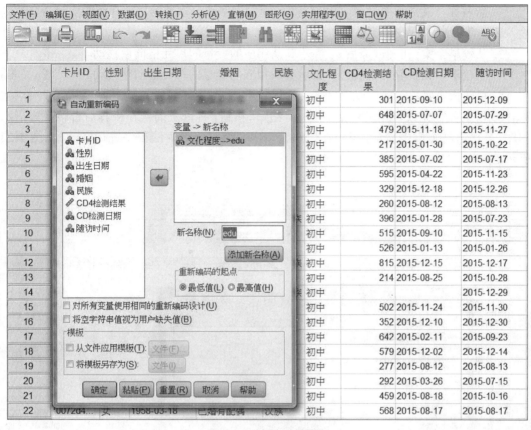

图 4-20 自动重新编码

文化程度 into edu		
Old Value	New Value	Value Label
初中	1	初中
大专及以上	2	大专及以上
高中或中专	3	高中或中专
文盲	4	文盲
小学	5	小学

图 4-21 自动重新编码

第四节 变量值转换

变量值转换即变量值的移动,对于按时间随访多次记录的个案数据的统计分析时,需要将相应的变量值前移或者后移。比如艾滋病感染者定期做的 CD4 检测结果,对于同一个病例的 CD4 检测结果及检测日期体现在不同随访记录的情况,如果需要计算前后 CD4 结果变化或检测日期之差,反映 CD4 值的变化,用变量转换功能就可以轻松实现。

打开数据库,在数据视图中,打开"转换—转换值",如图 4-22 所示界面。

1. 左侧是变量列表,选中拟进行变量值转换的变量,点击向右箭头,进入到"变量→新名称"中。

2．新名称 就是新变量名，在"名称"的空白框中按照本书第二章介绍的变量命名原则输入新变量名，然后点击"更改"。

3．从较早个案获取值（滞后） 表示其从相应的变量的单元格向后移动。

4．从较早个案获取值（提前） 表示其从相应的变量的单元格向前移动。

5．待转换个案数 向前或向后移动的行数。

6．以上操作完成，在图 4-22 中点击"粘贴"按钮，将以上的操作步骤后台转换为语法程序，并在语法窗口中显示，可以在语法窗口中根据需要对语法程序进行修改，如图 4-23所示。

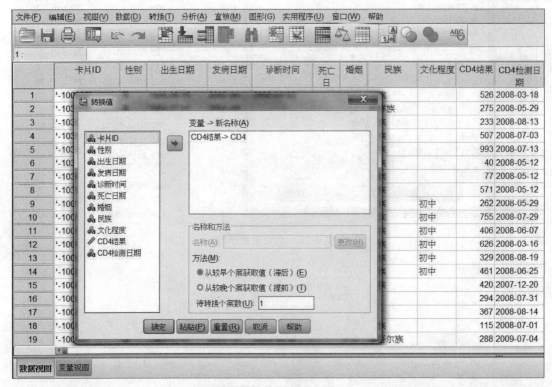

图 4-22　变量值转换

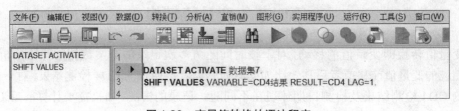

图 4-23　变量值转换的语法程序

7．点击图 4-22 中的"确定"按钮或者运行图 4-23 的语法程序，变量转换结果如图 4-24。这样就可以计算两次之间的 CD4 的差值了。

文件(F) 编辑(E) 视图(V) 数据(D) 转换(T) 分析(A) 直销(M) 图形(G) 实用程序(U) 窗口(W) 帮助

9:

	卡片ID	性别	出生日期	发病日期	诊断时间	死亡日	婚姻	民族	文化程度	CD4结果	CD4检测日期	CD4	变量
1	'-100935'	男	1966-...	20...	2002-0...			汉族		526	2008-03-18		.
2	'-103058'	男	1969-...	20...				朝鲜族		275	2008-05-29	526	
3	'-103079'	男	1965-...	20...				汉族		233	2008-08-13	275	
4	'-103087'	男	1949-...	20...				汉族		507	2008-07-03	233	
5	'-103089'	男	1987-...	20...	2001-0...	200...		汉族		993	2008-07-13	507	
6	'-103095'	男	1970-...	20...	2001-0...			汉族		40	2008-05-12	993	
7	'-103099'	男	1966-...	20...	2000-1...	200...		满族		77	2008-05-12	40	
8	'-103104'	男	1970-...	20...	2000-0...			汉族		571	2008-05-12	77	
9	'-100180'	男	1971-...	20...	2004-0...		不详	汉族	初中	262	2008-05-29	571	
10	'-100181'	男	1965-...	20...	2004-0...		不详	汉族	初中	755	2008-07-29	262	
11	'-100183'	男	1973-...	20...	2004-0...		不详	汉族	初中	406	2008-06-07	755	
12	'-100184'	男	1975-...	20...	2004-0...		不详	汉族	初中	626	2008-03-16	406	
13	'-100206'	男	1971-...	20...	2004-0...	200...	不详	汉族	初中	329	2008-08-19	626	
14	'-100211'	男	1967-...	20...	2003-1...		不详	汉族	初中	461	2008-06-25	329	
15	'-100218'	男	1968-...	20...	2003-1...		不详	汉族		420	2007-12-20	461	

数据视图 变量视图

图 4-24 变量值转换

第五节 个 案 排 秩

个案排秩不是个案排序,而是根据某个变量的个案数值大小来排出秩次,然后将排出的秩次结果保存在新变量中。这对于某些统计方法(如秩转换的非参数检验)需要用到个案秩次时来说很实用。

打开 SPSS 数据文件,在数据视图的菜单项依次选择"转换—个案排秩"。如图 4-25 所示界面,其中:

1．"变量"的选择 左侧变量文本框中是变量列表,选中拟进行个案排秩的变量,点击

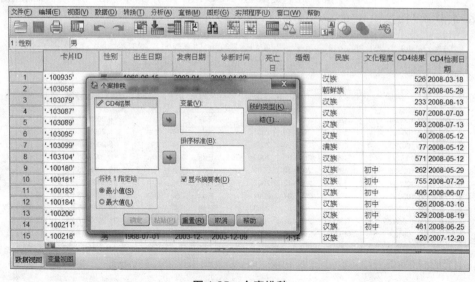

图 4-25 个案排秩

向右箭头,进入到"变量"中。

2. "排序标准"的选择 分组编秩时,选中拟进行分组的变量,击向右箭头,进入到"排序标准"中。

3. "将秩1指定给"的设定 是指将秩次1指定给变量值的最小值还是最大值。

4. "秩的类型"的设定 是指定义秩次的几种类型,SPSS 默认为"秩",如图 4-26 所示。

5. "结"的设定 是指对于相同变量值的处理方式,有几种取值方法,默认为取相同值的"平均秩次",如图 4-26 所示。

6. 以上操作完成,在图 4-25 中点击"粘贴"按钮,将以上的操作步骤后台转换为语法程序,并在语法窗口中显示,可以在语法窗口中根据需要对语法程序进行修改,如图 4-27 所示。

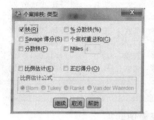
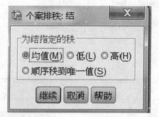

图 4-26 个案排秩

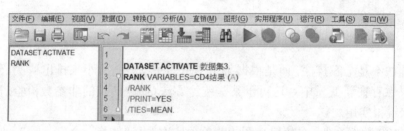

图 4-27 个案排秩的语法程序

7. 点击图 4-25 中"确定"或者运行图 4-27 的语法程序,个案排秩的结果如图 4-28,对变量"CD4 结果"的值进行个案排序,变量名"RCD4 结果",可以看出,前 4 个变量值相同,均为 6,取秩次"1、2、3、4"的平均值为 (1+2+3+4)/4=2.5,以此类推。

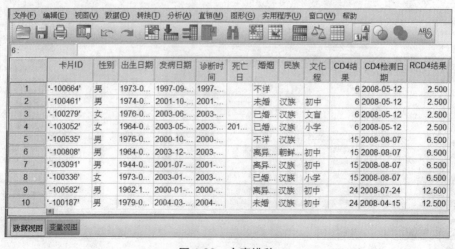

	卡片ID	性别	出生日期	发病日期	诊断时间	死亡日	婚姻	民族	文化程度	CD4结果	CD4检测日期	RCD4结果
1	'-100664'	男	1973-0...	1997-09-...	1997-...		不详			6	2008-05-12	2.500
2	'-100461'	男	1974-0...	2001-10-...	2001-...		未婚	汉族	初中	6	2008-05-12	2.500
3	'-100279'	女	1976-0...	2003-06-...	2003-...		已婚	汉族	文盲	6	2008-05-12	2.500
4	'-103052'	女	1964-0...	2003-05-...	2003-...	201...	已婚	汉族	小学	6	2008-05-12	2.500
5	'-100535'	男	1976-0...	2000-10-...	2000-...		不详	汉族		15	2008-08-07	6.500
6	'-100808'	男	1964-0...	2003-12-...	2003-...		离异	朝鲜...	初中	15	2008-08-07	6.500
7	'-103091'	男	1944-0...	2001-07-...	2001-...		离异	汉族	初中	15	2008-08-07	6.500
8	'-100336'	女	1973-0...	2003-01-...	2003-...		已婚	汉族	小学	15	2008-08-07	6.500
9	'-100582'	男	1962-1...	2000-01-...	2000-...		离异	汉族	初中	24	2008-07-24	12.500
10	'-100187'	男	1979-0...	2004-03-...	2004-...		未婚	汉族	初中	24	2008-04-15	12.500

图 4-28 个案排秩

第六节　日期和时间向导

日期和时间是进行数据管理和统计分析过程中非常重要的变量，原始数据库的日期和时间类型多种多样，因此，根据数据分析的需要，经常要对原来的日期和时间变量进行处理，转换成符合统计分析要求的变量值。

打开 SPSS 数据文件，在数据视图的菜单项依次选择"转换—日期和时间向导"，如图 4-29 所示界面。

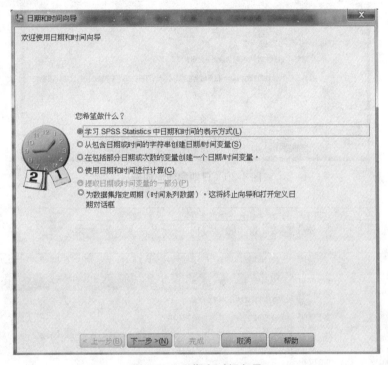

图 4-29　日期和时间向导

（一）学习 SPSS Statistics 中日期和时间的表示方式

点击"下一步"按钮，如图 4-30 所示界面，给出了 SPSS 中的日期和时间变量表示日期、时间和期间，*它们是具有特殊显示格式的数值变量，这点要牢记心中！* 它事实上表示是从 1582 年 10 月 14 日至今的秒数。可以进行日期和时间变量的转换、截取、添加和提取等。接下来具体介绍对日期和时间变量的各种操作。

（二）从包括日期或时间的字符串创建日期和时间变量

这项功能在统计分析过程中会经常用到，应熟练掌握。在图 4-29 中选中该项，然后点击"下一步"按钮，如图 4-31 所示界面，提示从字符串变量中产生日期和时间变量。

1. 变量　选择需要转换的日期和时间的字符串变量，图 4-31 中左侧变量文本框中列出待转换的变量名，本例中的出生日期、发病日期、诊断日期和死亡日期均为字符型变量，需要转换为日期型变量。

2. 示范值　显示选中的变量的值特征。

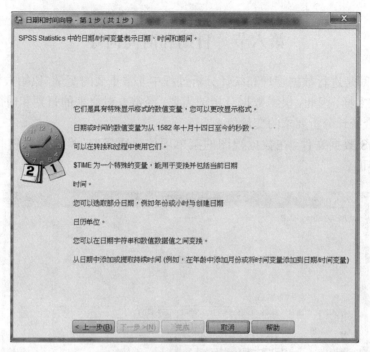

图 4-30　日期和时间向导

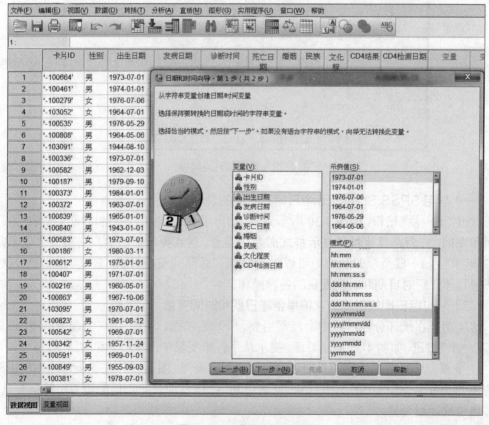

图 4-31　日期和时间向导

3．模式　列出了拟转换后各种日期和时间的变量格式。选中"mm/dd/ yyyy"格式。

4．完成后，点击"下一步"，如图 4-32 所示界面。

（1）输入变量：为拟转换的字符串日期型变量。

（2）结果变量：为转换后的日期型变量。

（3）执行：完成以上操作后，选择"将语法粘贴到语法窗口"，可保存以便重复操作；或者直接选择"立即创建变量"，完成日期型变量转换。

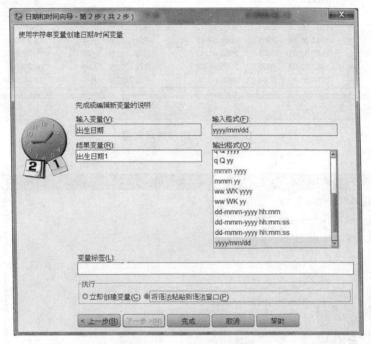

图 4-32　日期和时间向导

5．点击"完成"按钮，如果选择了"将语法粘贴到语法窗口"，出现如图 4-33 所示语法程序。

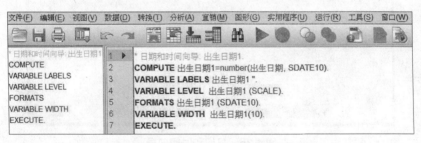

图 4-33　日期和时间向导的语法程序

6．如果在图 4-32 中选择"立即创建变量"或者运行图 4-33 的语法程序，完成一次字符串日期变量到日期型变量的转换，如图 4-34。

（三）使用日期和时间进行计算

这项功能在统计分析过程中也会经常用到，也应熟练掌握。在图 4-29 中选中该项，然后点击"下一步"按钮，如图 4-35 所示界面，有两种不同任务，一种是从日期中添加或提取持续时间，另一种是计算两个日期之间的时间数。

	卡片ID	性别	出生日期	发病日期	诊断时间	死亡日期	婚姻	民族	文化程度	CD4结果	CD4检测日期	出生日期1
1	'-100664'	男	1973-07-01	1997-0...	1997-09-09		不详			6	2008-05-12	1973/07/01
2	'-100461'	男	1974-01-01	2001-1...	2001-10-15		未婚	汉族	初中	6	2008-05-12	1974/01/01
3	'-100279'	女	1976-07-06	2003-0...	2003-06-26		已婚	汉族	文盲	6	2008-05-12	1976/07/06
4	'-103052'	女	1964-07-01	2003-0...	2003-05-29	2011-...	已婚	汉族	小学	6	2008-05-12	1964/07/01
5	'-100535'	男	1976-05-29	2000-1...	2000-10-26		不详	汉族		15	2008-08-07	1976/05/29
6	'-100808'	男	1964-05-06	2003-1...	2003-12-12		离异	朝鲜	初中	15	2008-08-07	1964/05/06
7	'-103091'	男	1944-08-10	2001-0...	2001-07-17		离异	汉族	初中	15	2008-08-07	1944/08/10
8	'-100336'	女	1973-07-01	2003-0...	2003-01-13		已婚	汉族	小学	15	2008-08-07	1973/07/01
9	'-100582'	男	1962-12-03	2000-0...	2000-01-28		离异	汉族	初中	24	2008-07-24	1962/12/03
10	'-100187'	男	1979-09-10	2004-0...	2004-03-05		未婚	汉族	初中	24	2008-04-15	1979/09/10

图 4-34　日期和时间向导

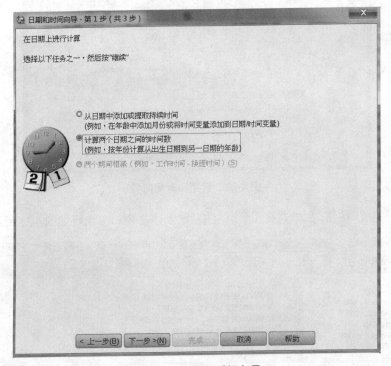

图 4-35　日期和时间向导

1. 从日期中添加或提取持续时间　选中该选项，点击"下一步"按钮，如图 4-36 所示界面。

（1）日期：将左侧变量列表框中的日期型变量"出生日期"选入"日期"中；

（2）期间变量：将"月份常量"变量选入"期间变量"中；

（3）单位：可以下拉框中选择，从"年"到"秒"，本次选"月"；

（4）运算：就是在日期变量中加上或者减去一个按月的期间变量。比如期间变量是 6，就是出生日期减去或者加上 6 个月。

2. 完成后，点击"下一步"按钮，如图 4-37 所示界面，在"结果变量"输入变量名，在"变量标签"输入变量标签，也可以不输入变量标签。

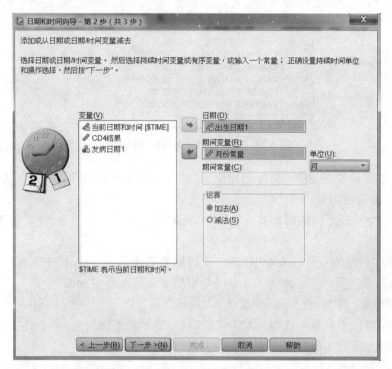

图 4-36　日期和时间向导

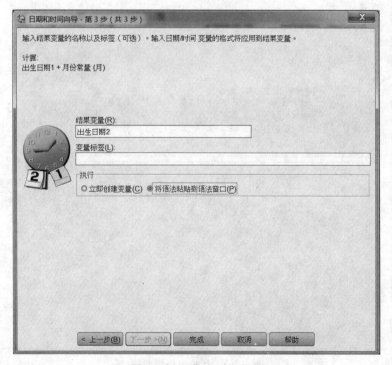

图 4-37　日期和时间向导

3. 点击"完成"按钮, 如果选择了"将语法粘贴到语法窗口", 出现如图4-38所示语法程序。

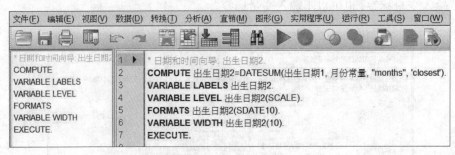

图4-38 日期和时间向导的语法程序

4. 如果在图4-37中选择"立即创建变量"或者运行图4-38的语法程序, 完成从日期中添加或提取一段持续时间。

5. 计算两个日期之间的时间数 在图4-39选中该选项, 点击"下一步"按钮, 如图4-40所示界面。

（1）Date1：将左侧变量列表框中, 后一个日期变量选入至"Date1"中。

（2）Date2：将左侧变量列表框中, 前一个日期变量选入至"Date2"中。

（3）期间变量：将"月份常量"变量选入"期间变量"中。

（4）单位：可以下拉框中选择, 从"年"到"秒", 表示相差的时间, 本次选"月"。

（5）结果处理：有3种处理方式, 根据需要进行选择。

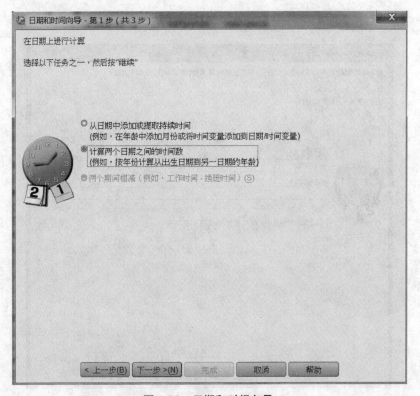

图4-39 日期和时间向导

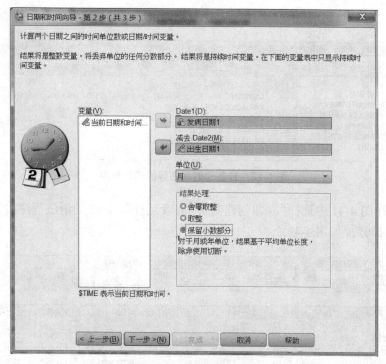

图 4-40　日期和时间向导

6. 完成后，点击"下一步"按钮，如图 4-41 所示界面，在"结果变量"输入变量名，在"变量标签"输入变量标签，也可以不输入变量标签。

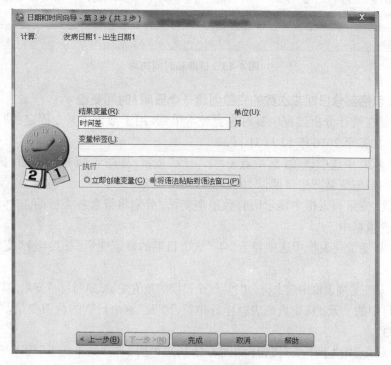

图 4-41　日期和时间向导

7. 点击"完成"按钮，如果选择了"将语法粘贴到语法窗口"，出现如图 4-42 所示语法程序。

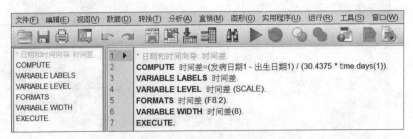

图 4-42　日期和时间向导的语法程序

8. 如果在图 4-41 中选择"立即创建变量"或者运行图 4-42 的语法程序，完成计算两个日期之间的时间数，如图 4-43。

	卡片ID	性别	出生日期	发病日期	诊断时间	死亡日期	婚姻	民族	文化程度	CD4结果	CD4检测日期	出生日期1	发病日期1	时间差
1	'-100664'	男	1973-0...	1997/...	1997-...		不详			6	2008-05-12	1973/07/01	1997/09/09	290.30
2	'-100461'	男	1974-0...	2001/...	2001-...		未婚	汉族	初中	6	2008-05-12	1974/01/01	2001/10/15	333.44
3	'-100279'	女	1976-0...	2003/...	2003-...		已婚	汉族	文盲	6	2008-05-12	1976/07/06	2003/06/26	323.65
4	'-103052'	女	1964-0...	2003/...	2003-...	2011-...	已婚	汉族	小学	6	2008-05-12	1964/07/01	2003/05/09	466.23
5	'-100535'	男	1976-0...	2000/...	2000-...		不详	汉族		15	2008-08-07	1976/05/29	2000/10/26	292.93
6	'-100808'	男	1964-0...	2003/...	2003-...		离异	朝...	初中	15	2008-08-07	1964/05/06	2003/12/12	475.20
7	'-103091'	男	1944-0...	2001/...	2001-...		离异	汉族	初中	15	2008-08-07	1944/08/10	2001/07/17	683.20
8	'-100336'	女	1973-0...	2003/...	2003-...		已婚	汉族	小学	15	2008-08-07	1973/07/01	2003/01/13	354.43
9	'-100582'	男	1962-1...	2000/...	2000-...		离异	汉族	初中	24	2008-07-24	1962/12/03	2000/01/28	445.83
10	'-100187'	男	1979-0...	2004/...	2004-...		未婚	汉族	初中	24	2008-04-15	1979/09/10	2004/03/05	293.82

图 4-43　日期和时间向导

（四）在包括部分日期或次数的变量创建一个日期 / 时间变量

这项功能在统计分析过程中有时也会经常用到，用于截止到某个固定的时间节点的时间变量生成，如截至 2016 年 12 月 31 日。

1. 在图 4-29 中选中该项，然后点击"下一步"按钮，如图 4-44 所示界面，提示从可从包含部分信息的数值变量产生日期 / 时间或持续时间变量。

（1）变量：变量列表框中显示所有数值型变量，分别将符合各类日期 / 时间的数值变量选入右边的变量框中。

（2）年：从变量列表框中选中符合"年"这个日期的数值变量，如"年份"变量，其变量值是 2016。

（3）月：从变量列表框中选中符合"月"这个日期的数值变量，如"月份"变量，其变量值是 12。

（4）一月中的一天：从变量列表框中选中符合"天"这个日期的数值变量，如"天"变量，其变量值是 31。

2. 完成后，点击"下一步"按钮，如图 4-45 所示界面。在"结果变量"输入变量名，在"变量标签"输入变量标签，也可以不输入变量标签。

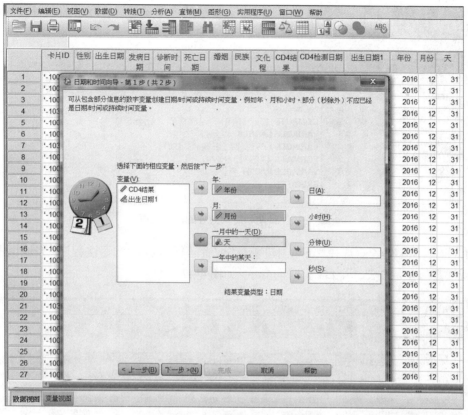

图 4-44 日期和时间向导

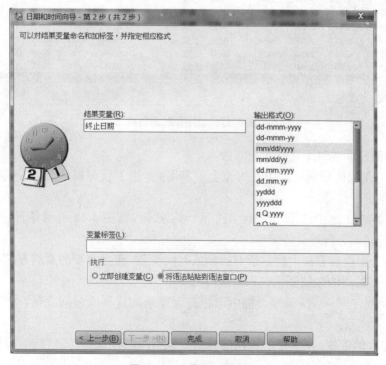

图 4-45 日期和时间向导

3．点击"完成"按钮，如果选择了"将语法粘贴到语法窗口"，出现如图 4-46 所示语法程序。

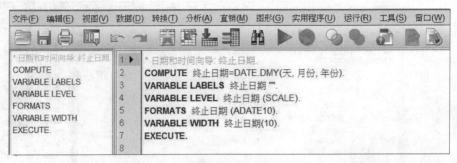

图 4-46　日期和时间向导的语法程序

4．如果在图 4-45 中选择"立即创建变量"或者运行图 4-46 的语法程序，完成根据部分日期或次数的变量创建一个日期/时间变量，如图 4-47。

	卡片ID	性别	出生日期	发病日期	诊断时间	死亡日期	婚姻	民族	文化程度	CD4结果	CD4检测日期	出生日期1	年份	月份	天	终止日期
1	'-100664'	男	1973-0...	1997/...	1997-...		不详			6	2008-...	07/01...	2016	12	31	12/31/2016
2	'-100461'	男	1974-0...	2001/...	2001-...		未婚	汉族	初中	6	2008-...	01/01...	2016	12	31	12/31/2016
3	'-100279'	女	1976-0...	2003/...	2003-...		已婚	汉族	文盲	6	2008-...	07/06...	2016	12	31	12/31/2016
4	'-103052'	女	1964-0...	2003/...	2003-...	20...	已婚	汉族	小学	6	2008-...	07/01...	2016	12	31	12/31/2016
5	'-100535'	女	1976-0...	2000/...	2000-...		不详	汉族		15	2008-...	05/29...	2016	12	31	12/31/2016
6	'-100808'	男	1964-0...	2003/...	2003-...		离异	朝...	初中	15	2008-...	05/06...	2016	12	31	12/31/2016
7	'-103091'	男	1944-0...	2001/...	2001-...		离异	汉族	初中	15	2008-...	08/10...	2016	12	31	12/31/2016
8	'-100336'	女	1973-0...	2003/...	2003-...		已婚	汉族	小学	15	2008-...	07/01...	2016	12	31	12/31/2016
9	'-100582'	男	1962-1...	2000/...	2000-...		离异	汉族	初中	24	2008-...	12/03...	2016	12	31	12/31/2016
10	'-100187'	男	1979-0...	2004/...	2004-...		未婚	汉族	初中	24	2008-...	09/10...	2016	12	31	12/31/2016

数据视图　变量视图

图 4-47　日期和时间向导

（五）提取日期或时间变量的一部分

这项功能在统计分析过程中有时也会经常用到，用于获得每个个案发病集中的月份，或者出生的年份等信息。

1．在图 4-29 中选中该项，然后点击"下一步"按钮，如图 4-48 所示界面，提示可以获得部分日期或时间作为普通数值变量。

（1）变量：变量列表框中显示所有日期或时间变量，*包括当前的系统日期和时间*，将符合条件的日期/时间的数值变量选入右边的变量框中。

（2）日期或时间：从变量列表框中选中符合要求的日期或时间变量，如"出生日期 1"变量。

（3）要提取的单位：从选中的日期或时间变量中，拟提取的时间包括年、月、天、小时等时间。

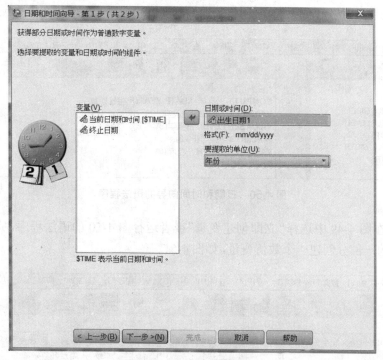

图 4-48　日期和时间向导

2. 完成后，点击"下一步"按钮，如图 4-49 所示界面。在"结果变量"输入变量名，此处输出变量名定义为"出生年"便于理解，在"变量标签"输入变量标签，也可以不输入变量标签。

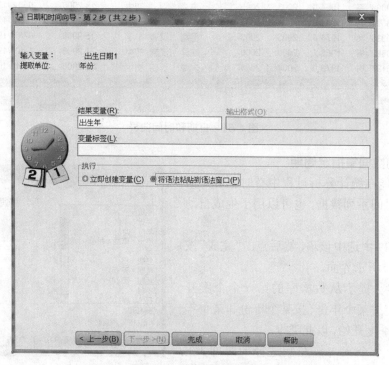

图 4-49　日期和时间向导

3. 点击"完成"按钮，如果选择了"将语法粘贴到语法窗口"，出现如图 4-50 所示语法程序。

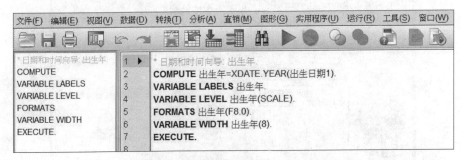

图 4-50　日期和时间向导的语法程序

4. 如果在图 4-49 中选择"立即创建变量"或者运行图 4-50 的语法程序，完成提取日期或时间变量的一部分创建一个数值变量，如图 4-51。

	卡片ID	性别	出生日期	发病日期	诊断时间	死亡日期	婚姻	民族	文化程度	CD4结果	CD4检测日期	出生日期1	出生年
1	'-100664'	男	1973-0...	1997/...	1997-...		不详			6	2008-...	07/01/1973	1973
2	'-100461'	男	1974-0...	2001/...	2001-...		未婚	汉族	初中	6	2008-...	01/01/1974	1974
3	'-100279'	女	1976-0...	2003/...	2003-...		已婚	汉族	文盲	6	2008-...	07/06/1976	1976
4	'-103052'	女	1964-0...	2003/...	2003-...	20...	已婚	汉族	小学	6	2008-...	07/01/1964	1964
5	'-100535'	男	1976-0...	2000/...	2000-...		不详	汉族		15	2008-...	05/29/1976	1976
6	'-100808'	男	1964-0...	2003/...	2003-...		离异	朝...	初中	15	2008-...	05/06/1964	1964
7	'-103091'	男	1944-0...	2001/...	2001-...		离异	汉族	初中	15	2008-...	08/10/1944	1944
8	'-100336'	男	1973-0...	2003/...	2003-...		已婚	汉族	小学	15	2008-...	07/01/1973	1973
9	'-100582'	男	1962-1...	2000/...	2000-...		离异	汉族	初中	24	2008-...	12/03/1962	1962
10	'-100187'	男	1979-0...	2004/...	2004-...		未婚	汉族	初中	24	2008-...	09/10/1979	1979

图 4-51　日期和时间向导

（六）为数据集指定周期

这项功能在统计分析过程中有时也会经常用到，用于时间系列数据，也可以用于生成自动序列号。

在图 4-29 中选中该项，然后点击"完成"按钮，如图 4-52 所示界面。

1. 个案　提示从数据库的第一个个案开始，为其指定按某个年份、按某个年份和某个年份中的某个季度开始，以此类推。

2. 第一个个案　按左侧选择的时间，在其下方分别显示需要输入的时间起点。如果

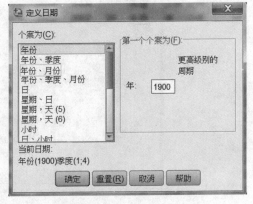

图 4-52　为数据集指定周期

只选按年份，只需要录入从哪一年开始。如果选择了年份和月份，需要分别录入从哪一年开始，和从哪一个季度开始；*请注意，如从 2001 年和第 2 个季度开始，表示第一个个案是年 =2001，季度 =2；第二个个案是年 =2001，季度 =3；第三个个案是年 =2001，季度 =4；第四个个案是年 =2002，季度 =1，如图 4-53。*

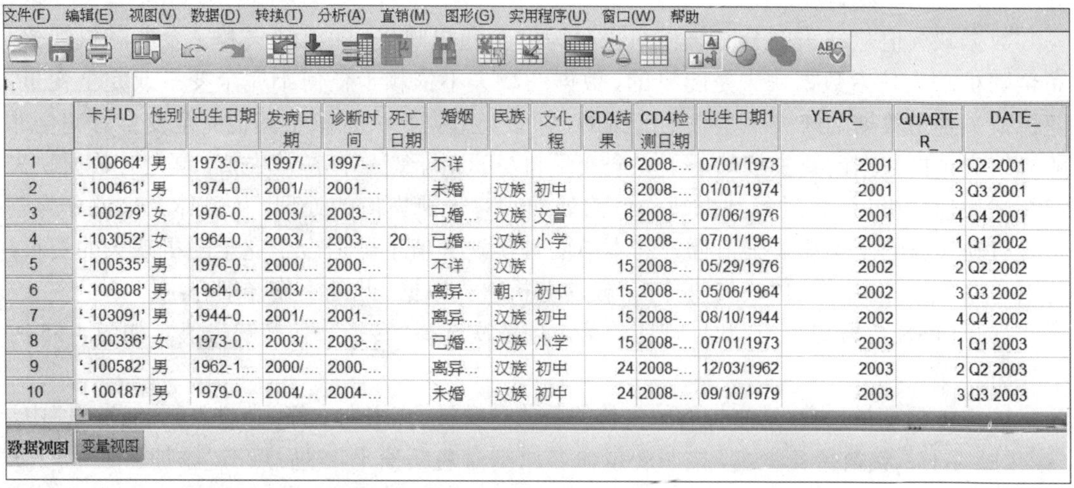

图 4-53　为数据集指定周期

3．产生个案自动顺序号　也可以利用"为数据集指定周期"功能生成个案自动顺序号。图 4-52 中，在年的输入值中，输入 1，表示个案从第 1 个顺序号开始。如图 4-54，变量名"YEAR_"为数值型，变量名"DATE_"为字符型。

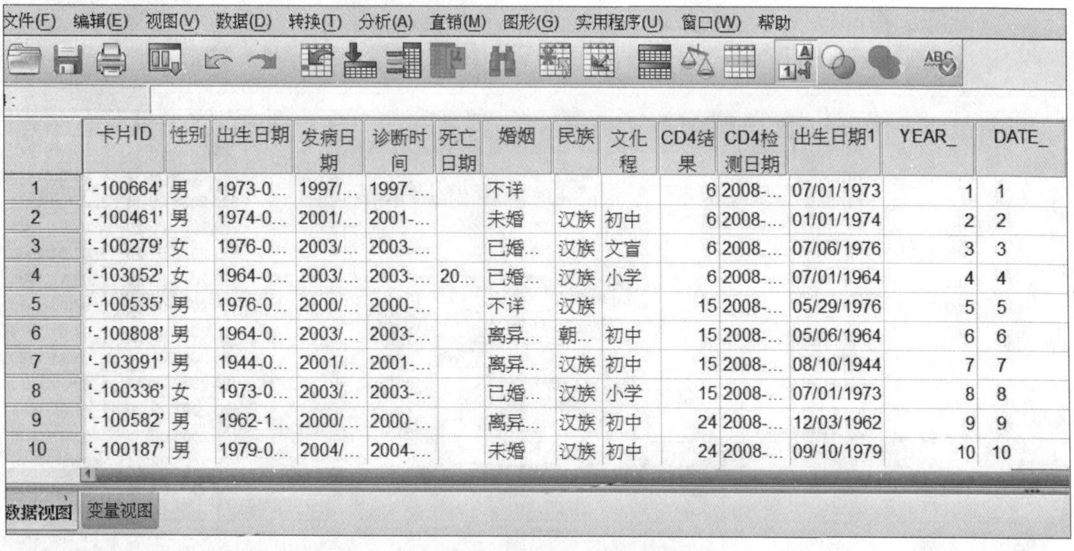

图 4-54　产生个案自动顺序号

第七节　替换缺失值

在数据整理和数据统计分析时，经常会遇到原始数据有缺失现象，有些缺失的数据对统计分析会产生一定的影响，这样在数据整理时就需要对缺失数据进行替换，本节将简要介绍一下常用的数据缺失值的替换。

数据缺失值从缺失的分布来讲可以分为完全随机缺失，随机缺失和完全非随机缺失。完全随机缺失是指数据缺失是随机的，数据的缺失不依赖于任何不完全变量或完全变量。随机缺失是指数据的缺失不是完全随机的，即该类数据缺失依赖于其他完全变量。完全非随机缺失是指数据的缺失依赖于不完全变量自身。对于变量存在缺失值，首先对数据缺失进行缺失值分析后，再进行数据缺失值的处理。对于缺失值的处理，从总体上来说分为删除含有缺失值的个案和缺失值插补。本节的替换缺失值主要适合于完全随机缺失的资料，若不是完全随机的，采用"缺失值分析"模块分析缺失数据，此处不作详细介绍。

打开 SPSS 数据文件，在数据视图的菜单项依次选择"转换—替换缺失值"，如图 4-55 所示界面。

1. 左侧是变量列表，选中拟有缺失值的数值型变量，点击向右箭头，进入到"新变量"中。

（1）名称：就是新变量名，按照变量命名原则命名新变量，然后点击"添加新名称"，默认是在原变量名后面加"_1"。

（2）方法：就是缺失值的替换方法，给出了 5 种缺失值替代方法：连续平均值、附近点的平均值、附近点的中间值、线性插值、点的线性缺失。

（3）"附（邻）近点的跨度"：系统默认的是 2，即缺失值上下两个观察值作为范围。若选择"全部"，即将所有的观察值作为临近点。

2. 点击"完成"按钮，如果选择了"将语法粘贴到语法窗口"，出现如图 4-56 所示语法程序。

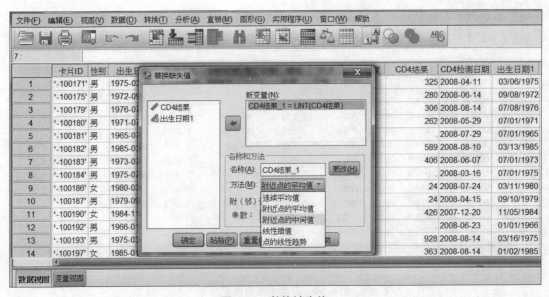

图 4-55　替换缺失值

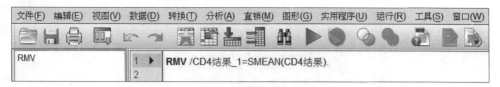

图 4-56　替换缺失值的语法程序

3．如果在图 4-55 中点击"确定"或者运行图 4-56 的语法程序，完成替换缺失值，如图 4-57。

	卡片ID	性别	出生日期	发病日期	诊断时间	死亡日期	婚姻	民族	文化程度	CD4结果	CD4检测日期	CD4结果...
1	'-100171'	男	1975-03-06	2004/03/30	2004-0...		未婚	汉族	初中	325	2008-04-11	325.0
2	'-100175'	男	1972-09-08	2004/03/29	2004-0...		未婚	汉族	初中	280	2008-06-14	280.0
3	'-100179'	男	1976-07-08	2004/03/12	2004-0...		离异...	汉族	小学	.	2008-08-14	371.5
4	'-100180'	男	1971-07-01	2004/03/12	2004-0...		不详	汉族	初中	.	2008-05-29	371.5
5	'-100181'	男	1965-07-01	2004/03/12	2004-0...		不详	汉族	初中	.	2008-07-29	371.5
6	'-100182'	男	1985-03-13	2004/03/12	2004-0...	20...	未婚	侗族	初中	589	2008-08-10	589.0
7	'-100183'	男	1973-07-01	2004/03/12	2004-0...		不详	汉族	初中	406	2008-06-07	406.0
8	'-100184'	男	1975-07-01	2004/03/12	2004-0...		不详	汉族	初中	.	2008-03-16	371.5
9	'-100186'	女	1980-03-11	2004/03/09	2004-0...		已婚...	维吾...	小学	24	2008-07-24	24.0
10	'-100187'	男	1979-09-10	2004/03/05	2004-0...		未婚	汉族	初中	24	2008-04-15	24.0

数据视图　变量视图

图 4-57　替换缺失值

第八节　随机数字生成

在医学科学研究中，常常需要把研究对象进行随机分组，实现不同处理因素实验顺序的随机化或在总体中随机抽取部分样本作为研究。以上问题均涉及统计学中随机化的问题，其目的主要是减少偏性、提高均衡性。

实现随机化的主要方法有两种，即随机数字表和计算机的随机数发生器。所谓的随机数发生器就是通过一定的算法，对事先选定的随机种子做复杂运算，用产生的结果来近似地模拟完全随机数，这种随机数被称作伪随机数。SPSS 中的随机数字生成器用于设定伪随机函数的随机种子，系统默认伪随机种子会随着时间不停改变，此时利用随机数字生成器事先人为指定一个种子，之后所有的伪随机函数都会从该种子开始计算。

打开 SPSS 数据文件，在数据视图的菜单项依次选择"转换—随机数字生成器"。

1．随机数字生成器如图 4-58 所示界面，在右侧"活动生成器初始化"中勾选"设置起点"，选中"固定值"，在值的输入框中，任意输入一个数字，这个值就是随机种子。设置的值要记住，因为设置后，随机数的产生依赖于随机数种子，随机数字种子不同，会产生一列不同的随机数。如果每次输入同样的种子，就会得到完全相同的一列随机数。

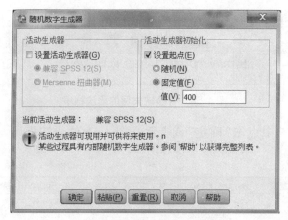

图 4-58 随机数字生成器

2. 设置完毕，点击"粘贴"按钮，如就将语法粘贴到语法窗口，点击"完成"按钮，就完成了随机数字活动生成器初始化。

3. 在打开的数据库界面，继续选择"转换—计算变量"，如图 4-59 所示界面。

（1）目标变量：产生一个新变量保存随机数字，如"compute"。

（2）函数组：就是数字表达式的具体函数，选中随机数字。

（3）函数和特殊变量：列出了产生符合某种分布的随机数字的函数，选中后进入"数字表达式"，下方的文本框中给出了这种函数表达式的具体含义。

（4）数字表达式：输入选中的函数中的数值，如符合某种正态分布的随机数字，如均数为 100，标准差为 10。

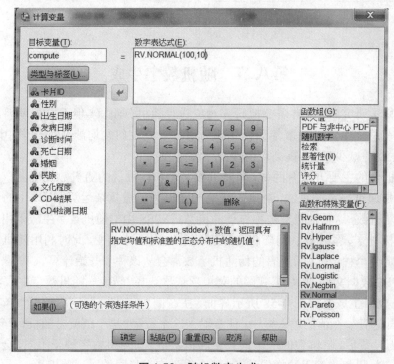

图 4-59 随机数字生成

4. 设置完毕, 点击"粘贴"按钮, 如就将语法粘贴到语法窗口, 如图 4-60 所示。

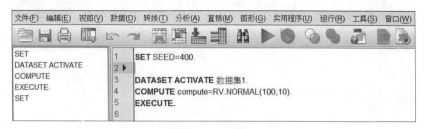

图 4-60　随机数字生成的语法程序

5. 如果在图 4-58 和图 4-59 中点击"确定"或者运行图 4-60 的语法程序, 完成随机数字的生成, 如图 4-61。

	卡片ID	性别	出生日期	发病日期	诊断时间	死亡日	婚姻	民族	文化程度	CD4结果	CD4检测日期	compute
1	'-100935'	男	1966-0...	2002-04-...	2002-0...			汉族		526	2008-03-18	122.49
2	'-103058'	男	1969-0...	2003-04-...				朝鲜...		275	2008-05-29	111.08
3	'-103079'	男	1965-0...	2002-05-...				汉族		233	2008-08-13	99.91
4	'-103087'	男	1949-0...	2001-10-...				汉族		507	2008-07-03	115.14
5	'-103089'	男	1987-0...	2001-09-...	2001-0...	200...		汉族		993	2008-07-13	109.67
6	'-103095'	男	1970-0...	2001-02-...	2001-0...			汉族		40	2008-05-12	99.51
7	'-103099'	男	1966-0...	2000-11-...	2000-1...	200...		满族		77	2008-05-12	117.68
8	'-103104'	男	1970-0...	2000-07-...	2000-0...			汉族		571	2008-05-12	100.83
9	'-100180'	男	1971-0...	2004-03-...	2004-0...		不详	汉族	初中	262	2008-05-29	81.64
10	'-100181'	男	1965-0...	2004-03-...	2004-0...		不详	汉族	初中	755	2008-07-29	87.56

图 4-61　随机数字生成

第九节　数据格式重排

前面也提到过, 在日常工作中, 经常接触到的数据是疾病的随访数据, 尤其是一些慢性疾病的随访记录, 体现的是重复测量数据, 由于数据后台记录的格式不同, 呈现的是两种不同的排列方式, 一种是长型格式, 另一种是宽型格式。在进行统计分析时, 由于采取不同统计分析方法, 时常需要对两种排列方式的数据进行相互转换。本节将具体介绍如何在 SPSS 中实现长型格式和宽型格式的重复测量数据的互换。

中国疾病预防控制信息系统中报告如艾滋病、结核病的随访记录数据格式就是长型格式。但是在进行重复测量数据模型分析时, 需要将该长型格式数据转换为宽型数据, 以下以某艾滋病随访记录数据的长型数据转换为宽型数据为例。

一、打开随访数据库, 如图 4-62 所示界面, 个案随访记录的数据是长型格式。如卡片 ID 为"-100092"的病例, 有 5 次 CD4 检测, 并按照 5 条记录保存在数据文件中。

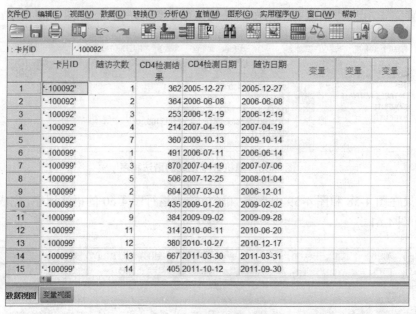

图 4-62　数据格式重排

1. 选择点击"数据—重组"菜单，打开如图 4-63 所示的界面。界面提供了 3 种数据重组功能，分别为长型格式数据转换为宽型格式数据、宽型格式数据转换为长型格式数据和行列转置。本例的数据是长型数据，现转换为宽型数据，图 4-62 中选择"将选定变量重组为个案"。

2. 点击"下一步"，如图 4-64 所示界面。

（1）标识变量：是指重复测量个体标识的变量，如本例中的"卡片 ID"。

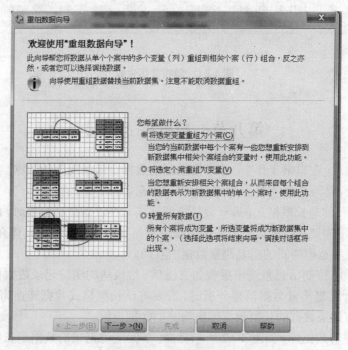

图 4-63　数据格式重排

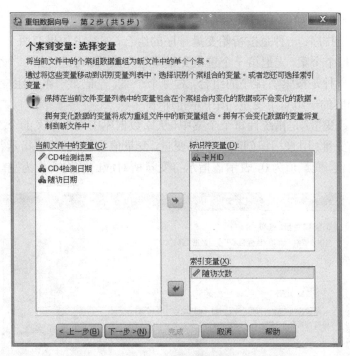

图 4-64　数据格式重排

（2）索引变量：是指反映测量次别的变量，如本例中的"随访次数"。

3. 点击"下一步"，如图 4-65 所示界面。默认选择按"标识符"和"索引"变量对数据进行排序。

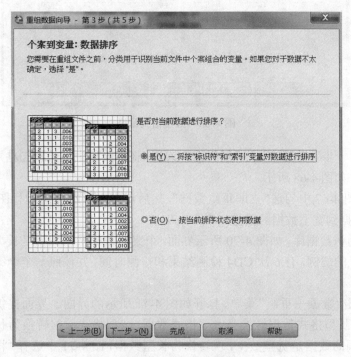

图 4-65　数据格式重排

4. 点击"下一步",如图 4-66 所示界面。

（1）新变量组排序：一种是按初始变量排序的组合,就是说如果有两个及以上的变量需要重新组合,对每个个案,先把第一个重组变量重组完成后,再进行第二个变量的重组。图中示范所示；另一种是按索引排序的组合,对每个个案,先把第一组重组变量重组完成后,再完成第二个个案的一组重组变量,图中示范所示。

（2）个案计数变量：是指统计每个个案中,从原数据库中用来个案的个案数。

（3）指示符变量：用来标识创新指示符变量,变量值为 1,表示该指示符变量所对应的重组变量为有真值,变量值为 0,表示该指示符变量所对应的重组变量为空。

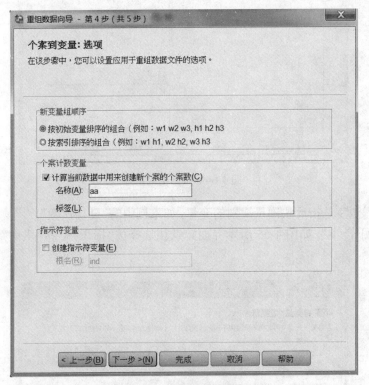

图 4-66　数据格式重排

5. 点击"下一步",如图 4-67 所示界面。勾选"将本向导生成的语句粘贴到语句窗口",生成的语法程序如图 4-68 所示。

6. 如果在图 4-67 中勾选"立即重组数据",然后点击"完成"或者运行图 4-68 的语法程序,完成长型数据到宽型数据的重排,如图 4-69。

二、打开随访数据库,如图 4-70 所示界面,个案随访记录的数据是长型格式。如卡片 ID 为"-100084"的病例,有 6 次 CD4 检测结果和检测时间,并按照一个个案记录保存在数据文件中。

1. 选择点击"数据—重组"菜单,打开如图 4-71 所示的界面。界面提供了 3 种数据重组功能,分别为长型格式数据转换为宽型格式数据、宽型格式数据转换为长型格式数据和行列转置。本例的数据是宽型数据,现转换为长型数据,图 4-71 中选择"将选定变量重组为个案"。

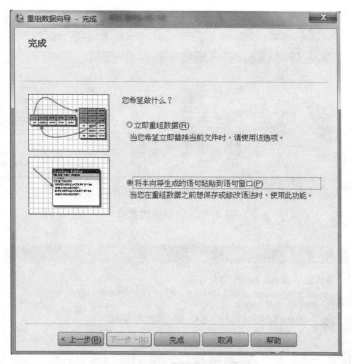

图 4-67　数据格式重排

图 4-68　数据格式重排的语法程序

	卡片ID	aa	CD4检测 结果.1	CD4检测 结果.2	CD4检测 结	CD4检测日 期.1	CD4检测日 期.2	CD4检测日 期.3
1	'-100084'	8	425	557	357	2013-05-10	2013-07-18	2014-03-13
2	'-100085'	8	688	6	450	2007-04-28	2011-12-13	2013-02-25
3	'-100087'	12	321	567	403	2005-12-27	2006-03-23	2006-08-29
4	'-100092'	5	362	364	253	2005-12-27	2006-06-08	2006-12-19
5	'-100099'	16	491	604	870	2006-07-11	2007-03-01	2007-04-19
6	'-100102'	16	446	416	283	2006-06-13	2008-10-23	2009-06-24
7	'-100122'	2	6	6	.	2010-07-08	2010-07-13	
8	'-100126'	2	525	576	.	2008-12-12	2009-09-22	
9	'-100133'	8	278	457	203	2012-02-21	2012-06-04	2015-01-13
10	'-100138'	12	302	302	239	2008-08-18	2008-08-18	2009-08-12

图 4-69　数据格式重排

6 : CD4检测结果.3		283							
	卡片ID	CD4检测结果.1	CD4检测结果.2	CD4检测结果.3	CD4检测结果.4	CD4检测结果.5	CD4检测结果.6	CD4检测日期.1	CD4检测日期.2
1	'-100084'	425	557	357	451	441	361	2013-05-10	2013-07-18
2	'-100085'	688	6	450	280	692	558	2007-04-28	2011-12-13
3	'-100087'	321	567	403	540	302	318	2005-12-27	2006-03-23
4	'-100092'	362	364	253	214	360		2005-12-27	2006-06-08
5	'-100099'	491	604	870	506	435	384	2006-07-11	2007-03-01
6	'-100102'	446	416	283	305	285	353	2006-06-13	2008-10-23
7	'-100126'	525	576					2008-12-12	2009-09-22
8	'-100133'	278	457	203	261	259	244	2012-02-21	2012-06-04
9	'-100138'	302	302	239	200	193	178	2008-08-18	2008-08-18
10	'-100145'	344	444	415	466	370	396	2006-06-15	2006-07-18

数据视图　变量视图

图 4-70　数据格式重排

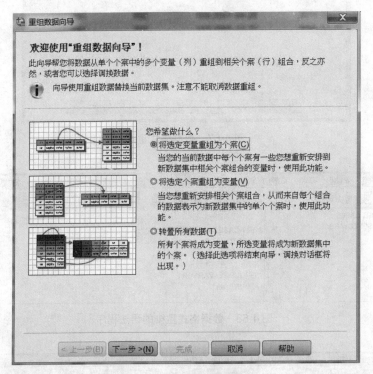

图 4-71　数据格式重排

2. 点击"下一步",如图 4-72 所示界面。

重组多少个变量组　本例有两个重复记录变量组,一个是 CD4 检测结果,一个是 CD4 检测日期,所以勾选"多个",在空白框中填入"2"。

3. 点击"下一步",如图 4-73 所示界面。

(1) 个案组标识:一个是使用"个案号"进行标识,一个是使用"选定变量"进行标识,本例采用选定变量进行标识。

(2) 要转置的变量:对于大于等于 2 组需要转置的变量,要分别对每组需要转置的变量分别选入下方的变量列表框中。

(3) 固定变量:是指原数据库中不需要转置的变量,会重复记录到转置后的每个个案中。

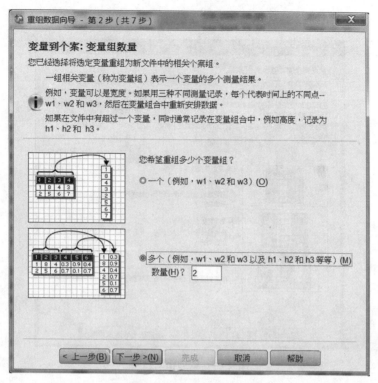

图 4-72 数据格式重排

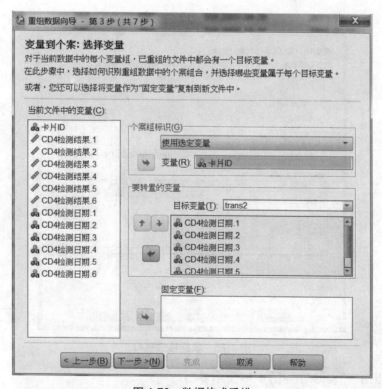

图 4-73 数据格式重排

4. 点击"下一步"，如图 4-74 所示界面。

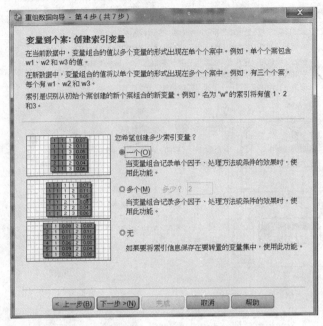

图 4-74　数据格式重排

5. 继续点击"下一步"，如图 4-75 所示界面。其索引值可以为有序数或者原变量名作为索引值。

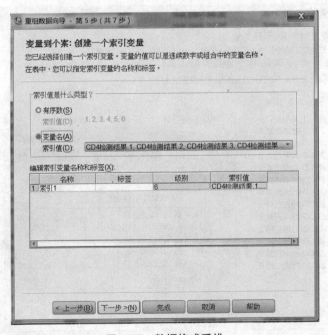

图 4-75　数据格式重排

6. 继续点击"下一步"，如图 4-76 所示界面。

（1）处理未选定的变量：可以保留在新数据库中，也可以在新数据库中删除。

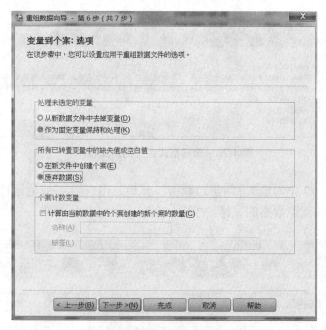

图 4-76　数据格式重排

（2）所有已转置的变量中的缺失值或空白值：因为每个个案在某个变量组的重复测量记录次数不一致，如本例 CD4 检测结果，有个个案有 6 次，有的个案只有 2 次，这样都按 6 次的检测结果的记录转置后就有缺失值，可以通过勾选"废弃数据"来删除缺失值。

（3）个案计数：用一个新的变量记录重复个案的次数。

7. 继续点击"下一步"，如图 4-77 所示界面。勾选"将本向导生成的语句粘贴到语句窗口"，生成的语法程序如图 4-78 所示。

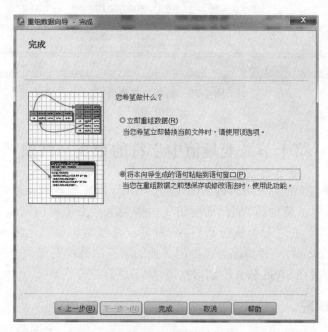

图 4-77　数据格式重排

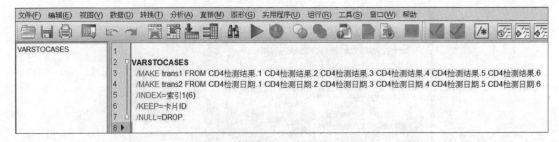

图 4-78　数据格式重排的语法程序

8. 如果在图 4-77 中勾选"立即重组数据",然后点击"确定"或者运行图 4-78 的语法程序,完成长型数据到宽型数据的重排,如图 4-79。

	卡片ID	索引1	trans1	trans2	变量	变量	变量
1	'-100084'	1	425	2013-05-10			
2	'-100084'	2	557	2013-07-18			
3	'-100084'	3	357	2014-03-13			
4	'-100084'	4	451	2014-09-23			
5	'-100084'	5	441	2015-05-22			
6	'-100084'	6	361	2015-12-03			
7	'-100085'	1	688	2007-04-28			
8	'-100085'	2	6	2011-12-13			
9	'-100085'	3	450	2013-02-25			
10	'-100085'	4	280	2014-06-05			
11	'-100085'	5	692	2015-09-17			
12	'-100085'	6	558	2016-06-08			
13	'-100087'	1	321	2005-12-27			
14	'-100087'	2	567	2006-03-23			
15	'-100087'	3	403	2006-08-29			

数据视图　变量视图

图 4-79　数据格式重排

第十节　变量值中字符的查找与替换

在日常工作中,经常接触到的数据是疾病的诊断、临床用药数据或者病例的随访数据等,比如哪些病例用了某种药、病例的随访是由哪类医疗卫生机构完成(社区卫生服务中心、乡镇卫生院)等。在进行数据分析时,一种情况是经常需要挑选出变量值中带有某个或某些字符串的记录;另一种情况是需要用其他的字符串替换变量值中的某个或某些字符串。对于这两种情况在 SPSS 软件中如何实现,本节将详细介绍。

一、第一种情况

挑选出变量值中带有某个或某些字符串的记录。以 SPSS 中计算变量的方法来实现。

如图 4-80 所示的数据文件，将变量“疾病名称”中带有“小儿”的记录查找出来。

1. 打开 SPSS 数据文件，数据视图窗口如图 4-80 所示，通过菜单项依次选择“转换—计算变量”，出现如图 4-81 所示界面，其中：

（1）目标变量：左侧的变量列表框中输入变量名“CC”(表示查找的意思)。

（2）类型与标签：输入新变量名后，下方的“类型与标签”就会变黑，处于活动状态，点击后就可以对新变量的类型和标签进行定义。默认新变量类型为数值型，变量标签可以定义也可以不定义。

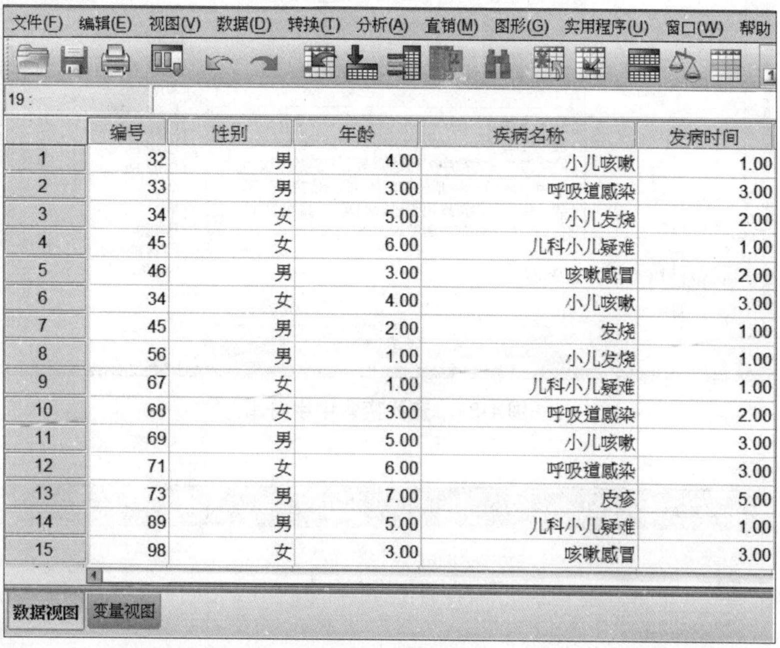

	编号	性别	年龄	疾病名称	发病时间
1	32	男	4.00	小儿咳嗽	1.00
2	33	男	3.00	呼吸道感染	3.00
3	34	女	5.00	小儿发烧	2.00
4	45	女	6.00	儿科小儿疑难	1.00
5	46	男	3.00	咳嗽感冒	2.00
6	34	女	4.00	小儿咳嗽	3.00
7	45	男	2.00	发烧	1.00
8	56	男	1.00	小儿发烧	1.00
9	67	女	1.00	儿科小儿疑难	1.00
10	68	女	3.00	呼吸道感染	2.00
11	69	男	5.00	小儿咳嗽	3.00
12	71	女	6.00	呼吸道感染	3.00
13	73	男	7.00	皮疹	5.00
14	89	男	5.00	儿科小儿疑难	1.00
15	98	女	3.00	咳嗽感冒	3.00

图 4-80　数据文件

（3）数字表达式：在图 4-81 中的左边是可参与计算的变量列表，光标点击选中并点击向右的箭头，就进入“数字表达式”中参与计算表达式过程。

（4）函数组、函数和特殊变量和函数解释文本：先在“函数组”中找到需要用到的 SPSS 函数组，然后点击选中，本例在“函数组”选择“检索”，然后在“函数和特殊变量”中显示该函数组包括几种具体函数形式，本例用到 Index（索引）函数，双击需要的具体函数“Char. Index（2）”，会将该函数选入“数字表达式中”，如图 4-81 所示。

（5）选中“CHAR.INDEX（?，?）”的第一个问号，然后从左侧的变量名列表中将变量“疾病名称”选入，变成“CHAR.INDEX（疾病名称，?）”，再选中第二个问号，输入需要查找的字符串“小儿”，表达式为“CHAR.INDEX（疾病名称，'小儿'）”，如图 4-82 所示。

● ***请注意，录入字符串“小儿”一定要加英文状态下的引号！***

2. 如图 4-82 所示界面中，点击“粘贴”按钮，将以上的操作步骤后台转换为语法程序，并在语法窗口中显示，可以在语法窗口中根据需要对语法程序进行修改，如图 4-83 所示。

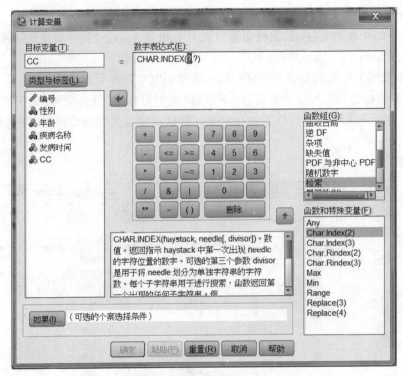

图 4-81 查找变量中字符串

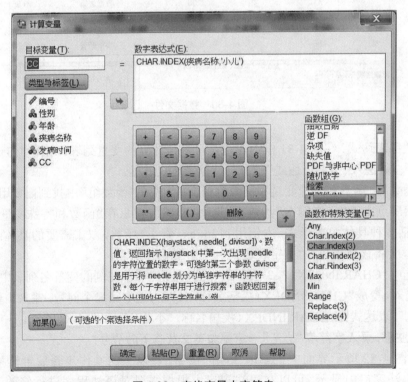

图 4-82 查找变量中字符串

3. 点击图 4-82 中的"确定"按钮或者运行图 4-83 的语法程序, 查找字符串完成, 结果如图 4-84。

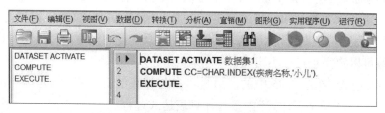

图 4-83 查找变量中字符串的语法程序

4. 图 4-84 中的变量"CC"的值不等于 0 的值, 表示该条记录的变量"疾病名称"中含有"小儿"这个字符串。值的大小表示该字符串所在变量值中的位置。

	编号	性别	年龄	疾病名称	发病时间	CC
1	32	男	4.00	小儿咳嗽	1.00	1.00
2	33	男	3.00	呼吸道感染	3.00	.00
3	34	女	5.00	小儿发烧	2.00	1.00
4	45	女	6.00	儿科小儿疑难	1.00	3.00
5	46	男	3.00	咳嗽感冒	2.00	.00
6	34	女	4.00	小儿咳嗽	3.00	1.00
7	45	男	2.00	发烧	1.00	.00
8	56	男	1.00	小儿发烧	1.00	1.00
9	67	女	1.00	儿科小儿疑难	1.00	3.00
10	68	女	3.00	呼吸道感染	2.00	.00
11	69	男	5.00	小儿咳嗽	3.00	1.00
12	71	女	6.00	呼吸道感染	3.00	.00
13	73	男	7.00	皮疹	5.00	.00
14	89	男	5.00	儿科小儿疑难	1.00	3.00
15	98	女	3.00	咳嗽感冒	3.00	.00

图 4-84 查找变量中的字符串

5. 如果想把变量"疾病名称"中不含有"小儿"的记录删除, 通过菜单项"数据—选择个案"即可实现, 此处不再赘述, 详见第二章第三节。

二、第二种情况

需要替换变量值中的某个或某些字符串。以 SPSS 中计算变量的方法来进行讲解。如图 4-80 所示的数据文件, 将变量"疾病名称"中带有"小儿"的字符串全部替换为"儿童"。

1. 打开 SPSS 数据文件, 数据视图窗口如图 4-80 所示, 通过菜单项依次选择"转换—计算变量", 出现如图 4-85 所示界面, 其中:

（1）目标变量：左侧的变量列表框中输入变量名"疾病名称 1"（**建立新的变量名，如果用原变量名，替换后，原变量值就改为了替换后的变量值**）。

（2）类型与标签：输入新变量名后，下方的"类型与标签"就会变黑，处于活动状态，点击后就可以对新变量的类型和标签进行定义。原变量"疾病名称"为字符型，此处新的变量"疾病名称 1"也为字符型变量，宽度为 20（这个根据原变量的宽度和替换字符串宽度一并考虑），变量标签可以定义也可以不定义。

（3）数字表达式：在图 4-85 中的左边是可参与计算的变量列表，光标点击选中并点击向右的箭头，就进入"数字表达式"中参与计算表达式过程。

（4）函数组、函数和特殊变量和函数解释文本：先在"函数组"中找到需要用到的 SPSS 函数组，然后点击选中，本例在"函数组"选择"检索"，然后在"函数和特殊变量"中显示该函数组包括几种具体函数形式，双击其中需要的具体函数"Replace（3）"，会将该函数选入"数字表达式中"，如图 4-85 所示。

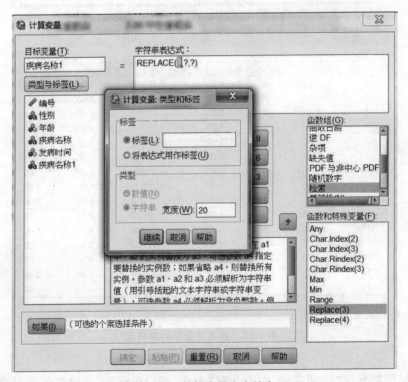

图 4-85　替换变量中字符串

（5）选中"REPLACE（?，?，?）"的第一个问号，然后从左侧的变量名列表中将变量"疾病名称"选入，变成"REPLACE（疾病名称，?，?）"，选中第二个问号，输入需要查找的字符"小儿"，为"CHAR.INDEX（疾病名称，'小儿'，?）"。选中第三个问号，输入需要查找的字符"儿童"，为"CHAR.INDEX（疾病名称，'小儿'，'儿童'）"，如图 4-86 所示。

● **请注意，录入字符串"小儿"和"儿童"一定要加英文状态下的引号！**

2. 如图 4-86 所示界面中，点击"粘贴"按钮，将以上的操作步骤后台转换为语法程序，并在语法窗口中显示，可以在语法窗口中根据需要对语法程序进行修改，如图 4-87 所示。

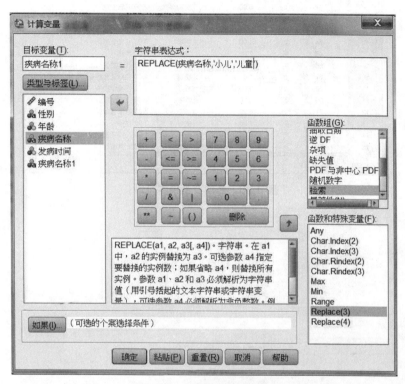

图 4-86 替换变量中字符串

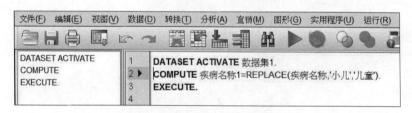

图 4-87 替换变量中字符串的语法程序

3. 点击图 4-86 中的"确定"按钮或者运行图 4-87 的语法程序，计算变量完成，结果如图 4-88 所示，字符串"小儿"全部替换为字符串"儿童"。

● **请注意，在"函数和特殊变量"中选中函数"Replace（3）"表示某个字符串在一个变量值中无论出现几次全部替换；如果不想全部替换，只是替换第一次出现的字符串，这时就需要在"函数和特殊变量"中选中函数"Replace（4）"，以本例为例，应为"REPLECE（疾病名称，'小儿'，'儿童'，1）"，其中的1表示对第一次出现的字符串"小儿"进行替换！依此类推，如果改为2，表示对第一次和第二次出现的字符串"小儿"均进行替换！**

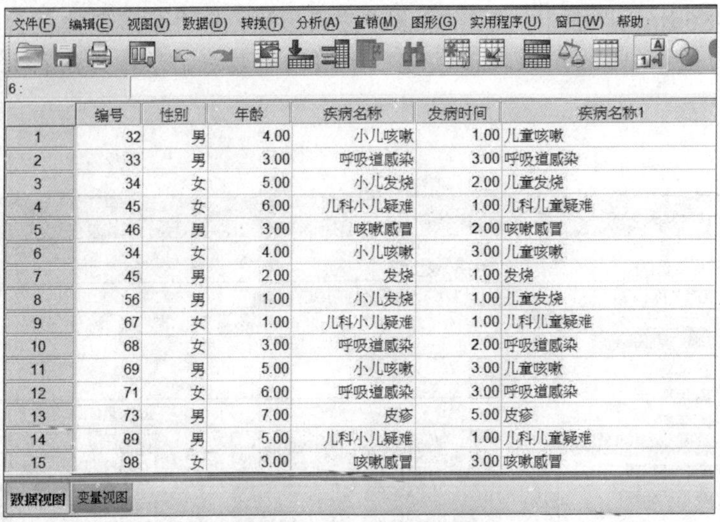

	编号	性别	年龄	疾病名称	发病时间	疾病名称1
1	32	男	4.00	小儿咳嗽	1.00	儿童咳嗽
2	33	男	3.00	呼吸道感染	3.00	呼吸道感染
3	34	女	5.00	小儿发烧	2.00	儿童发烧
4	45	女	6.00	儿科小儿疑难	1.00	儿科儿童疑难
5	46	男	3.00	咳嗽感冒	2.00	咳嗽感冒
6	34	女	4.00	小儿咳嗽	3.00	儿童咳嗽
7	45	男	2.00	发烧	1.00	发烧
8	56	男	1.00	小儿发烧	1.00	儿童发烧
9	67	女	1.00	儿科小儿疑难	1.00	儿科儿童疑难
10	68	女	3.00	呼吸道感染	2.00	呼吸道感染
11	69	男	5.00	小儿咳嗽	3.00	儿童咳嗽
12	71	女	6.00	呼吸道感染	3.00	呼吸道感染
13	73	男	7.00	皮疹	5.00	皮疹
14	89	男	5.00	儿科小儿疑难	1.00	儿科儿童疑难
15	98	女	3.00	咳嗽感冒	3.00	咳嗽感冒

图 4-88　替换变量中字符串

第五章　SPSS 抽样方法

在开展现场调查工作中，有时并不能对所有的调查对象进行一一调查，因此需要从全部调查对象中选取部分对象开展调查工作，这时就需要考虑如何从全部调查对象中选取部分调查对象，一种是简单随机抽样，另一种是复杂抽样。

第一节　简单随机抽样

简单随机抽样也称为单纯随机抽样，是指从总体 N 个单位中任意抽取 n 个单位作为样本，使每个可能的样本被抽中的概率相等的一种抽样方式。本节将介绍在 SPSS 中如何实现简单随机抽样。

打开 SPSS 数据文件，在数据视图的菜单项依次选择"数据—选择个案"，如图 5-1 所示界面。

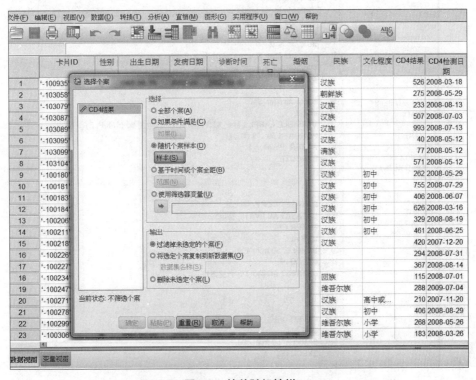

图 5-1　简单随机抽样

1．勾选"随机个案样本"，点击打开"样本"，如图 5-2 所示。

（1）在打开的"样本尺寸"中，提供了两种选取随机样本的方式，一种是近似抽取给定比例的样本数；一种是精确抽样，如本例，勾选"精确"，从数据库中的前 400 个个案中，随机抽取 50 个个案组成样本。

（2）点击"继续"按钮。

2．输出　对抽取的样本，SPSS 提供了 3 种输出方式，一种是"过滤掉未选中的个案"，就是在原数据库中对没有选中的个案打上删除标记；一种是"将选中的个案复制到新数据集"，就是将选中的个案作为单独的数据库输出，同时命名新数据集的名称；一种是"删除未选定个案"，就是将没有选中的个案直接删除。如图 5-3 所示为第一种情况。

3．以上操作完成，在图 5-1 中点击"粘贴"按钮，将以上的操作步骤后台转换为语法程序，并在语法窗口中显示，可以在语法窗口中根据需要对语法程序进行修改，如图 5-3 所示。

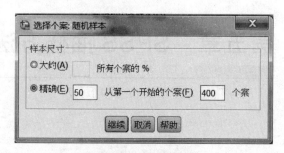

图 5-2　简单随机抽样

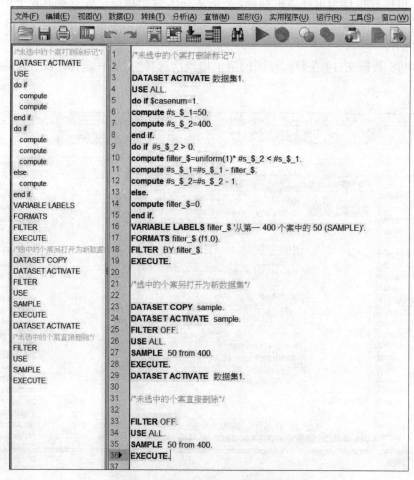

图 5-3　简单随机抽样的语法程序

4．点击"确定"或者运行图5-3的语法程序，数据的分类汇总完成，结果如图5-4，为第一种情况，将未选中的个案打删除标记。

	卡片ID	性别	出生日期	发病日期	诊断时间	死亡日	婚姻	民族	文化程	CD4结果	CD4检测日期	filter_$
1	'-100935'	男	1966-06-...	2002-04-...	2002-04-02			汉族		526	2008-03-18	0
2	'-103058'	男	1969-07-...	2003-04-...				朝鲜族		275	2008-05-29	0
3	'-103079'	男	1965-07-...	2002-05-...				汉族		233	2008-08-13	0
4	'-103087'	男	1949-07-...	2001-10-...				汉族		507	2008-07-03	0
5	'-103089'	男	1987-07-...	2001-09-...	2001-09-11	200...		汉族		993	2008-07-13	0
6	'-103095'	男	1970-07-...	2001-02-...	2001-02-09			汉族		40	2008-05-12	0
7	'-103099'	男	1966-07-...	2000-11-...	2000-11-08	200...		满族		77	2008-05-12	0
8	'-103104'	男	1970-07-...	2000-07-...	2000-07-12			汉族		571	2008-05-12	0
9	'-100180'	男	1971-07-...	2004-03-...	2004-03-12		不详	汉族	初中	262	2008-05-29	1
10	'-100181'	男	1965-07-...	2004-03-...	2004-03-12		不详	汉族	初中	755	2008-07-29	1
11	'-100183'	男	1973-07-...	2004-03-...	2004-03-12		不详	汉族	初中	406	2008-06-07	1
12	'-100184'	男	1975-07-...	2004-03-...	2004-03-12		不详	汉族	初中	626	2008-03-16	1
13	'-100206'	男	1971-12-...	2004-01-...	2004-01-07	200...	不详	汉族	初中	329	2008-08-19	0
14	'-100211'	男	1967-07-...	2003-12-...	2003-12-25		不详	汉族	初中	461	2008-06-25	0
15	'-100218'	男	1968-07-...	2003-12-...	2003-12-09		不详	汉族		420	2007-12-20	0

图5-4 简单随机抽样

第二节 复杂抽样

复杂样本在很多方面与简单随机样本不同。在简单随机样本中，各抽样单元是直接从整个总体中采用不放回方式以等概率随机选择的，可以认为各样本单元的抽样权重是相等的，在不考虑非抽样误差的情况下，可以认为样本单元完全代表了总体。而复杂抽样往往是不等概率选择的，复杂抽样往往包括多阶段分层整群随机抽样等。其在每一层内的随机抽取相同数目的次级抽样单元，由于各层的抽样单元规模不同，会导致次级抽样单元的个体以不等概率进入，从而样本个体之间所代表的总体中个体数目不同，所以在复杂抽样数据中，由于抽样层和抽样群的差异，各抽样个体具有不同的抽样权重，如果在推断总体时忽视抽样权重，结果会产生较大偏倚。样本单元的权数取决于抽样设计。样本单元的抽样权重的值为特定抽样方法下样本个体抽样概率的倒数。

一、复杂样本具有以下部分或全部特征

1．分层 分层抽样在总体的层次中独立选择样本。例如，层次可以是社会经济水平、地区类别和工作类别等。通过分层，可以确保子组的样本大小足够大，提高整个估计值的精确度，并可在不同层次中使用不同的抽样方法。

2．整群 整群抽样需要选择抽样单元组（即整群）。例如，整群可以是学校、医院或地理区域，抽样单元可以是学生、病人或居民等。整群在多阶段设计和区域样本中比较

常见。

3. 多阶段　在多阶段抽样中，应基于整群选择第一阶段样本，然后，通过从所选群中抽取子样本创建第二阶段样本。如果第二阶段样本是基于子群的，则可以向样本添加第三阶段。例如，在调查的第一阶段，可以抽取城市样本；然后从所选城市中，抽取家庭样本；最后再从所抽取的家庭中，可以对个人进行民意调查。

4. 非随机抽样　如果随机选择难以实现，则可以按系统抽样（以固定的间隔）或顺序抽样方式抽取抽样单位。

5. 不等概率（PPS）　如果抽取的整群包含的单元数不相等，可以使用与大小成正比（PPS）的概率进行抽样，以使整群的选择概率与其所含单元的比例相等。

6. 无限制抽样　无限制抽样以放回方式选择样本单元。因此，单个样本单元可能多次入选样本中。

二、准备复杂样本以进行分析

（一）分析准备

分析准备向导将引导完成创建或修改分析计划的各个步骤，以用于各种"复杂样本"分析过程。使用该向导之前，应先根据一项复杂设计完成样本抽取。如果不能访问用于抽取样本的抽样计划文件（该抽样计划包含一个缺省分析计划），则创建一个新的计划非常有用。如果确实可以访问用于抽取样本的抽样计划文件，则可以使用抽样计划文件包含的缺省分析计划，也可以覆盖缺省分析指定项并将更改保存到新文件中。

（二）估计方法

1. 放回式抽样　在复杂抽样设计下估计方差时，放回式抽样（WR）估计不包括对有限总体抽样的修正（FPC）。在简单随机抽样下估计方差时，可以选择包括或排除 FPC。如果分析权重已进行标度，建议选择不包括用于简单随机抽样方差估计的 FPC，以免分析权重增加总体大小。

2. 等概率不放回式抽样　等概率不放回式抽样估计包括有限总体修正，并假设样本单元是等概率抽取的。等概率不放回式抽样可在设计的任何阶段指定。

3. 不等概率不放回式抽样　除了使用有限总体修正之外，不等概率不放回式抽样还考虑以不等概率选择的抽样单位（通常为整群）。此估计方法仅在第一阶段可用。

三、以分层整群随机抽样在 SPSS 软件复杂抽样中的具体实现为例

（一）将需要进行抽样的抽样框在 SPSS 软件中打开，在数据视图中，通过菜单项依次选择"分析—复杂抽样—选择样本"，如图 5-5 所示界面。

1. 选择"设计样本"，浏览到要保存文件的位置，并输入 sample6.csplan（文件名可以根据自己的喜好命名）作为计划文件的名称。

2. 点击"下一步"按钮，如图 5-6 所示。

3. 选择"省级单位"作为分层变量。

4. 选择"市级单位"作为分群变量。

5. 点击"下一步"，如图 5-7 所示，采样方法的"类型"选择默认的"简单随机抽样"。

6. 然后在"抽样方法"步骤中点击"下一步"。

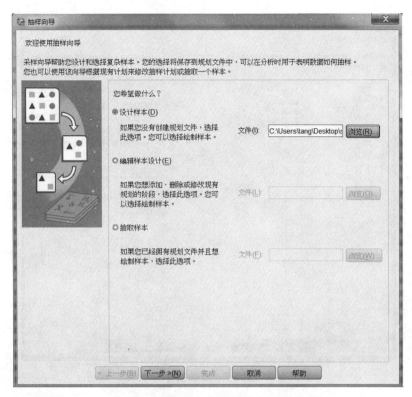

图 5-5　复杂抽样

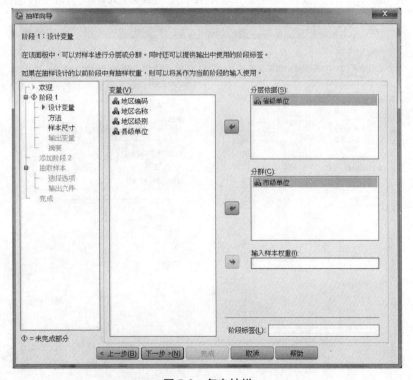

图 5-6　复杂抽样

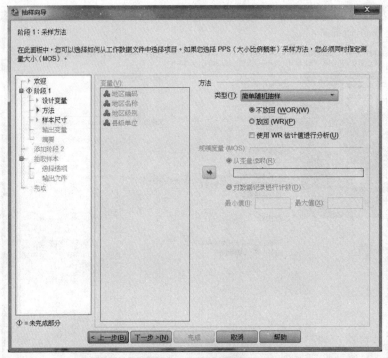

图 5-7 复杂抽样

7. 点击"下一步",如图 5-8 所示,在单元下拉列表中选择"计数"。

8. 在"值"键入"3"作为要在此阶段中选择的单元的数目,此例表示每个省选择 3 个地市。

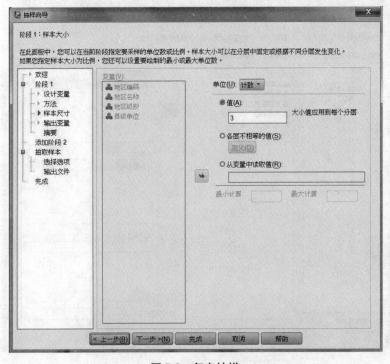

图 5-8 复杂抽样

9. 点击"下一步"，然后在图 5-9 中继续点击"下一步"。

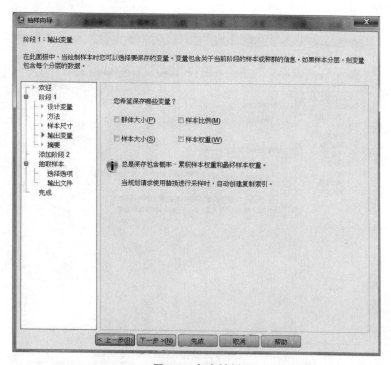

图 5-9 复杂抽样

10. 如图 5-10 所示界面，勾选"不，现在不添加另一阶段"，继续点击"下一步"。

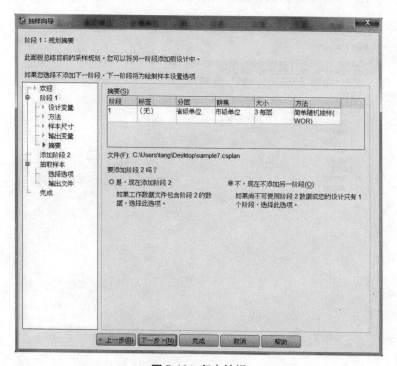

图 5-10 复杂抽样

11. 如图 5-11 所示界面，对于要使用的随机种子类型，选择"定制值"，并键入"3456789"作为该值，继续点击"下一步"。

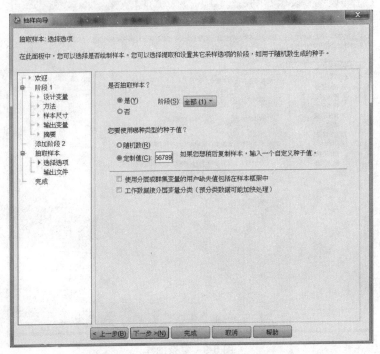

图 5-11　复杂抽样

12. 如图 5-12 中，样本数据保存位置，默认为"活动的数据集"，继续点击"下一步"。

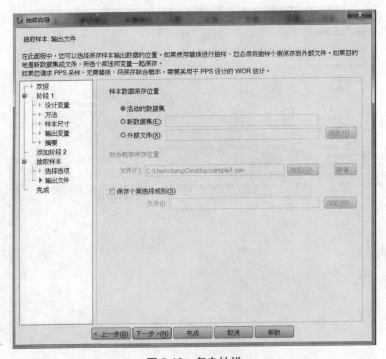

图 5-12　复杂抽样

13．如图 5-13 中，可以将以上操作生成的语法程序粘贴到语法程序窗口中。或者直接将设计保存到计划文件并抽取样本。

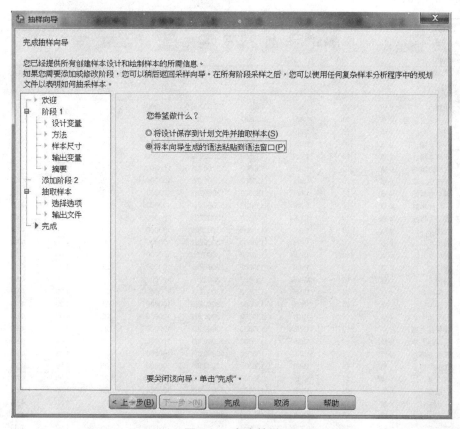

图 5-13 复杂抽样

14．如果将本向导生成的语法粘贴到语法窗口，如图 5-14 所示。

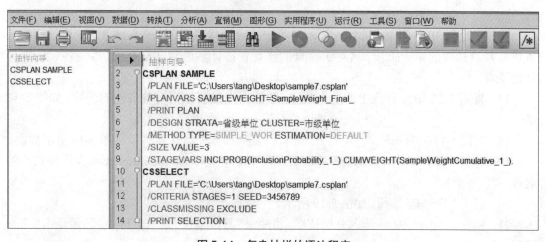

图 5-14 复杂抽样的语法程序

15. 运行图 5-14 中的语法程序或者在图 5-13 中选择"将设计保存到计划文件并抽取样本"并点击"确定"按钮,结果如图 5-15 所示,完成对每个省 3 个地市的随机抽样,并获得地市一级的抽样权重。

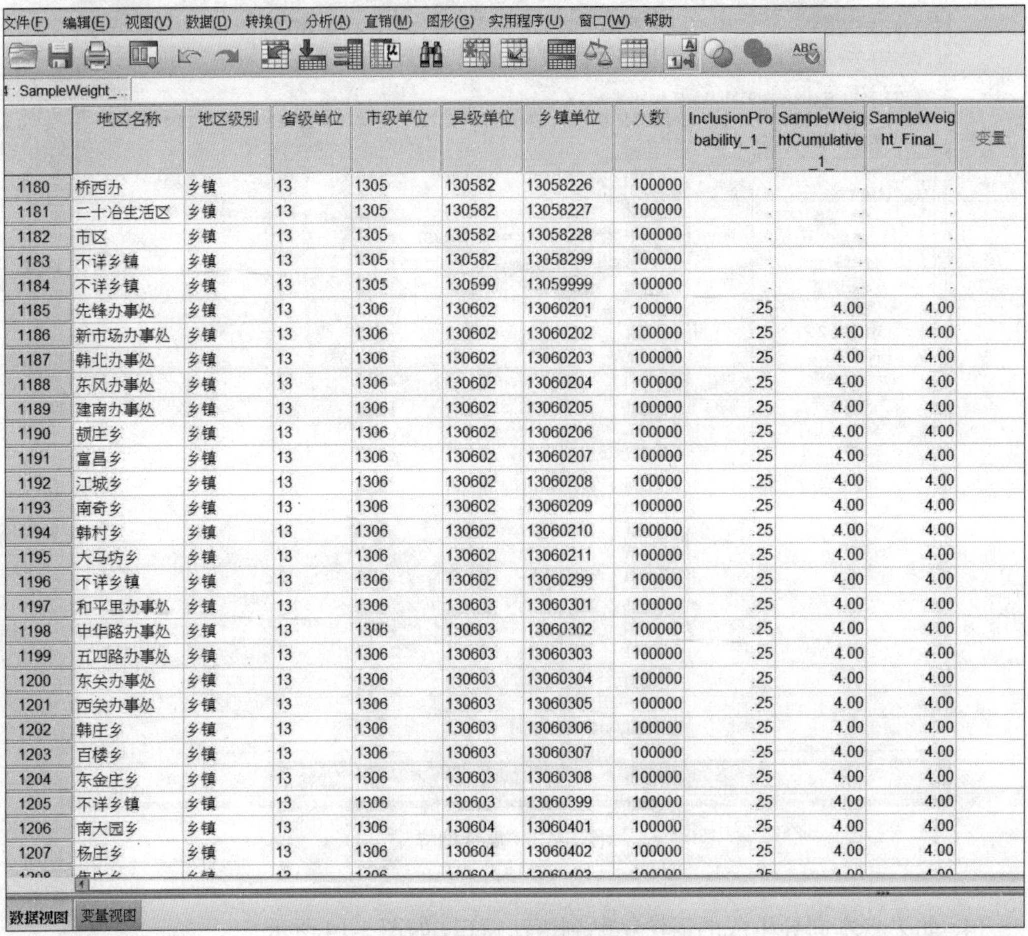

文件(F) 编辑(E) 视图(V) 数据(D) 转换(T) 分析(A) 直销(M) 图形(G) 实用程序(U) 窗口(W) 帮助

	地区名称	地区级别	省级单位	市级单位	县级单位	乡镇单位	人数	InclusionProbability_1_	SampleWeightCumulative_1_	SampleWeight_Final_	变量
1180	桥西办	乡镇	13	1305	130582	13058226	100000				
1181	二十冶生活区	乡镇	13	1305	130582	13058227	100000				
1182	市区	乡镇	13	1305	130582	13058228	100000				
1183	不详乡镇	乡镇	13	1305	130582	13058299	100000				
1184	不详乡镇	乡镇	13	1305	130599	13059999	100000				
1185	先锋办事处	乡镇	13	1306	130602	13060201	100000	.25	4.00	4.00	
1186	新市场办事处	乡镇	13	1306	130602	13060202	100000	.25	4.00	4.00	
1187	韩北办事处	乡镇	13	1306	130602	13060203	100000	.25	4.00	4.00	
1188	东风办事处	乡镇	13	1306	130602	13060204	100000	.25	4.00	4.00	
1189	建南办事处	乡镇	13	1306	130602	13060205	100000	.25	4.00	4.00	
1190	颉庄乡	乡镇	13	1306	130602	13060206	100000	.25	4.00	4.00	
1191	富昌乡	乡镇	13	1306	130602	13060207	100000	.25	4.00	4.00	
1192	江城乡	乡镇	13	1306	130602	13060208	100000	.25	4.00	4.00	
1193	南奇乡	乡镇	13	1306	130602	13060209	100000	.25	4.00	4.00	
1194	韩村乡	乡镇	13	1306	130602	13060210	100000	.25	4.00	4.00	
1195	大马坊乡	乡镇	13	1306	130602	13060211	100000	.25	4.00	4.00	
1196	不详乡镇	乡镇	13	1306	130602	13060299	100000	.25	4.00	4.00	
1197	和平里办事处	乡镇	13	1306	130603	13060301	100000	.25	4.00	4.00	
1198	中华路办事处	乡镇	13	1306	130603	13060302	100000	.25	4.00	4.00	
1199	五四路办事处	乡镇	13	1306	130603	13060303	100000	.25	4.00	4.00	
1200	东关办事处	乡镇	13	1306	130603	13060304	100000	.25	4.00	4.00	
1201	西关办事处	乡镇	13	1306	130603	13060305	100000	.25	4.00	4.00	
1202	韩庄乡	乡镇	13	1306	130603	13060306	100000	.25	4.00	4.00	
1203	百楼乡	乡镇	13	1306	130603	13060307	100000	.25	4.00	4.00	
1204	东金庄乡	乡镇	13	1306	130603	13060308	100000	.25	4.00	4.00	
1205	不详乡镇	乡镇	13	1306	130603	13060399	100000	.25	4.00	4.00	
1206	南大园乡	乡镇	13	1306	130604	13060401	100000	.25	4.00	4.00	
1207	杨庄乡	乡镇	13	1306	130604	13060402	100000	.25	4.00	4.00	
1208	韦庄乡	乡镇	13	1306	130604	13060403	100000	.25	4.00	4.00	

数据视图 变量视图

图 5-15 复杂抽样

16. 同时在 SPSS 的输出窗口,显示了第一阶段抽样摘要,如图 5-16 所示,通过此摘要表可以复查抽样的第一阶段,这对于检查抽样是否按计划进行非常有用,本例各省均符合计划要求。

17. 将图 5-15 中没有选中的地市删除,即数据库最后 3 列有缺失值的删除,如图 5-17 所示。

18. 在图 5-17 的数据视图中,打开"分析—复杂抽样—选择样本",如图 5-18 所示界面。

19. 选择设计样本,浏览到要保存文件的位置,并输入 sample6.csplan 作为计划文件的名称。

20. 点击"下一步"按钮,如图 5-19 所示。

21. 将变量"市级单位"选入分层依据,将变量"县级单位"选入分群中,然后点击"下一步"按钮。

阶段 1 摘要

		已采样单位数量		已采样单位百分比	
		必需	实际	必需	实际
省级单位 =	13	3	3	25.0%	25.0%
	14	3	3	25.0%	25.0%
	15	3	3	23.1%	23.1%
	21	3	3	20.0%	20.0%
	22	3	3	30.0%	30.0%
	23	3	3	21.4%	21.4%
	32	3	3	21.4%	21.4%
	33	3	3	25.0%	25.0%
	34	3	3	17.6%	17.6%
	35	3	3	27.3%	27.3%
	36	3	3	25.0%	25.0%
	37	3	3	16.7%	16.7%
	41	3	3	15.8%	15.8%
	42	3	3	20.0%	20.0%
	43	3	3	20.0%	20.0%
	44	3	3	13.6%	13.6%
	45	3	3	20.0%	20.0%
	46	3	3	75.0%	75.0%
	51	3	3	13.6%	13.6%
	52	3	3	30.0%	30.0%
	53	3	3	17.6%	17.6%
	54	3	3	75.0%	75.0%

规划文件: C:\Users\tang\Desktop\sample7.csplan

图 5-16　复杂抽样的第一阶段抽样摘要

文件(F)　编辑(E)　视图(V)　数据(D)　转换(T)　分析(A)　直销(M)　图形(G)　实用程序(U)　窗口(W)　帮助

	地区名称	地区级别	省级单位	市级单位	县级单位	乡镇单位	人数	InclusionProbability1	SampleWeightCumulative1	SampleWeight_Final1
55	何桥乡	乡镇	13	1306	130622	13062219	100000	.25	4.00	4
56	冉庄镇	乡镇	13	1306	130622	13062221	100000	.25	4.00	4
57	李庄乡	乡镇	13	1306	130622	13062222	100000	.25	4.00	4
58	魏村镇	乡镇	13	1306	130622	13062226	100000	.25	4.00	4
59	阳城乡	乡镇	13	1306	130622	13062228	100000	.25	4.00	4
60	温仁镇	乡镇	13	1306	130622	13062230	100000	.25	4.00	4
61	北王力乡	乡镇	13	1306	130622	13062232	100000	.25	4.00	4
62	张登乡	乡镇	13	1306	130622	13062235	100000	.25	4.00	4
63	不详乡镇	乡镇	13	1306	130622	13062299	100000	.25	4.00	4
64	涞水镇	乡镇	13	1306	130623	13062302	100000	.25	4.00	4
65	赵各庄镇	乡镇	13	1306	130623	13062303	100000	.25	4.00	4
66	九龙镇	乡镇	13	1306	130623	13062304	100000	.25	4.00	4
67	石亭镇	乡镇	13	1306	130623	13062305	100000	.25	4.00	4
68	三坡镇	乡镇	13	1306	130623	13062306	100000	.25	4.00	4
69	义安镇	乡镇	13	1306	130623	13062307	100000	.25	4.00	4
70	其中口乡	乡镇	13	1306	130623	13062308	100000	.25	4.00	4

数据视图　变量视图

图 5-17　复杂抽样

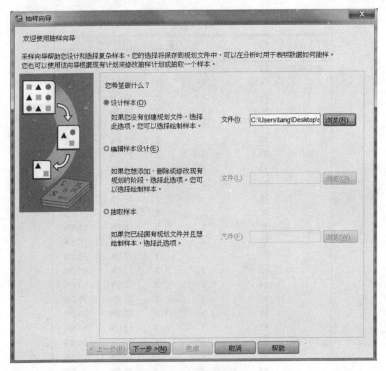

图 5-18　复杂抽样

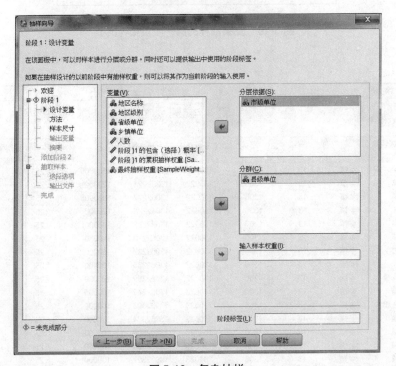

图 5-19　复杂抽样

22. 如图 5-20 所示,在抽样方法的类型继续选择"简单随机抽样"和"不放回",然后点击"下一步"按钮。

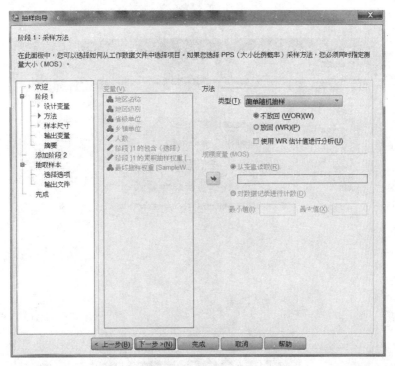

图 5-20　复杂抽样

23．如图 5-21 所示，样本大小，每个市随机抽取 2 个县区，单位选择"计数"，值选择"2"，然后点击"下一步"按钮。

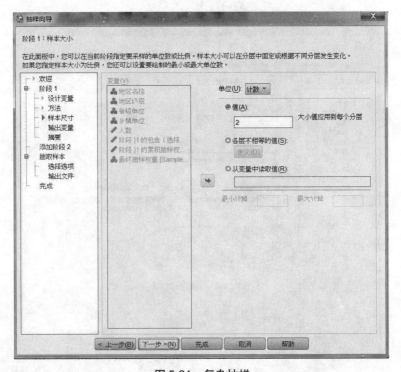

图 5-21　复杂抽样

24. 如图 5-22 所示，输出变量默认值，继续点击"下一步"按钮。

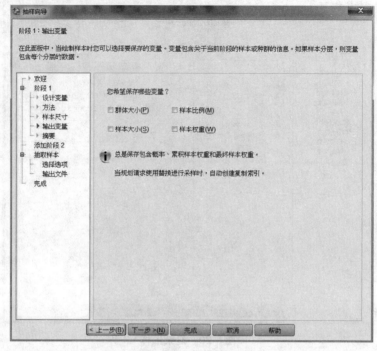

图 5-22　复杂抽样

25. 如图 5-23 所示，规划摘要中，勾选"不，现在不添加另一阶段"，然后继续点击"下一步"按钮。

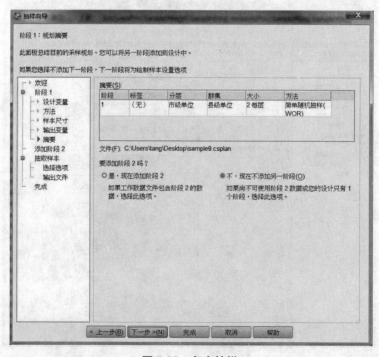

图 5-23　复杂抽样

26. 如图 5-24 所示，对于要使用的随机种子类型，选择"定制值"，并键入"3456789"作为该值，继续点击"下一步"。

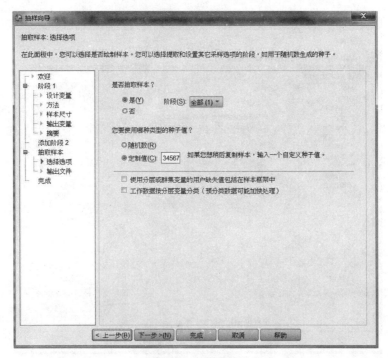

图 5-24　复杂抽样

27. 如图 5-25 中，样本数据保存位置，默认为活动的数据集，继续点击"下一步"。

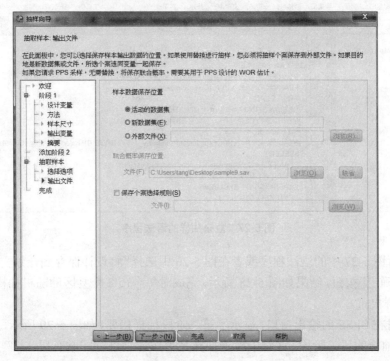

图 5-25　复杂抽样

28．图 5-26 中，可以将以上操作生成的语法程序保存到语法程序窗口中，如图 5-27；或者直接将设计保存到计划文件并抽取样本。

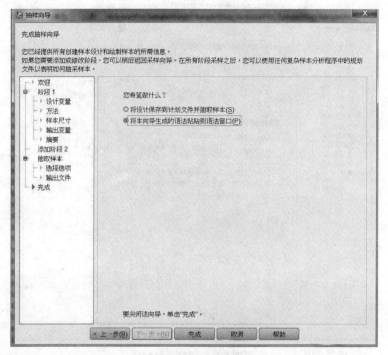

图 5-26　复杂抽样

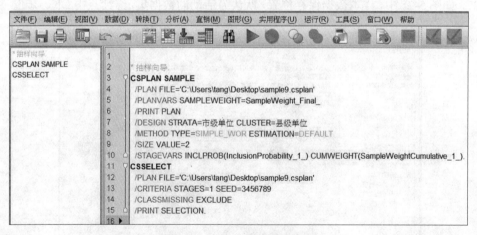

图 5-27　复杂抽样的语法程序

29．运行图 5-27 中的语法程序或者在图 5-26 中选择"将设计保存到计划文件并抽取样本"并点击"确定"按钮，结果如图 5-28 所示，完成对每个市 2 个县区的随机抽样，并获得县区一级的抽样权重。

30．同时在 SPSS 的输出窗口，显示了第二阶段抽样摘要，如图 5-29 所示，通过此摘要表可以复查抽样的第二阶段，这对于检查抽样是否按计划进行非常有用，本例各省均符合计划要求。

文件(F)　编辑(E)　视图(V)　数据(D)　转换(T)　分析(A)　直销(M)　图形(G)　实用程序(U)　窗口(W)　帮助

3 : SampleWeight_　| 13.00

	地区名称	地区级别	省级单位	市级单位	县级单位	乡镇单位	人数	Inclusion Probability1	SampleWeightCumulative1	SampleWeight_Final1	Inclusion Probability_1_	SampleWeightCumulative_1_	SampleWeight_Final_
1	先锋办事处	乡镇	13	1306	130602	13060201	100000	.25	4.00	4	.08	13.00	13.00
2	新市场办事处	乡镇	13	1306	130602	13060202	100000	.25	4.00	4	.08	13.00	13.00
3	韩北办事处	乡镇	13	1306	130602	13060203	100000	.25	4.00	4	.08	13.00	13.00
4	东风办事处	乡镇	13	1306	130602	13060204	100000	.25	4.00	4	.08	13.00	13.00
5	建南办事处	乡镇	13	1306	130602	13060205	100000	.25	4.00	4	.08	13.00	13.00
6	顿庄乡	乡镇	13	1306	130602	13060206	100000	.25	4.00	4	.08	13.00	13.00
7	富昌乡	乡镇	13	1306	130602	13060207	100000	.25	4.00	4	.08	13.00	13.00
8	江城乡	乡镇	13	1306	130602	13060208	100000	.25	4.00	4	.08	13.00	13.00
9	南奇乡	乡镇	13	1306	130602	13060209	100000	.25	4.00	4	.08	13.00	13.00
10	韩村乡	乡镇	13	1306	130602	13060210	100000	.25	4.00	4	.08	13.00	13.00
11	大马坊乡	乡镇	13	1306	130602	13060211	100000	.25	4.00	4	.08	13.00	13.00
12	不详乡镇	乡镇	13	1306	130602	13060299	100000	.25	4.00	4	.08	13.00	13.00
13	和平里办事处	乡镇	13	1306	130603	13060301	100000	.25	4.00	4			
14	中华路办事处	乡镇	13	1306	130603	13060302	100000	.25	4.00	4			

数据视图　变量视图

图 5-28　复杂抽样

	阶段 2 摘要				
		已采样单位数量		已采样单位百分比	
		必需	实际	必需	实际
市级单位 =	1306	2	2	7.7%	7.7%
	1308	2	2	16.7%	16.7%
	1309	2	2	10.5%	10.5%
	1407	2	2	16.7%	16.7%
	1409	2	2	13.3%	13.3%
	1410	2	2	11.1%	11.1%
	1505	2	2	22.2%	22.2%
	1529	2	2	50.0%	50.0%
	2106	2	2	25.0%	25.0%
	2108	2	2	28.6%	28.6%
	2111	2	2	40.0%	40.0%
	2202	2	2	20.0%	20.0%
	2204	2	2	40.0%	40.0%
	2205	2	2	25.0%	25.0%
	2305	2	2	22.2%	22.2%
	2307	2	2	11.1%	11.1%
	2327	2	2	25.0%	25.0%
	3207	2	2	22.2%	22.2%
	3212	2	2	25.0%	25.0%
	3306	2	2	28.6%	28.6%
	3310	2	2	20.0%	20.0%
	3404	2	2	28.6%	28.6%
	3415	2	2	25.0%	25.0%
	3416	2	2	40.0%	40.0%
	3507	2	2	18.2%	18.2%
	3608	2	2	14.3%	14.3%
	3610	2	2	16.7%	16.7%
	3611	2	2	15.4%	15.4%
	3710	2	2	40.0%	40.0%
▶	3711	2	2	40.0%	40.0%
	3715	2	2	22.2%	22.2%

图 5-29　复杂抽样

31. 将图 5-28 中没有选中的县区删除，即数据库最后 3 列有缺失值的删除，如图 5-30 所示。

	地区名称	地区级别	省级单位	市级单位	县级单位	乡镇单位	人数	InclusionProbability	SampleWeightCumulative1	SampleWeight_	InclusionProbability2	SampleWeightCumulative2	SampleWeight_Final2
1	先锋办事处	乡镇	13	1306	130602	130602...	100000	.25	4.00	4	.08	13.00	13.00
2	新市场办事处	乡镇	13	1306	130602	130602...	100000	.25	4.00	4	.08	13.00	13.00
3	韩北办事处	乡镇	13	1306	130602	130602...	100000	.25	4.00	4	.08	13.00	13.00
4	东风办事处	乡镇	13	1306	130602	130602...	100000	.25	4.00	4	.08	13.00	13.00
5	建南办事处	乡镇	13	1306	130602	130602...	100000	.25	4.00	4	.08	13.00	13.00
6	颉庄乡	乡镇	13	1306	130602	130602...	100000	.25	4.00	4	.08	13.00	13.00
7	富昌乡	乡镇	13	1306	130602	130602...	100000	.25	4.00	4	.08	13.00	13.00
8	江城乡	乡镇	13	1306	130602	130602...	100000	.25	4.00	4	.08	13.00	13.00
9	南奇乡	乡镇	13	1306	130602	130602...	100000	.25	4.00	4	.08	13.00	13.00
10	韩村乡	乡镇	13	1306	130602	130602...	100000	.25	4.00	4	.08	13.00	13.00
11	大马坊乡	乡镇	13	1306	130602	130602...	100000	.25	4.00	4	.08	13.00	13.00
12	不详乡镇	乡镇	13	1306	130602	130602...	100000	.25	4.00	4	.08	13.00	13.00
13	不详乡镇	乡镇	13	1306	130699	130699...	100000	.25	4.00	4	.08	13.00	13.00
14	兴隆镇	乡镇	13	1308	130822	130822...	100000	.25	4.00	4	.17	6.00	6.00
15	三道河乡	乡镇	13	1308	130822	130822...	100000	.25	4.00	4	.17	6.00	6.00

数据视图 变量视图

图 5-30 复杂抽样

（二）在图 5-30 的数据视图中，打开"分析—复杂抽样—选择样本"，如图 5-31 所示界面。

1. 选择"设计样本"，浏览到要保存文件的位置，并输入 sample10.csplan 作为计划文件的名称。

2. 点击"下一步"按钮，如图 5-32 所示。

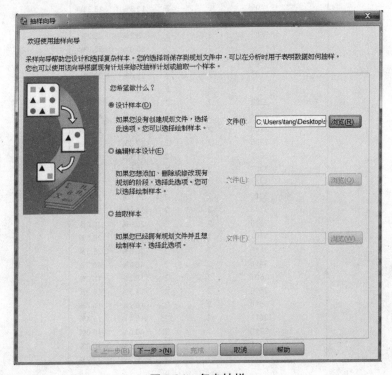

图 5-31 复杂抽样

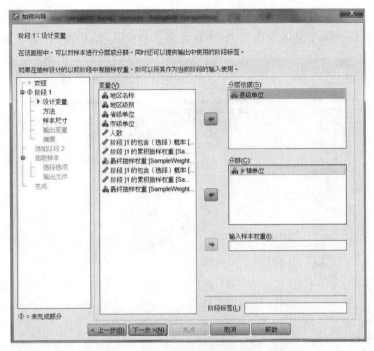

图 5-32　复杂抽样

3. 将变量"县级单位"选入分层依据,将变量"乡镇单位"选入分群中,然后点击"下一步"按钮。

4. 如图 5-33 所示,在抽样方法的类型继续选择"简单随机抽样"和"不放回",然后点击"下一步"按钮。

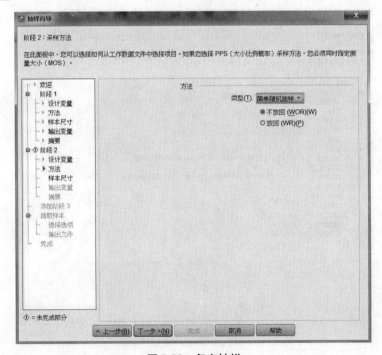

图 5-33　复杂抽样

5. 如图 5-34 所示，样本大小，每个县区按比例 0.1 随机抽取乡镇数，单位选择"比例"，值选择"0.1"，并保证每个县区至少 1 个乡镇，至多 3 个乡镇，然后点击"下一步"按钮。

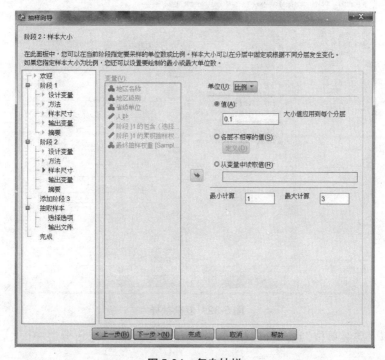

图 5-34　复杂抽样

6. 如图 5-35 所示，输出变量默认值，继续点击"下一步"按钮。

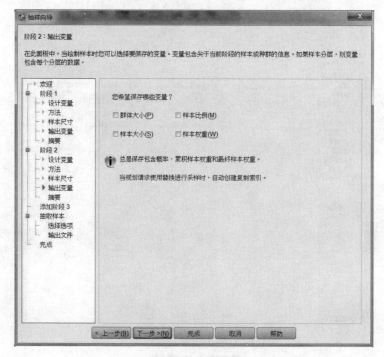

图 5-35　复杂抽样

7. 如图 5-36 所示，规划摘要中，勾选"不，现在不添加另一阶段"，然后继续点击"下一步"按钮。

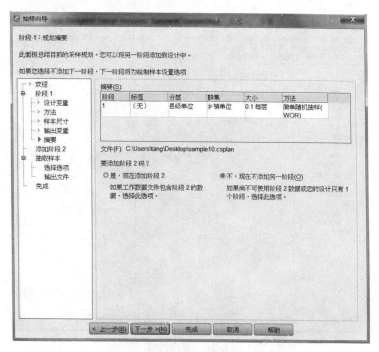

图 5-36 复杂抽样

8. 如图 5-37 所示，对于要使用的随机种子类型，选择"定制值"，并键入"3456789"作为该值，继续点击"下一步"。

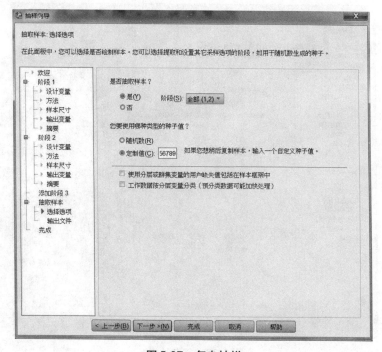

图 5-37 复杂抽样

9. 如图 5-38 中，样本数据保存位置，默认为"活动的数据集"，继续点击"下一步"。

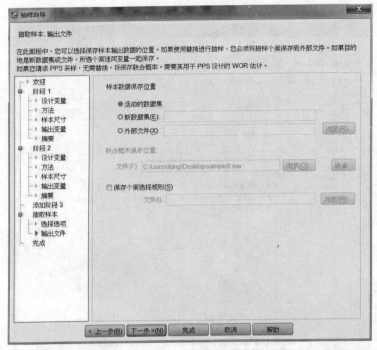

图 5-38 复杂抽样

10. 如图 5-39 中，可以将以上操作生成的语法程序粘贴到语法程序窗口中，如图 5-40；或者直接将设计保存到计划文件并抽取样本。

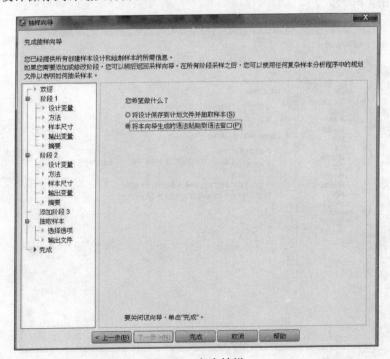

图 5-39 复杂抽样

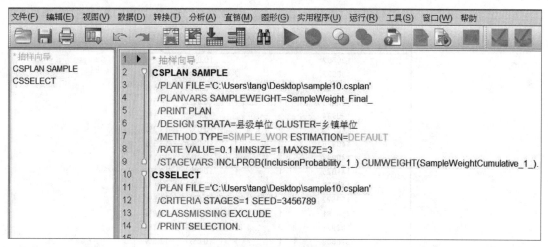

图 5-40　复杂抽样的语法程序

11. 运行图 5-40 中的语法程序或者在图 5-39 中选择"将设计保存到计划文件并抽取样本"并点击"确定"按钮，结果如图 5-41 所示，完成对每个县区按 0.1 的比例随机抽取乡镇，并获得乡镇的累积抽样权重。

	地区名称	地区级别	省级单位	市级单位	县级单位	乡镇单位	人数	Inclusi onPro babil..	SampleW eightCum ulative1	Sampl eWeig ht_...	Inclusion Probabilit y2	SampleW eightCum ulative2	SampleWeig ht_Final2	Inclusio nProbab ility3	Sample Weight Cumul..	Sample Weight_ Final3
1	先锋办事处	乡镇	13	1306	130602	130602..	100000	.25	4.00	4	.08	13.00	13.00		.	.
2	新市场办...	乡镇	13	1306	130602	130602..	100000	.25	4.00	4	.08	13.00	13.00		.	.
3	韩北办事处	乡镇	13	1306	130602	130602..	100000	.25	4.00	4	.08	13.00	13.00		.	.
4	东风办事处	乡镇	13	1306	130602	130602..	100000	.25	4.00	4	.08	13.00	13.00		.	.
5	建南办事处	乡镇	13	1306	130602	130602..	100000	.25	4.00	4	.08	13.00	13.00		.	.
6	顿庄乡	乡镇	13	1306	130602	130602..	100000	.25	4.00	4	.08	13.00	13.00		.	.
7	富昌乡	乡镇	13	1306	130602	130602..	100000	.25	4.00	4	.08	13.00	13.00		.	.
8	江城乡	乡镇	13	1306	130602	130602..	100000	.25	4.00	4	.08	13.00	13.00		.	.
9	南奇乡	乡镇	13	1306	130602	130602..	100000	.25	4.00	4	.08	13.00	13.00		.	.
10	韩村乡	乡镇	13	1306	130602	130602..	100000	.25	4.00	4	.08	13.00	13.00	.08	12.00	12.00
11	大马坊乡	乡镇	13	1306	130602	130602..	100000	.25	4.00	4	.08	13.00	13.00		.	.
12	兴隆镇	乡镇	13	1308	130822	130822..	100000	.25	4.00	4	.17	6.00	6.00		.	.
13	三道河乡	乡镇	13	1308	130822	130822..	100000	.25	4.00	4	.17	6.00	6.00		.	.
14	蓝旗营镇	乡镇	13	1308	130822	130822..	100000	.25	4.00	4	.17	6.00	6.00	.10	10.50	10.50
15	蘑菇峪乡	乡镇	13	1308	130822	130822..	100000	.25	4.00	4	.17	6.00	6.00		.	.

数据视图　变量视图

图 5-41　复杂抽样

12. 同时在 SPSS 的输出窗口，显示了第三阶段抽样摘要，如图 5-42 所示，通过此摘要表可以复查抽样的第三阶段，这对于检查抽样是否按计划进行非常有用，本例各省均符合计划要求。

13. 将图 5-41 中没有选中的县区删除，即数据库最后 3 列有缺失值的删除，如图 5-43 所示。

阶段3 摘要					
		已采样单位数量		已采样单位百分比	
		必需	实际	必需	实际
县级单位 =	130602	1	1	10.0%	8.3%
	130822	2	2	10.0%	9.5%
	130824	2	2	10.0%	9.5%
	130905	1	1	10.0%	14.3%
	130984	2	2	10.0%	9.1%
	140728	2	2	10.0%	13.3%
	140926	2	2	10.0%	13.3%
	140932	1	1	10.0%	9.1%
	141025	1	1	10.0%	12.5%
	141029	1	1	10.0%	9.1%
	150522	2	2	10.0%	10.5%
	150581	1	1	10.0%	14.3%
	152921	2	2	10.0%	12.5%
	210602	1	1	10.0%	12.5%
	210681	2	2	10.0%	10.5%
	210804	1	1	10.0%	12.5%
	211102	1	1	10.0%	9.1%
	220211	1	1	10.0%	8.3%
	220402	1	1	10.0%	9.1%
	220421	2	2	10.0%	10.0%
	220503	1	1	10.0%	14.3%
	220581	3	3	10.0%	11.5%
	230524	2	2	10.0%	12.5%
	230715	1	1	10.0%	12.5%
	230781	1	1	10.0%	7.7%
	232703	1	1	10.0%	12.5%
	232721	1	1	10.0%	10.0%

图 5-42　复杂抽样

文件(F)　编辑(E)　视图(V)　数据(D)　转换(T)　分析(A)　直销(M)　图形(G)　实用程序(U)　窗口(W)　帮助

	地区名称	地区级别	省级单位	市级单位	县级单位	乡镇单位	人数	InclusionProbabil..	SampleWeightCumulative1	SampleWeight_..	InclusionProbability2	SampleWeightCumulative2	SampleWeight_Final2	InclusionProbability3	SampleWeightCumul...	SampleWeight_Final3
1	韩村乡	乡镇	13	1306	130602	13060...	100000	.25	4.00	4	.08	13.00	13.00	.08	12.00	12.00
2	蓝旗营镇	乡镇	13	1308	130822	13082...	100000	.25	4.00	4	.17	6.00	6.00	.10	10.50	10.50
3	青松岭镇	乡镇	13	1308	130822	13082...	100000	.25	4.00	4	.17	6.00	6.00	.10	10.50	10.50
4	付家店乡	乡镇	13	1308	130824	13082...	100000	.25	4.00	4	.17	6.00	6.00	.10	10.50	10.50
5	马营子乡	乡镇	13	1308	130824	13082...	100000	.25	4.00	4	.17	6.00	6.00	.10	10.50	10.50
6	不详乡镇	乡镇	13	1309	130905	13090...	100000	.25	4.00	4	.11	9.50	9.50	.14	7.00	7.00
7	兴村镇	乡镇	13	1309	130984	13098...	100000	.25	4.00	4	.11	9.50	9.50	.09	11.00	11.00
8	时村镇	乡镇	13	1309	130984	13098...	100000	.25	4.00	4	.11	9.50	9.50	.09	11.00	11.00
9	朱坑乡	乡镇	14	1407	140728	14072...	100000	.25	4.00	4	.17	6.00	6.00	.13	7.50	7.50
10	岳壁乡	乡镇	14	1407	140728	14072...	100000	.25	4.00	4	.17	6.00	6.00	.13	7.50	7.50
11	不详乡镇	乡镇	14	1407	140799	14079...	100000	.25	4.00	4	.17	6.00	6.00	1.00	1.00	1.00
12	丰润镇	乡镇	14	1409	140926	14092...	100000	.25	4.00	4	.13	7.50	7.50	.13	7.50	7.50
13	娄婆乡	乡镇	14	1409	140926	14092...	100000	.25	4.00	4	.13	7.50	7.50	.13	7.50	7.50
14	南堡子乡	乡镇	14	1409	140932	14093...	100000	.25	4.00	4	.13	7.50	7.50	.09	11.00	11.00
15	永乐乡	乡镇	14	1410	141025	14102...	100000	.25	4.00	4	.11	9.00	9.00	.13	8.00	8.00

数据视图　变量视图

图 5-43　复杂抽样

（三）以上就完成了从省—市—县—乡的多阶段抽样，并获得了每一个阶段的抽样权重。样本单元在此多阶段抽样权重为 Wi=Wi1×Wi2×Wi3，i 表示某样本单元。如果继续从乡—村—户，按照以上抽样步骤进行。

● *请注意，以上是通过逐步从省—市—县—乡的多阶段抽样，实际也可以通过在图 5-23 中选择"添加阶段 2"的方式进行操作，不必在每一阶段通过删除没有选中的层来实现。*

四、还可以通过复杂抽样模块进行简单随机抽样和系统抽样。

（一）首先进行"简单随机抽样"，打开 SPSS 数据文件，从 500 个乡镇中随机抽取 50 个乡镇。

1. 在数据视图中，菜单项依次选择"分析—复杂抽样—选择样本"，如图 5-44 所示界面。

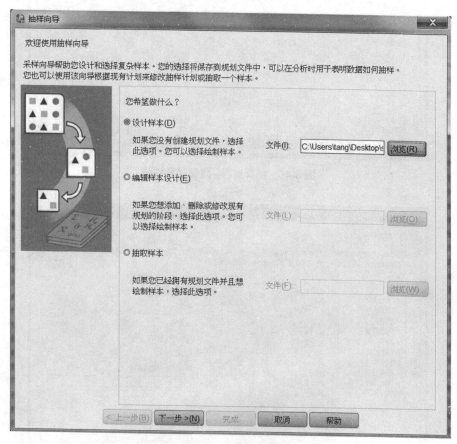

图 5-44　抽样向导

2. 选择设计样本，浏览到要保存文件的位置，并输入 sample7.csplan 作为计划文件的名称。

3. 连续点击"下一步"按钮，直到出现如图 5-45 所示，默认为"简单随机抽样"，默认"不放回"。

4. 点击"下一步"，如图 5-46 所示，在单元下拉列表中选择计数。

5. 在"值"键入"50"作为要在此阶段中选择的单元的数目（本例是从 500 个乡镇随机抽取 50 个乡镇）。

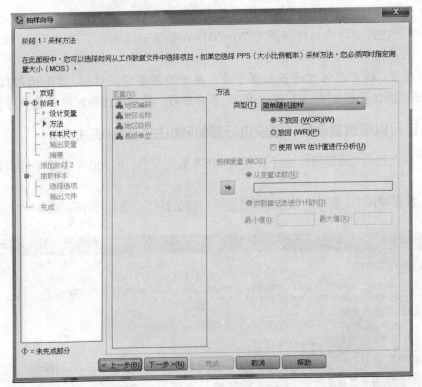

图 5-45　抽样向导 - 简单随机抽样

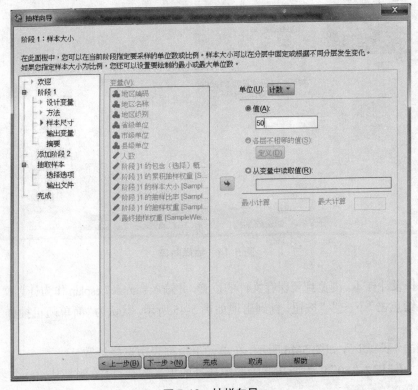

图 5-46　抽样向导

6. 点击"下一步"，然后在图 5-47 中，可以勾选保存这些变量，然后继续点击"下一步"或直接点击"完成"按钮。

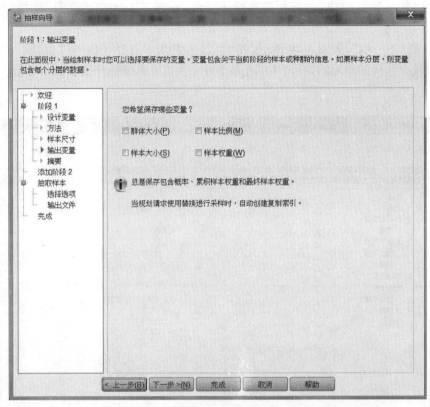

图 5-47　抽样向导

7. 结果显示在图 5-48 中，给出了抽中的样本，每个样本被抽取的比例，抽样权重等。

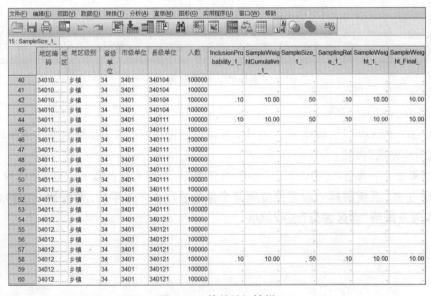

图 5-48　简单随机抽样

（二）然后再进行"系统抽样"，打开 SPSS 数据文件，从 500 个乡镇中按系统抽样抽取 50 个乡镇。

1．与"简单随机抽样"的前面基本操作一致，在图 5-45 中的"类型"选择"简单系统抽样"。

2．点击"下一步"，如图 5-49 所示，在单元下拉列表中选择计数；在"值"键入"50"作为要在此阶段中选择的单元的数目（本例是从 500 个乡镇按系统抽样抽取 50 个乡镇）。

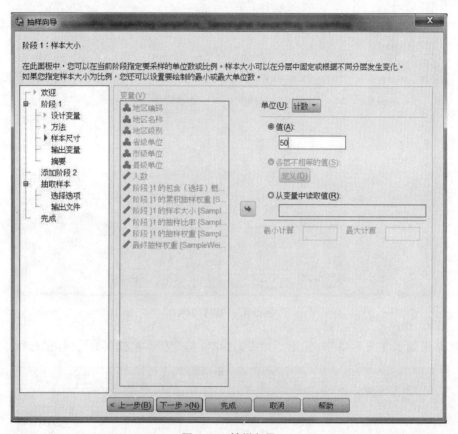

图 5-49　抽样向导

3．点击"下一步"，然后在图 5-50 中，可以勾选保存这些变量，然后继续点击"下一步"或直接点击"完成"按钮。

4．结果显示在图 5-51 中，给出了抽中的样本，每个样本被抽取的比例，抽样权重等。

● **请注意，系统抽样一般需要按照某个特征进行事先排序后，再按照一定的间隔进行抽样。本例先按照"地区编码"进行排序。**

图 5-50　抽样向导

文件(F)　编辑(E)　视图(V)　数据(D)　转换(T)　分析(A)　直销(M)　图形(G)　实用程序(U)　窗口(W)　帮助

4 : SampleWeight...

	地区编码	地区	地区级别	省级单位	市级单位	县级单位	人数	InclusionProbability_1_	SampleWeightCumulative_1_	SampleWeight_Final_
1	34010201	...	乡镇	34	3401	340102	100000	.	.	.
2	34010202	...	乡镇	34	3401	340102	100000	.	.	.
3	34010203	...	乡镇	34	3401	340102	100000	.	.	.
4	34010204	...	乡镇	34	3401	340102	100000	.		.
5	34010205	...	乡镇	34	3401	340102	100000	.	.	.
6	34010206	...	乡镇	34	3401	340102	100000	.	.	.
7	34010207	...	乡镇	34	3401	340102	100000	.	.	.
8	34010208	...	乡镇	34	3401	340102	100000	.	.	.
9	34010209	...	乡镇	34	3401	340102	100000	.	.	.
10	34010210	...	乡镇	34	3401	340102	100000	.10	10.00	10.00
11	34010211	...	乡镇	34	3401	340102	100000	.	.	.
12	34010213	...	乡镇	34	3401	340102	100000	.	.	.
13	34010214	...	乡镇	34	3401	340102	100000	.	.	.
14	34010216	...	乡镇	34	3401	340102	100000	.	.	.
15	34010217	...	乡镇	34	3401	340102	100000	.	.	.
16	34010299	...	乡镇	34	3401	340102	100000	.	.	.
17	34010301	...	乡镇	34	3401	340103	100000	.	.	.
18	34010302	...	乡镇	34	3401	340103	100000	.	.	.
19	34010303	...	乡镇	34	3401	340103	100000	.	.	.
20	34010304	...	乡镇	34	3401	340103	100000	.10	10.00	10.00

图 5-51　系统抽样

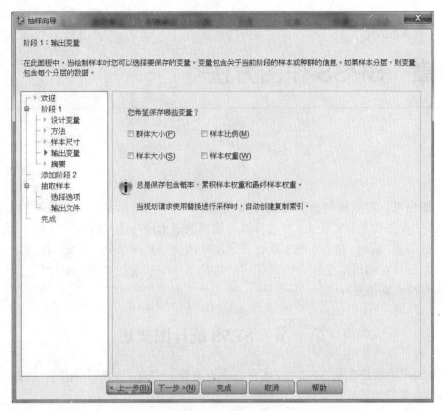

第六章　SPSS 作图方法

统计图形可以对数据分析结果进行直观展示,可以生动形象地反映数据的主要特征。SPSS 软件的作图功能非常强大,并且可以对输出的图形进行多种形式的编辑和修改,满足实际工作的需要,同时,由于 SPSS 具有非常友好的交互式图形处理界面,深受广大使用者的喜爱。本章将对在日常工作中经常使用的各种统计图形进行详细介绍如何使用,希望能够在工作中给大家带来方便。

第一节　SPSS 统计图概述

SPSS 输出的统计图有 20 多种,本书将主要介绍一些常用的统计图形。在做统计图形时,需要用变量的测量尺度来进行作图。

1. 一个完整的统计图可以分解为标题区、图例区、绘图区、坐标轴等。

(1)坐标轴:坐标轴用于表示相应变量的取值情况,坐标轴一般分为横轴和纵轴。根据数据的类型坐标轴可分为连续轴和分类轴。坐标轴一般都应该有标目,用于说明其表示的具体含义。

(2)标题区:标题区可以在图的正上方或正下方,可以根据需要进行调整,SPSS 软件中默认为标题在图的正上方。标题用于说明资料的主要内容、时间等信息。

(3)绘图区:绘图区是直接用图形元素来对数据进行呈现的区域。

(4)图例区:在图形中用不同的颜色、线形等将图形元素分组以表示不同类别,采用图例进行说明,一般图例放在图形的右上方。

2. SPSS 具有强大的图形功能　目前的 SPSS 的图形菜单中包括图表构建程序;图形画板模板选择程序和旧对话框。

(1)图表构建程序:采用非常友好的拖放式操作,用鼠标进行拖放,将所需要做的图的各项操作在一层对话框中完成,操作效率大大提高。

(2)图形画板模板选择程序:类似于绘图向导的可视化界面,根据用户所选择的变量数量和变量的测量尺度给出可供绘制的图形供用户选择。

(3)旧对话框:保留了老版本的 SPSS 作图对话框,对每一种图形均分别提供不同的操作界面。

第二节　直　方　图

直方图是用于表示连续性变量的频数分布,如身高、体重。在的实际工作中经常用于初步考察变量的分布是否服从某种分布类型。直方图中以直条的面积表示各组段的频数。以下具体介绍在SPSS中如何绘制直方图。

1. 打开SPSS数据文件，在数据视图中的菜单项依次选择"图形—图表构建程序"。如图6-1所示界面，提示在打开"图表构建程序"之前，应正确设置图表中每个变量的测量级别，如果图表包含分类变量，应为每个类别定义值标签。如果需要设置，就点击"定义变量属性"按钮。否则，直接点击"确定"按钮，直接打开"图表构建程序"对话框操作界面。

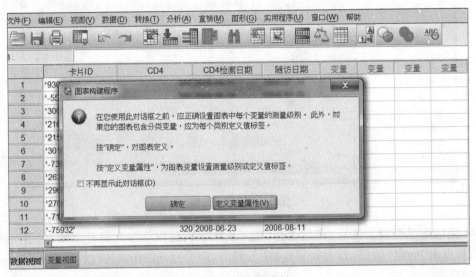

图6-1　直方图绘制

2. 点击"定义变量属性"按钮，如图6-2所示界面，将需要设置变量属性的变量从左侧选入右侧的"要扫描的变量"，下方的要扫描的个案可以自定义数量，默认全部扫描；将要显示的值的数量默认为200个，完成后点击"继续"按钮。

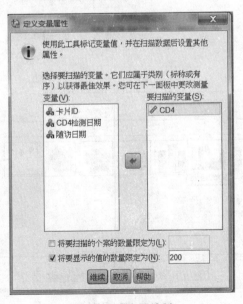

图6-2　直方图绘制

3. 如图 6-3 所示界面，对扫描的变量属性进行设定，完成后点击"确定"按钮。

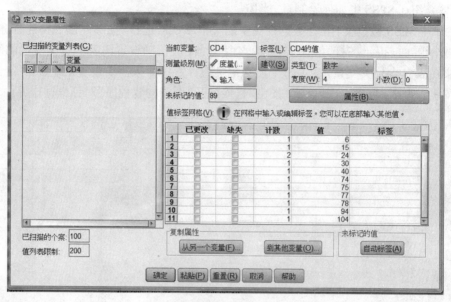

图 6-3　直方图绘制

4. 完成定义变量属性后，继续选择"图形—图表构建程序"，在打开如图 6-1 所示界面后，直接点击"确定"按钮，打开如图 6-4 所示界面，即为打开的图表构建程序对话框。

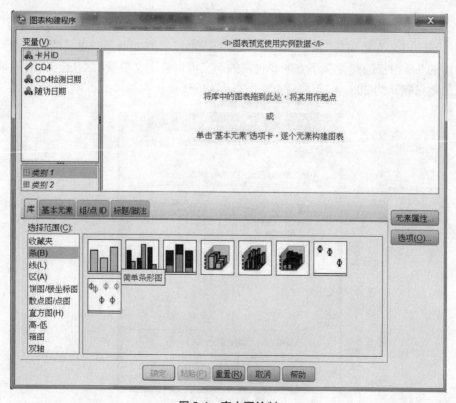

图 6-4　直方图绘制

（1）空白绘图画布：根据提示"将库中的图表拖到此处，将其用作起点"或者"单击'基本元素'选项卡，逐个元素构建图表"，本例要作 CD4 值（连续变量）的分布图，采用第一种方法，直接将库中的图表拖到空白绘图画布中。

（2）如图 6-5 所示界面，将变量"CD4"从变量列表框中拖到画布的横轴中。

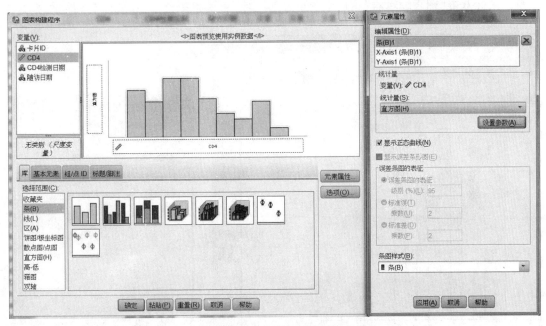

图 6-5　直方图绘制

（3）在打开的"元素属性"对话框中，勾选"显示正态曲线"，然后点击"应用"按钮。

（4）完成后，点击"粘贴"按钮，就将以上操作的语法程序粘贴在语法程序窗口中。如果点击"确定"按钮，直接将图形输出到输出窗口中，如图 6-6 所示界面。

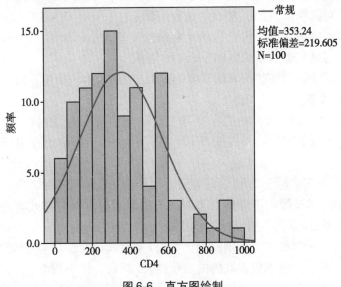

图 6-6　直方图绘制

5. 在输出窗口中双击（图 6-6），或者在图 6-6 中点击鼠标右键，选择"编辑内容—在单独窗口中"，打开如图 6-7 所示界面，对图形进行进一步编辑操作。在打开"图表编辑器"窗口中，对图形元素进行选中并操作，以便符合所需要的图形格式。

（1）选择图形某个元素，鼠标双击会选中图形中的同组元素，三次点击会选中某个元素本身。鼠标双击"图表编辑器"窗口中图形外的区域，可调整图表大小，如图 6-8 所示。

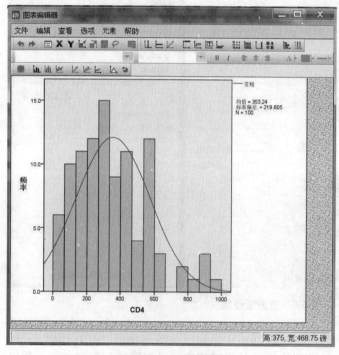

图 6-7　直方图绘制　　　　　　　　　　图 6-8　直方图绘制

（2）鼠标双击进行文本编辑状态，可对其内容、格式、字体等进行编辑。如图 6-9，双击横轴的"CD4"，可对其字体、样式、颜色等进行编辑。

（3）鼠标点选中某个元素，可以移动元素或改变其大小。如图 6-10 选中图例，将其移动到图形内部，同时将正态曲线的图例"—常规"删除。

6. 在"属性"窗口中，对应"图表编辑器"窗口选中的元素。如图 6-11 所示界面，可以调整图表的高度和宽度等。

（1）更改坐标轴选项：这个功能在实际工作中会经常用到，根据工作需要，修改坐标轴的刻度、轴线、标题文字等。双击坐标轴，在"属性"对话框中出现坐标轴的选项卡，如图 6-11 所示界面。

1）点击"标签和刻度标记"，可以调整显示轴标题、显示标签的方向、显示刻度标记的样式等。**这里强调一句，国内不同的杂志对图形的显示刻度标记样式有向外部，有向内部的，**这个功能非常实用，本例将纵坐标的显示刻度标记改为向内。

2）点击"刻度"，可以设定坐标轴的起止数值，刻度间距大小，原点所在位置。

3）点击"数字格式"，可以设置数值的显示格式，默认一位小数。

4）点击"文本样式"，可以对数值的字体、颜色等进行编辑。

5）双击纵坐标轴标签，可以对标签进行编辑。

● **请注意：横坐标轴的编辑，只需要重复以上操作即可完成对横坐标轴的编辑修改。**

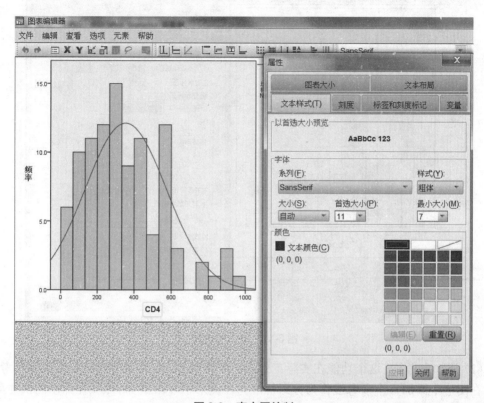

图 6-9　直方图绘制

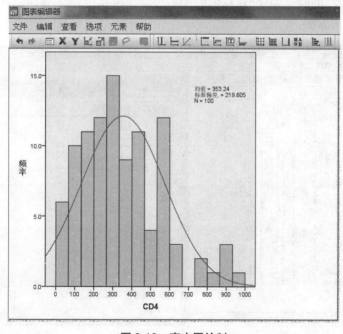

图 6-10　直方图绘制

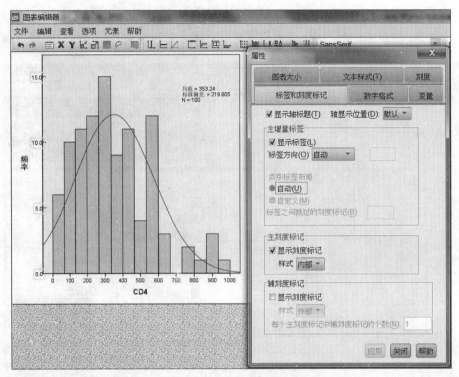

图 6-11　直方图绘制

（2）添加参考线：这个功能在实际工作中会经常用到，有时需要看某个值作为参考值，可以在图形中添加一个参考线作为分组标准。在图形中点击鼠标右键，在弹出的快捷菜单中选择"添加 X 轴参考线"，在打开的"属性"选择项中，对参考线的位置具体值填入空白框中，此例填入"850"，同时可勾选"将标签附加到线"，如图 6-12 所示界面。点击"应用"按钮，结果如图 6-13 所示界面。

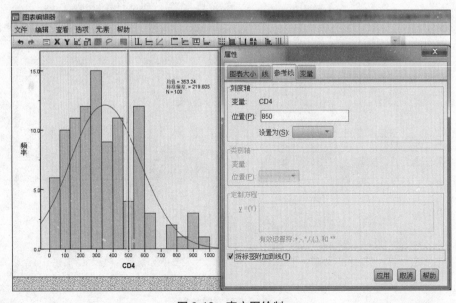

图 6-12　直方图绘制

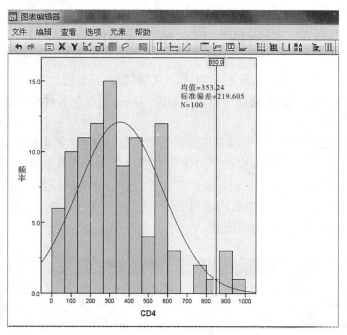

图 6-13　直方图绘制

（3）直方图衍生为面积直方图：就是将原直方图各直条的顶点连接起来形成的特殊用途的面积图。只需要在绘制直方图时，在图 6-4 所示界面的"库"中选择这个图形，然后在"元素属性"对话框中的插值下拉列表框选择不同顶点连接方式即可，默认类型"直线"、位置"左连接"，如图 6-14 所示界面。

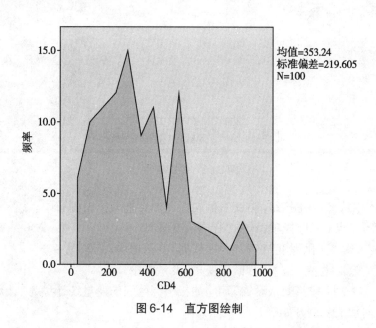

图 6-14　直方图绘制

第三节 饼 图

饼图用于表示各类别某种特征的构成比，它以圆形的总面积为 100%，用其扇形面积的大小表示各类别某种特征的组成部分所占的百分构成比。以下具体介绍在 SPSS 中如何绘制饼图。

1. 打开 SPSS 数据文件，在数据视图中的菜单项依次选择"图形—图表构建程序"。提示在打开"图表构建程序"之前，应正确设置图表中每个变量的测量级别，如果图表包含分类变量，应为每个类别定义值标签。如果需要设置，就点击"定义变量属性"按钮。否则，直接点击"确定"按钮，直接打开"图表构建程序"对话框操作界面，如图 6-15 所示界面。本例是病例按性别分组的文化程度构成情况。

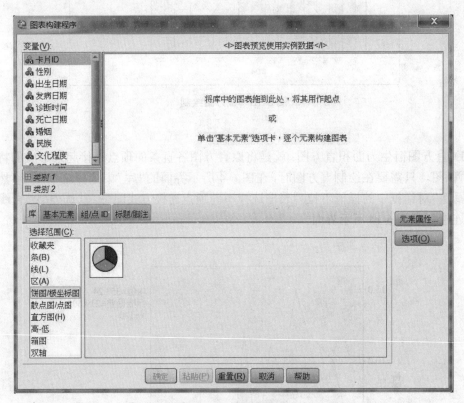

图 6-15　饼图绘制

（1）在图库中选择"饼图"组，将其右侧的饼图图标拖入空白画布中。

（2）点击"组 / 点 ID"选择项，选中"行嵌板变量"。

（3）将左侧变量"文化程度"拖入"分区依据"变量框中。

（4）将左侧变量"性别"拖入"行嵌板变量"变量框中。

（5）将"元素属性"按照默认设置即可，如极坐标区间的变量统计量为"计数"，角 -Axis1 按照顺时针方向从 12：00 开始等。

2. 如图 6-16 所示界面，点击"粘贴"，打开语法程序窗口将以上操作的语法程序显示其中，如图 6-17 所示。

3. 点击"确定"按钮或者运行图 6-17 的语法程序，在 SPSS 的输出窗口中显示所做的饼图，如图 6-18 所示。

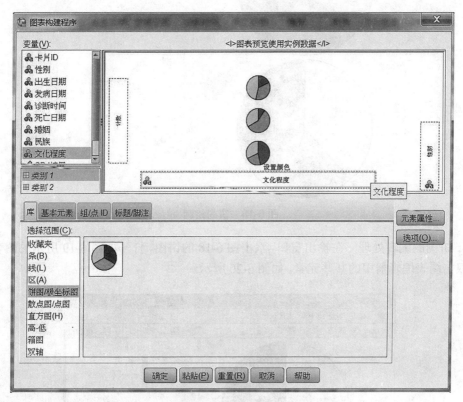

图 6-16　饼图绘制

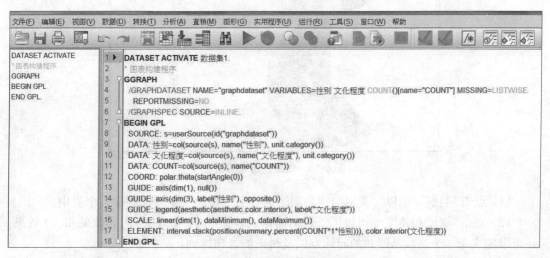

图 6-17　饼图绘制的语法程序

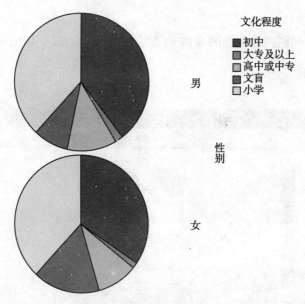

图 6-18　饼图绘制

4. 饼图的编辑处理　在输出窗口，双击图 6-18 的饼图，打开如图 6-19 所示的图表编辑器。双击图表编辑器中的某些元素，如图 6-20 所示。

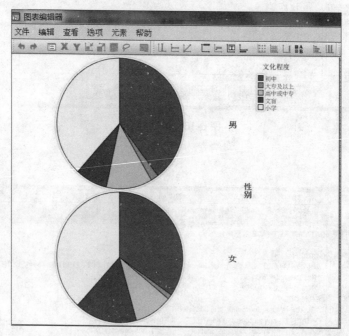

图 6-19　饼图的图表编辑器

（1）点击"类别"，可以对类别的排列顺序进行上下移动。也可以删除某个类别。

（2）点击"深度和角度"，可以用于饼图的格式设置，如平面效果、阴影效果和 3D 效果；还可以定义第一个饼块从时钟的起始点以及饼图的方向排列。

（3）完成编辑后，如图 6-21 所示。也可以将图例隐藏，将图例直接在饼图中展示，在图表编辑器中的图表位置右击鼠标，在快捷菜单中选择"显示数据标签"，标签位置勾选"手动"，然后手动调整数据标签位置，结果如图6-22所示。

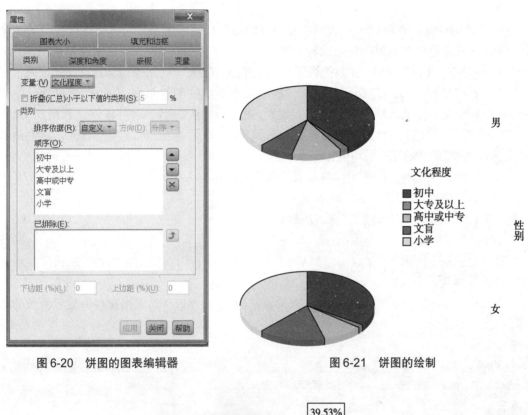

图6-20 饼图的图表编辑器　　　　　　　　　　图6-21 饼图的绘制

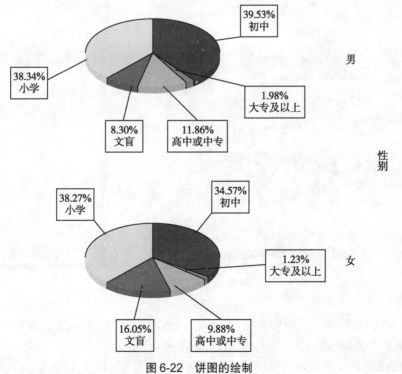

图6-22 饼图的绘制

第四节　条　图

条图是用等宽的直条的长短表示相互独立的各指标值的大小。可以是连续变量的某个汇总指标，或者是分类变量的频数或构成比。以下具体介绍在SPSS中如何绘制条图。

1．打开SPSS数据文件，在数据视图中的菜单项，选择"图形—图表构建程序"。提示在打开"图表构建程序"之前，应正确设置图表中每个变量的测量级别，如果图表包含分类变量，应为每个类别定义值标签。如果需要设置，就点击"定义变量属性"按钮。否则，直接点击"确定"按钮，直接打开"图表构建程序"对话框操作界面，如图6-23所示界面。本例是不同文化程度的病例的CD4平均值。

（1）在图库中选择"条图"组，将其右侧的条图图标拖入空白画布中。

（2）将左侧变量"文化程度"拖入横轴框中。

（3）将左侧变量"CD4结果"拖入纵轴框中。

（4）将"元素属性"的统计量选为"均值"。

2．如图6-23所示界面，点击"粘贴"，打开语法程序窗口将以上操作的语法程序显示其中，如图6-24所示。

3．点击"确定"按钮或者运行图6-24的语法程序，在SPSS的输出窗口中显示所做的条图，如图6-25所示。

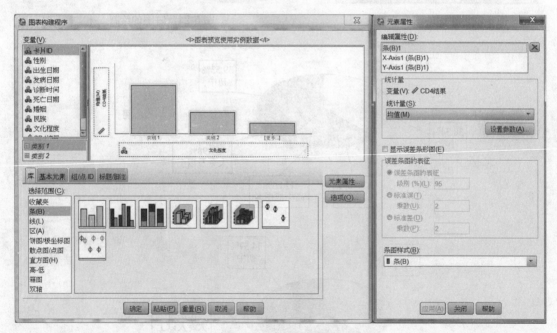

图6-23　条图的绘制

4．条图的编辑处理　在输出窗口，双击图6-25的条图，打开如图6-26所示的图表编辑器。双击图表编辑器中的某些元素，如图6-27所示。

（1）点击"类别"，可以对类别的排列顺序进行上下移动。也可以删除某个类别。

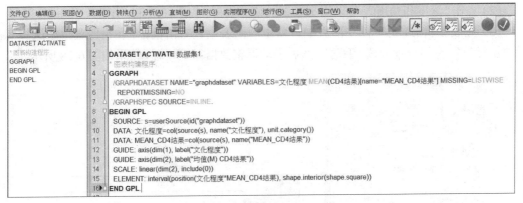

图 6-24　条图的绘制语法程序

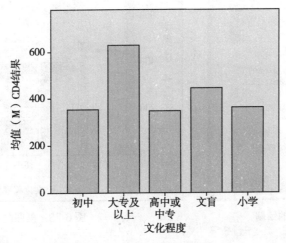

图 6-25　条图的绘制

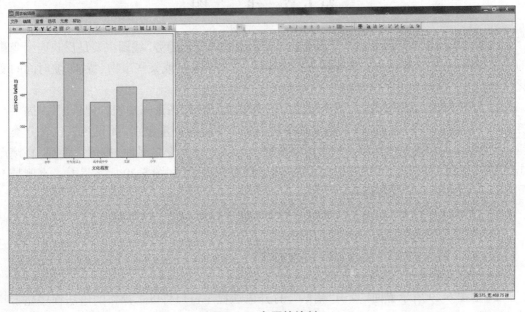

图 6-26　条图的绘制

（2）点击"深度和角度"，可以用于条图的格式设置，如平面效果、阴影效果和3D效果。

（3）完成编辑后，也可以在图表编辑器中的图表位置右击鼠标，在快捷菜单中选择"显示数据标签"，标签位置勾选"手动"，然后手动调整数据标签位置，结果如图6-28所示。

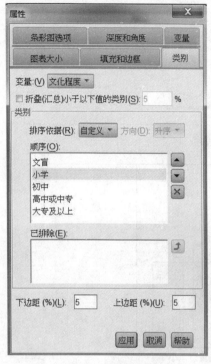

图6-27 条图的绘制

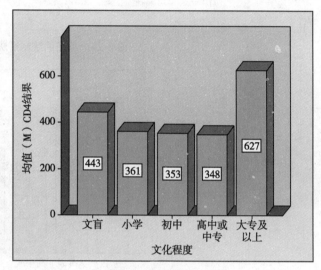

图6-28 条图的绘制

第五节 线 图

线图是用线段的升降表示一个事物随另一个事物的变化趋势，线图主要是反映连续变量的汇总指标，线图一般是由一条或多条折线构成，多用于某个或某些事物（特征）随时间的变化趋势。以下具体介绍在SPSS中如何绘制线图。

1. 打开SPSS数据文件，在数据视图中的菜单项，选择"图形—图表构建程序"。提示在打开"图表构建程序"之前，应正确设置图表中每个变量的测量级别，如果图表包含分类变量，应为每个类别定义值标签。如果需要设置，就点击"定义变量属性"按钮。否则，直接点击"确定"按钮，直接打开"图表构建程序"对话框操作界面，如图6-29所示界面。本例是不同年份的CD4平均值变化趋势。

（1）在图库中选择"线图"组，将其右侧的线图图标拖入空白画布中。

（2）将左侧变量"年份"拖入横轴框中。

（3）将左侧变量"CD4结果"拖入纵轴框中。

（4）将"元素属性"的统计量选为"均值"。

2. 如图6-29所示界面，点击"粘贴"，打开语法程序窗口将以上操作的语法程序显示其中，如图6-30所示。

3. 点击"确定"按钮或者运行图6-30的语法程序，在SPSS的输出窗口中显示所做的线图，如图6-31所示。

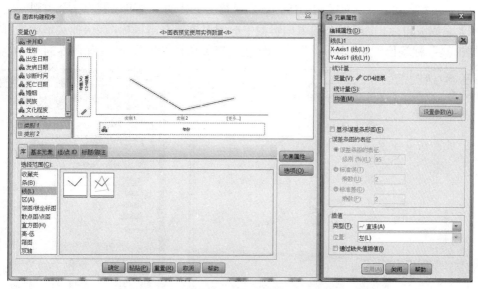

图6-29　线图的绘制

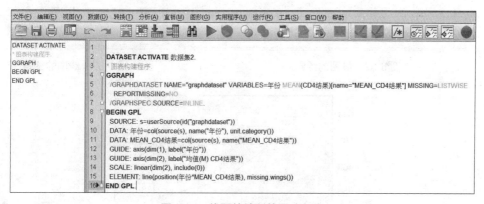

图6-30　线图的绘制的语法程序

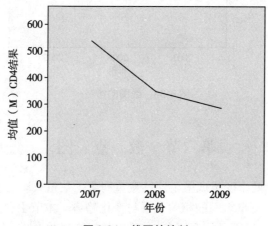

图6-31　线图的绘制

4. 线图的编辑处理　在输出窗口，双击图 6-31 的线图，打开如图 6-32 所示的图表编辑器。双击图表编辑器中的某些元素，如图 6-33 所示。

（1）点击"类别"，可以对类别的排列顺序进行上下移动。也可以删除某个类别。

（2）完成编辑后，也可以在图表编辑器中的图表位置右击鼠标，在快捷菜单中选择"显示数据标签"，标签位置勾选"手动"，然后手动调整数据标签位置，结果如图 6-34 所示。

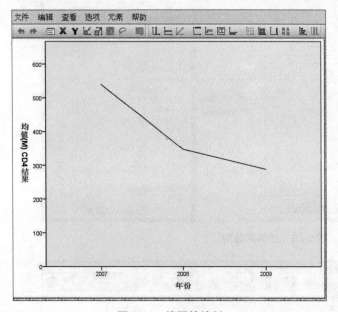

图 6-32　线图的绘制

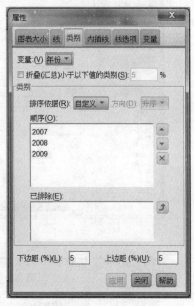

图 6-33　线图的绘制

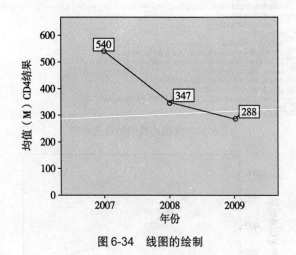

图 6-34　线图的绘制

第六节　散　点　图

散点图是用来表示两个变量或多个连续变量间有无数量关联的统计图，它是用点的密集程度和趋势表示两个变量之间的相关关系与变化趋势。本节主要介绍一下简单散点图，即描述两个变量间关系，以下具体介绍在 SPSS 中如何绘制散点图。

1. 打开 SPSS 数据文件, 在数据视图中的菜单项, 选择"图形—图表构建程序"。提示在打开"图表构建程序"之前, 应正确设置图表中每个变量的测量级别, 如果图表包含分类变量, 应为每个类别定义值标签。如果需要设置, 就点击"定义变量属性"按钮。否则, 直接点击"确定"按钮, 直接打开"图表构建程序"对话框操作界面, 如图 6-35 所示界面。本例是年龄与 CD4 值的关系。

（1）在图库中选择"散点图"组, 将其右侧的"简单散点图"图标拖入空白画布中。

（2）将左侧变量"年龄"拖入横轴框中。

（3）将左侧变量"CD4 结果"拖入纵轴框中。

（4）将"元素属性"的统计量选为"值"。

2. 如图 6-35 所示界面, 点击"粘贴", 打开语法程序窗口将以上操作的语法程序显示其中, 如图 6-36 所示。

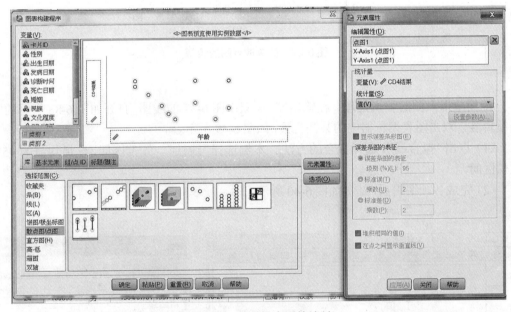

图 6-35　简单散点图的绘制

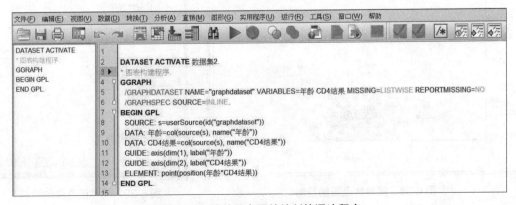

图 6-36　简单散点图的绘制的语法程序

3. 点击"确定"按钮或者运行图 6-36 的语法程序，在 SPSS 的输出窗口中显示所作的线图，如图 6-37 所示。

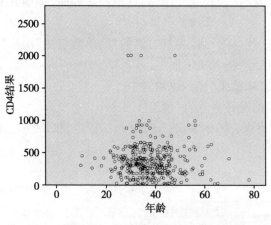

图 6-37　简单散点图的绘制

4. 简单散点图的编辑处理　在输出窗口，双击图 6-37 的线图，打开如图 6-38 所示的图表编辑器。双击图表编辑器中的某些元素，如图 6-39 所示。

（1）点击"拟合线"，选择拟合的方法。本例选择"线性"。置信区间，选择均值的 95% 置信区间。

（2）完成各项编辑后，结果如图 6-40 所示。

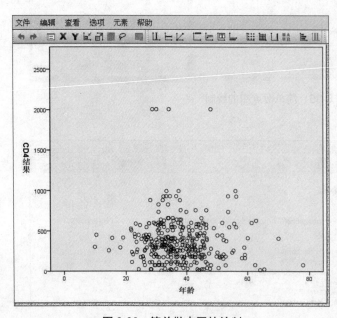

图 6-38　简单散点图的绘制

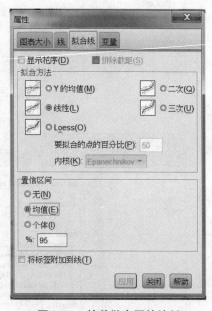

图 6-39　简单散点图的绘制

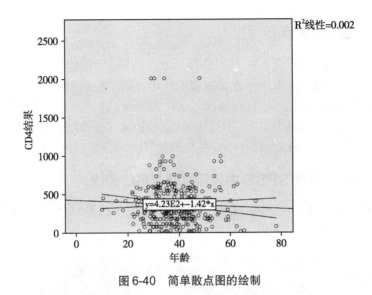

图 6-40　简单散点图的绘制

第七节　ROC 曲线

ROC 曲线(receiver operating characteristic curve)称为受试者工作特征曲线,最初用于评价雷达性能,又称为接收器操作特性曲线。它是根据一系列不同的二分类方式(分界值或决定阈),以真阳性率(灵敏度)为纵坐标,假阳性率(1-特异性)为横坐标绘制的曲线。因此,ROC 曲线及其面积可以作为评价某一个或几个诊断方法准确性的指标。

ROC 曲线下的面积值(AUC)在 0.5 和 1.0 之间。在 AUC>0.5 的情况下,AUC 越接近于 1,说明诊断效果越好。AUC 在 0.5~0.7 时有较低准确性,AUC 在 0.7~0.9 时有一定准确性,AUC 在 0.9 以上时有较高准确性。AUC=0.5 时,说明诊断方法完全不起作用,无诊断价值。

一、ROC 曲线的主要作用

利用 ROC 曲线能很容易地查出任意界限值时的对疾病的识别能力;选择最佳的诊断界限值,ROC 曲线越靠近左上角,试验的准确性就越高。最靠近左上角的 ROC 曲线的点是错误最少的最好阈值,其假阳性和假阴性的总数最少。在对同一种疾病的两种或两种以上诊断方法进行比较时,可将各试验的 ROC 曲线绘制到同一坐标中,以直观地鉴别优劣,靠近左上角的 ROC 曲线所代表的受试者工作最准确。亦可通过分别计算各个试验的 ROC 曲线下的面积(AUC)进行比较,哪一种试验的 AUC 最大,则哪一种试验的诊断价值最佳。

二、ROC 曲线绘制

依据专业知识,对实验组和对照组测定结果进行分析,确定测定值的上下限、组距以及截断点(cut-off point),按选择的组距间隔列出累积频数分布表,分别计算出所有截断点的敏感性、特异性和假阳性率(1-特异性)。以敏感性为纵坐标代表真阳性率,(1-特异性)为横坐标代表假阳性率,作图绘制 ROC 曲线。

三、ROC 曲线的优点

该方法简单、直观，通过图示可观察分析某方法的临床准确性，并可用肉眼作出判断。ROC 曲线将灵敏度与特异性以图示方法结合在一起，可准确反映某分析方法特异性和敏感性的关系，使用者结合专业知识，权衡漏诊与误诊的影响，选择一更佳截断点作为诊断参考值。提供不同试验之间在共同标尺下的直观的比较，ROC 曲线越凸、越近左上角，表明其诊断价值越大，曲线下面积（AUC）可评价诊断准确性。

四、以下具体介绍在 SPSS 中如何绘制 ROC 曲线

1. 打开 SPSS 数据库如图 6-41 所示，通过菜单项依次选择"分析—ROC 曲线"，打开如图 6-42 所示界面。

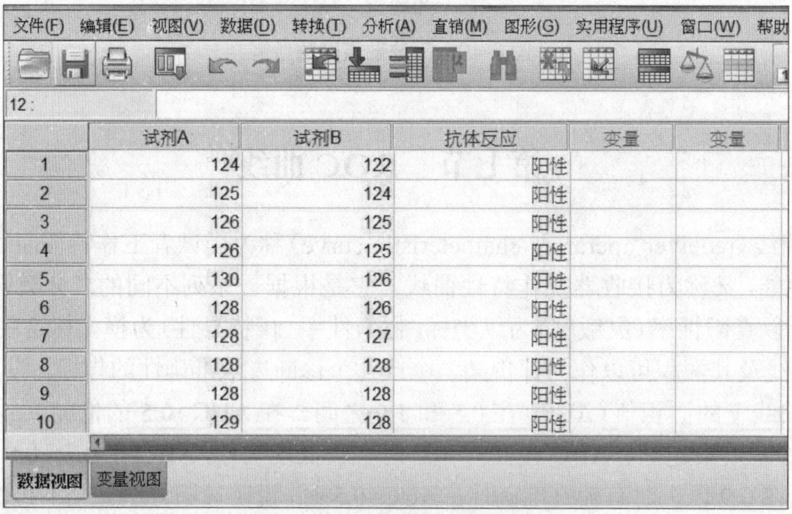

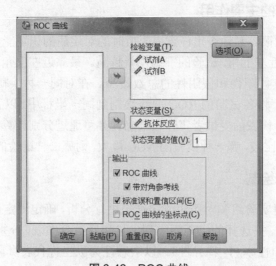

图 6-41　两种诊断试剂检测结果

图 6-42　ROC 曲线

（1）将变量"试剂 A"和"试剂 B"选入"检验变量"中，将变量"抗体反应"选入"状态变量"，在"状态变量的值"填入数字"1"表示抗体阳性。

（2）在输出中勾选"ROC 曲线""带对角参考线"和"标准误和置信区间"。

2. 完成后点击"确定"按钮，如图 6-43 所示，可见直观看出试剂 A 的效果好于试剂 B，结果中进一步给出了两种试剂检测 AUC 的标准误及各自的置信区间，如表 6-1 所示，两种试剂的 AUC 在 0.7～0.9 都有一定准确性。

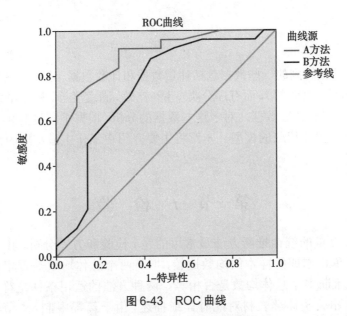

图 6-43　ROC 曲线

表 6-1　ROC 曲线下的面积检验结果

检验结果变量	面积	标准误[a]	渐进 Sig.[b]	渐近 95%CI	
				下限	上限
A 方法	0.894	0.046	0.000	0.804	0.984
B 方法	0.748	0.077	0.004	0.597	0.899

检验结果变量：A 方法，B 方法在正的和负的实际状态组之间至少有一个结。统计量可能会出现偏差。

a. 在非参数假设下；b. 零假设：实面积 = 0.5

● **请注意：图 6-42 中的检测变量可以是多个（≥3），这样就能在图 6-43 中得到多条 ROC 曲线及曲线下的面积，很直观地看出哪个方法最优。**

第七章 常用检验方法和回归模型

在工作中经常接触到的一些数据包括计量数据和计数数据,连续性变量的值属于计量数据(如年龄、血压、CD4 等),而有序分类变量(疗效、满意度等)和无序分类变量(民族、职业等)的值一般属于计数数据。对于这些数据的分析,根据不同目的和数据类型采取相应的检验方法以及拟合相应的模型。本章将主要介绍在工作中最常用的几种检验方法和模型。

第一节 t 检 验

对于连续性变量的统计推断方法最常用的是 t 检验和方差分析,其中 t 检验是最经典的方法,用于单样本或两样本的均数比较,推断两个总体均数是否相等;方差分析实现多水平比较,推断多个总体均数是否相等。两种方法的适用条件是符合独立性、正态性和方差齐性,相关统计学教材对此有详细描述,由于篇幅限制,本节不再具体阐述。但是,对于非正态分布或方差不齐的资料,一方面可通过变量转换使资料符合正态分布后,再进行 t 检验;另一方面可以直接采用秩和检验,或者采用近似 t 检验(即 t' 检验)的方法。

在 SPSS 软件中提供了单样本 t 检验、独立样本 t 检验和配对样本 t 检验,方差分析提供了单因素方差分析检验。如图 7-1 所示。对于完全随机设计资料的多个样本均数比较的方差分析,当分组为 2 组时,其方差分析的结果与两样本均数比较的 t 检验等价,$F=t^2$。

以艾滋病病人接受抗病毒治疗前后其 CD4 细胞计数的均值进行比较。对此采取配对设计样本均数比较的 t 检验。

1. 打开 SPSS 数据文件,如图 7-1 所示,通过菜单项依次选择"分析—比较均值—配对样本 T 检验"。

2. 打开如图 7-2 所示界面,分别将变量"治疗前 CD4""治疗后 CD4"选入"成对变量"空白框中,点击"选项",在"置信区间百分比"的空白框中输入数字 95,即 95% 的置信区间;点击"Bootstrap",勾选,样本选择"50"。

3. 点击"粘贴"按钮,将以上操作以语法程序保存在语法程序窗口,或者点击"确定"按钮,运行结果展示在结果窗口中。

4. 结果窗口给出了表 7-1 所示的成对样本统计量,表 7-2 成对样本检验和表 7-3 成对样本检验 Bootstrap 法。

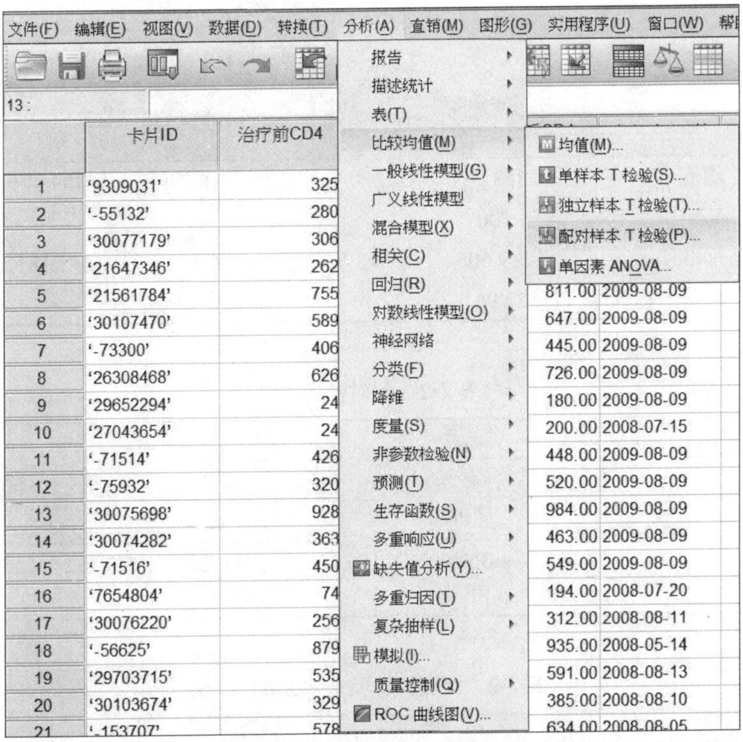

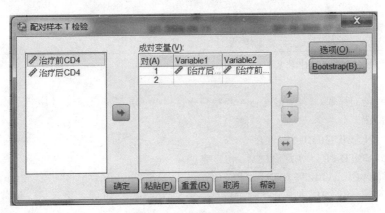

图 7-1　均数比较的检验方法

图 7-2　配对样本 t 检验

表 7-1　配对样本统计量

| | | Statistic | Bootstrap[a] | | 95%CI | |
			偏差	标准误差	下限	上限
治疗后 CD4	均值	414.49	−0.5584	20.0006	371.7134	465.2676
	N	100				
	标准差	213.7922	−2.77164	16.71573	177.583	250.23062
	均值的标准误	21.37922				

续表

		Statistic	Bootstrap[a]			
			偏差	标准误差	95%CI	
					下限	上限
治疗前 CD4	均值	353.24	−0.96	19.9	309.37	401.45
	N	100				
	标准差	219.605	−3.076	16.782	181.181	253.538
	均值的标准误	21.961				

表 7-2 配对样本检验

	成对差分					t 值	df	Sig.（双侧）
	均值	标准差	均值的标准误	差分的 95%CI				
				下限	上限			
治疗后 CD4-治疗前 CD4	61.250	35.097	3.5097	54.286	68.214	17.452	99	0.000

表 7-3 配对样本检验 Bootstrap 法

	均值	Bootstrap[a]				
		偏差	标准误差	显著性水平（双侧）	95%CI	
					下限	上限
治疗后 CD4-治疗前 CD4	61.25	0.3996	3.10599	0.02	54.25307	68.75603

a. 除非另行注明，bootstrap 结果将基于 50 bootstrap 样本

```
/********* 配对样本 t 检验 (Bootstrap)*******************/
BOOTSTRAP
    /SAMPLING METHOD=SIMPLE
    /VARIABLES INPUT= 治疗后 CD4    治疗前 CD4
    /CRITERIA CILEVEL=95 CITYPE=PERCENTILE    NSAMPLES=50
    /MISSING USERMISSING=EXCLUDE.

T-TEST PAIRS= 治疗后 CD4 WITH 治疗前 CD4(PAIRED)
    /CRITERIA=CI(.9500)
    /MISSING=ANALYSIS.
```

● **请注意**：一般如果均数大于 **3** 倍标准差，可以近似认为资料符合正态分布。对于均数近似等于标准差、甚至小于标准差的数据是不符合正态分布的，直接用 t 检验是错误的。

● **请注意**：本例采取 **Bootstrap** 进行区间估计的方法，是想介绍此种统计方法，给大家提供一种参考。这种方法是现在比较流行的一种统计方法，采用重复抽样技术从原始样本中抽取一定数量的样本，根据抽取样本计算给定统计量，重复 **N** 次，得到 **N** 个统计量 **T**，计算其样本方差，通过方差的估计构造置信区间，这种方法对于小样本时效果很好，尤其是样

本来自的总体无法确定其是否为正态分布的情况。

● 请注意：对于数据的正态性检验，最直观的是采用图示法，即 *P-P* 图（概率图）和 *Q-Q* 图（分位数图）。*P-P* 图是以实际累积概率对期望累积概率作图，*Q-Q* 图是以实际分位数对期望分位数作图。*SPSS* 软件中直接提供了两种图形的方法，即在数据视图界面中，通过菜单项依次选择"分析—描述性统计—*P-P* 图"或"分析—描述性统计—*Q-Q* 图"，如果图中的散点基本在一条 *45°* 角的直线上，可认为资料服从正态分布。

第二节　卡　方　检　验

对于分类资料的假设检验可采用卡方（χ^2）检验方法，χ^2 检验是以 χ^2 分布（一种连续型分布，其唯一参数为自由度 v）为理论基础、用途非常广泛的一种假设检验方法，最常见用于检验分类变量各水平在两组或多组之间分布是否一致。这是科研论文中最常用的假设检验方法，如何正确、合理应用 χ^2 检验显得尤为必要！χ^2 检验是基于分类资料的观察频数与期望频数的差别进行统计分析。χ^2 值表示观察值与理论值之间的偏离程度，χ^2 值越大，P 值越小，反之，χ^2 值越小，P 值越大。

χ^2 检验可用于检验两个或多个率（构成比）之间差异有无统计学意义以及多个样本率之间的多重比较（两两比较或者多个样本率与一个对照率的比较）。由于 χ^2 分布是连续型分布，而实际应用的资料是分类资料，根据其计算出的 χ^2 值是非连续的，属于离散型分布，因此只有在样本量比较大时，可以忽略两者的差异。针对分类资料类型所适用的 χ^2 检验归类：

1. 四格表资料（2×2 表）　基于样本量（n）和表格中所有格子的理论值（T）大小推导出四格表资料的几种 χ^2 检验公式：通用公式（n≥40 且所有格子 T≥5）、校正公式（n≥40 但是至少一个格子 5>T≥1）和 Fisher 确切概率法（n<40 或 T<1）。这里面强调一句：如果卡方检验得到的 P 值在 0.05 附近时（如 0.051 或 0.049 等），应采用 Fisher 确切概率法！

2. R×C 列联表资料　采用行列表资料的 χ^2 检验，主要比较多个样本率（构成比）以及双向无序分类资料关联性检验。多个样本率（构成比）比较的卡方检验反映的是各总体率（构成比）之间有差别，不能说哪两个率（构成比）之间有差别！这个是需要做多个样本率的多重比较！需要重新设定检验水准（更小），控制Ⅰ类错误的概率。

3. 单向有序资料的 R×C 列联表资料　如果分析的指标变量（如疾病预后等）是有序的，不宜用 χ^2 检验（卡方分布与变量顺序无关），应采用非参数检验！如果分析变量是无序（如肿瘤类型），仍可以采用行列表资料的 χ^2 检验。

4. 双向有序属性相同资料的 R×C 列联表资料　实际是配对四格表资料的扩展，采用 Kappa 检验（一致性检验），譬如两种实验室检测方法的检测结果（阳性、阴性和不确定）一致性检验。

5. 双向有序属性不同资料的 R×C 列联表资料　宜应采用非参数检验！另外，还可以分析两个有序分类变量之间是否存在线性趋势（在 SPSS 软件中采用 linear by linear association；在 SAS 中采用 Cochran-Armitage Test for Trend 选项进行线性趋势检验）。

本节将主要介绍最常用的完全随机两样本率比较卡方检验、配对设计两样本率卡方检验以及双向有序资料趋势性卡方检验。

一、完全随机两样本率比较卡方检验

对于四格表资料的卡方检验的适用条件有：① n≥40 且 T≥5，Pearson χ^2 检验；② n≥40 且 1≤T<5 连续性校正 χ^2 检验；③ n<40 或 T<1 Fisher 精确概率法。对于行 X 列表资料的 χ^2 检验采用 Pearson χ^2 检验。

表 7-4 是某自愿咨询检测（VCT）门诊不同性别求询者艾滋病筛查阳性情况，试比较不同性别求询者艾滋病筛查阳性率是否有差别？

表 7-4 某 VCT 门诊不同性别求询者艾滋病筛查阳性情况

	阳性	阴性	合计
男	20	420	440
女	3	240	243
合计	23	660	683

1. 首先，将表 7-4 中的数据录入 SPSS 数据文件中，如图 7-3 所示界面，分别录入变量"性别""筛查结果"和"频数"，然后依次录入表 7-4 中的数值，录入完毕后，从菜单项依次选择"数据—加权个案"，将变量"频数"选入"频率变量"中，点击"确定"按钮。

2. 继续从菜单项依次选择"分析—描述统计—交叉表"，将变量"性别"和"筛查结果"分别选入"行"和"列"的空白框中，点击"统计量"按钮，勾选"卡方"，完成后点击"继续"按钮，如图 7-4 所示。

3. 点击"粘贴"按钮，将以上操作作为语法程序保存在语法程序窗口，点击"确定"按钮，运行结果展示在结果窗口中。

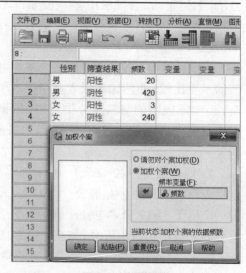

图 7-3 变量加权

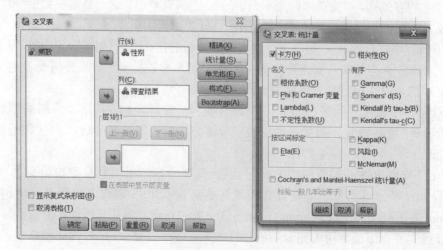

图 7-4 卡方检验

4．如表7-5给出了交叉表的结果，可以与原始表格进行核对数值是否一致，表7-6给出了卡方检验的结果，根据卡方检验的适用条件读取相应的检验结果。本例 n≥40 且 T≥5，Pearson 卡方检验，读取 Pearson 卡方值为 5.273，$P=0.022$，男性艾滋病筛查阳性率高于女性艾滋病病毒筛查阳性率。

表 7-5　交叉表

		筛查结果		合计
		阳性	阴性	
性别	男	20	420	440
	女	3	240	243
合计		23	660	683

表 7-6　卡方检验

	值	df	渐进 Sig.（双侧）	精确 Sig.（双侧）	精确 Sig.（单侧）
Pearson 卡方	5.273[a]	1	0.022		
连续校正[b]	4.305	1	0.038		
似然比	6.155	1	0.013		
Fisher 的精确检验				0.025	0.014
有效案例中的 N	683				

a．0 单元格（0.0%）的期望计数少于 5。最小期望计数为 8.18；b．仅对 2×2 表计算

```
/********* 完全随机资料的卡方检验 ********************/
WEIGHT BY 频数 .
CROSSTABS
   /TABLES= 性别 BY 筛查结果
   /FORMAT=AVALUE TABLES
   /STATISTICS=CHISQ
   /CELLS=COUNT
   /COUNT ROUND CELL.
```

● **请注意：以上结果反映的是不同性别求询者的 HIV 筛查阳性率构成有差别，没有具体反映出不同性别比较差别的大小（强度），这时就需要借用流行病学中表示关联强度的指标相对危险度（RR）或优势比（OR）。只需要在图 7-4 卡方检验的"交叉表：统计量"中勾选"风险"即可，结果如表 7-7 风险估计。男性求询者 HIV 筛查阳性的风险是女性求询者的 3.810 倍（95%CI: 1.120～12.953）。**

表 7-7　风险估计

	值	95% CI	
		下限	上限
性别（男／女）的几率比	3.810	1.120	12.953
用于 cohort 筛查结果 = 阳性	3.682	1.105	12.265
用于 cohort 筛查结果 = 阴性	0.966	0.943	0.991
有效案例中的 N	683		

二、配对设计两样本率比较卡方检验

常用于两种检验方法、诊断方法的比较。

表 7-8 是某 CDC 实验室用两种不同艾滋病筛查方法筛查阳性情况，试比较两种方法筛查阳性率是否有差别？

表 7-8　某 CDC 实验室分别用两种艾滋病检测试剂筛查情况

快检试剂	酶联免疫		合计
	阳性	阴性	
阳性	25	8	33
阴性	2	240	242
合计	27	248	275

1. 与上述方法一致，现将表 7-8 中的数据录入 SPSS 数据文件中并进行加权处理，如图 7-5。

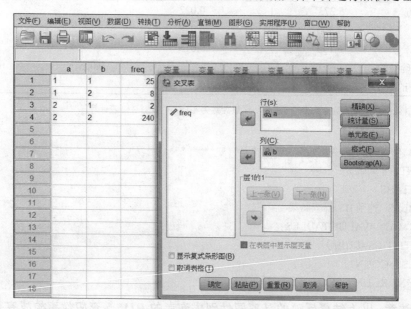

图 7-5　配对卡方检验

2. 图 7-5 所示"交叉表"界面中，点击"统计量"，如图 7-6 所示界面，**务必勾选"McNemar(M)"** 进行配对检验（配对四格表卡方检验采用的是 McNemar 检验），点击"继续"按钮。

3. 点击"粘贴"按钮，将以上操作作为语法程序保存在语法程序窗口，点击"确定"按钮，运行结果展示在结果窗口中。

4. 如表 7-9 给出了交叉表的结果，可以与原始表格进行核对数值是否一致，表 7-10 给出了配对卡方检验的结果，本例 McNemar 检验，$P=0.109$，说明两种筛查方法结果差异没有显著性。

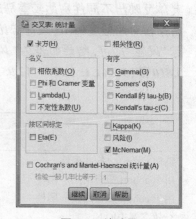

图 7-6　统计量

表 7-9　交叉制表

		b		合计
		1	2	
a	1	25	8	33
	2	2	240	242
合计		27	248	275

表 7-10　配对卡方检验

	值	df	渐进 Sig.（双侧）	精确 Sig.（双侧）	精确 Sig.（单侧）
Pearson 卡方	184.150[a]	1	0		
连续校正[b]	175.784	1	0		
似然比	116.867	1	0		
Fisher 的精确检验				0	0
McNemar 检验				0.109[c]	
有效案例中的 N	275				

a. 1 单元格（25.0%）的期望计数少于 5。最小期望计数为 3.24；

b. 仅对 2×2 表计算；

c. 使用的二项式分布

```
/********* 配对资料的卡方检验 ********************/
WEIGHT BY freq.
CROSSTABS
  /TABLES=a BY b
  /FORMAT=AVALUE TABLES
  /STATISTICS=CHISQ MCNEMAR
  /CELLS=COUNT
  /COUNT ROUND CELL.
```

三、双向有序资料趋势性卡方检验

实际工作中，经常遇到一些数据资料有序的。对于双向有序且属性相同的 R×C 资料，可以看作是配对四格表资料的扩展，通常考虑采用一致性检验（Kappa 检验）；对于双向有序且属性不相同的 R×C 资料，如果分析两个有序分类变量间是否存在线性趋势，采用有序分类资料的线性趋势检验。

如表 7-11 是某 CDC 调查当地不同年龄组的艾滋病感染者抗病毒治疗用药与不良反应之间的关系，问病人年龄与不良反应严重程度是否存在线性变化趋势？

1. 与上述方法一致，现将表 7-11 中的数据录入 SPSS 数据文件中并进行加权处理，如图 7-7。

2. 图 7-7 所示"交叉表"界面中，点击"统计量"，如图 7-8 所示界面，除了勾选"卡方"，务必勾选"相关性"和"Gamma"进行趋势性卡方检验，点击"继续"按钮。

表 7-11 年龄与不良反应的关系

年龄组（岁）	不良反应			合计
	无	一般	严重	
15～	97	50	13	160
25～	75	43	20	138
35～	70	46	35	151
45～	130	95	79	304
55～	86	88	89	263
合计	458	322	236	1016

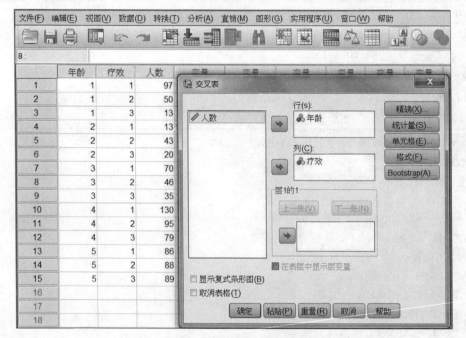

图 7-7 趋势性卡方检验

3. 如果要分析年龄与不良反应之间的相关性，在图 7-8 中勾选"Cochran's and Mantel-Haenszel 统计量"。

4. 点击"粘贴"按钮，将以上操作作为语法程序保存在语法程序窗口，点击"确定"按钮，运行结果展示在结果窗口中。

5. 如表 7-12 给出了交叉表的结果，可以与原始表格进行核对数值是否一致，表 7-13 中"**线性和线性组合**"给出了趋势性卡方检验的结果，本例趋势性卡方检验值为 35.349，$P < 0.001$，两种抗病毒治疗药物组合与不良反应严重程度存在线性趋势。同时，分析了年龄与不良反应之间的相关性，表 7-14 所示，Spearman 相关性 $P < 0.01$，两变量之间存在相关性。

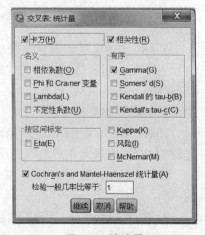

图 7-8 统计量

表 7-12　交叉制表

		疗效			合计
		1	2	3	
年龄	1	97	50	13	160
	2	13	43	20	76
	3	70	46	35	151
	4	130	95	79	304
	5	86	88	89	263
合计		396	322	236	954

表 7-13　卡方检验

	值	df	渐进 Sig.（双侧）
Pearson 卡方	71.036[a]	8	0.000
似然比	76.244	8	0.000
线性和线性组合	29.941	1	0.000
有效案例中的 N	954		

a. 0 单元格（0.0%）的期望计数少于 5。最小期望计数为 18.80

表 7-14　对称度量

		值	渐进标准误差[a]	近似值 T[b]	近似值 Sig.
按顺序	γ	0.244	0.036	6.652	0.000
	Spearman 相关性	0.202	0.030	6.305	0.000[c]
按区间	Pearson 的 R	0.221	0.028	6.933	0.000[c]
有效案例中的 N		941			

a. 不假定零假设；

b. 使用渐进标准误差假定零假设；

c. 基于正态近似值

```
/********* 线性趋势卡方检验 *******************/
WEIGHT BY f.
CROSSTABS
  /TABLES= 年龄 BY 疗效
  /FORMAT=AVALUE TABLES
  /STATISTICS=CHISQ CORR GAMMA
  /CELLS=COUNT
  /COUNT ROUND CELL.
```

第三节　Logistic 回归模型

在日常疾病防治工作和科研活动中，经常需要了解疾病发生的影响因素，那么 Logistic 回归常用于疾病的影响因素分析。疾病的发生与否是二分变量，因此，会经常用因变量（结局变量)是二分类变量 Logistic 回归模型拟合某疾病的影响因素,二分类变量 Logistic 回归模型又可分为非条件 Logistic 回归模型和条件 Logistic 回归模型,本节内容对二分类变量 Logistic 回归模型进行阐述,条件 Logistic 回归模型在第十章进行阐述。

一、Logistic 回归模型的因变量

二分类变量,若令因变量为 y,则常用 y=1 表示"发病",y=0 表示"不发病"(在病例对照研究中,分别表示病例组和对照组)。Logistic 回归模型自变量:可以为分类变量,也可以为连续变量,由于因变量是二分变量,其误差项服从二项分布,因此模型估计方法使用最大似然法(maximum likelihood method)。

Logistic 回归模型所需的样本量不能太小,否则回归系数的估计是有偏性的。Logistic 回归模型中自变量的个数与所需的样本量大小有个经验值,即自变量个数约等于因变量(结局变量)中分类较少那一类样本量除以 10,也就是说每个结局至少需要 10 例,10 个自变量就是至少需要 100 例的样本。但是也需要考虑研究因素中可能出现多重共线性等问题,就可能需要更多的样本,另外,如果因变量不是二分类,而是多分类,可能也需要更大的样本来保证结果的可靠性。

二、Logistic 回归模型自变量的筛选

与多元线性回归分析类似,有前进法(Forward 法)、后退法(Backward 法)[**默认方法为进入(Enter),即所有自变量一次全部进入方程**,可以克服自变量之间的共线性]。

为了探讨冠心病发生的有关危险因素,对 26 例冠心病病人和 28 例对照者进行病例—对照研究,各因素的说明及资料见表 7-15 和表 7-16,试用 Logistic 回归分析方法筛选危险因素。

1. 首先,将表 7-16 录入 SPSS 数据文件中,或者先拷贝至 Excel 电子表中,然后导入 SPSS 数据文件中。

2. 接着,通过菜单项依次选择"分析—回归—二元 Logistic",打开如图 7-9 所示界面,将变量"y"选入"因变量"空白框中,将变量"x1、x2、x3、x4、x5、x6、x7"选入"协变量"空白框中。

3. 后点击"选项"如图 7-10 所示,勾选"exp(B)的 CI"默认 95%,入选标准,进入标准"0.05",排除标准"0.10"(**务必注意,进入方程的标准要严,从方程中排除标准要比进入方程要宽**),完成点击"继续"按钮。

4. 回到图 7-9 界面,方法一采取"逐步回归(前进法)",方法二采取"全部自变量全部进入(输入法)"。

5. 完成后点击"粘贴"按钮,将以上操作作为语法程序保存在语法程序窗口,点击"确定"按钮,运行结果展示在结果窗口中。

6. 如表 7-17 给出了全局变量的 Logistic 回归模型分析结果,x6(动物脂肪摄入,$OR=31.688$,$95\%CI$: $1.978\sim507.633$)和 x8(A 型性格,$OR=6.800$,$95\%CI$: $1.123\sim41.178$)可能是冠心病的危险因素;即高动物脂肪摄入者患冠心病的风险是低动物脂肪摄入者的 31.688 倍($95\%CI$: $1.978\sim507.633$);A 型性格者患冠心病的风险是非 A 型性格者的 6.8 倍($95\%CI$: $1.123\sim41.178$)。

7. 如表 7-18 给出了逐步回归的 Logistic 回归模型分析结果，x5（高血脂史，*OR*=4.464，95%*CI*：1.039～19.181）、x6（动物脂肪摄入，*OR*=23.000，95%*CI*：1.989～265.945）和 x8（A型性格，*OR*=7.008，95%*CI*：1.333～36.834）可能是冠心病的危险因素；即在调整其他影响因素后，有高血脂史者患冠心病的风险是无高血脂史者的 4.464 倍（95%*CI*：1.039～19.181）；在调整其他影响因素后，高动物脂肪摄入者患冠心病的风险是低动物脂肪摄入者的 23 倍（95%*CI*：1.989～265.945）；在调整其他影响因素后，A 型性格者患冠心病的风险是非 A 型性格者的 7.008 倍（95%*CI*：1.333～36.834）。

● **请注意：本例获得的自变量的 OR 的置信区间跨度非常大，这种情况主要可能是样本量不足造成的，本例纳入分析自变量有 8 个，而因变量最小分类才 26 个，故全局变量（8 个自变量同时纳入模型）所获得的自变量的 OR 置信区间的宽度比逐步回归法所获得自变量 OR 置信区间的宽度更大。还有可能发生的情况是该自变量的在某些分类上没有事件发生（疾病发生等）或发生事件很少导致，或者自变量之间存在多重共线性。**

● **请注意：一般在进行多因素 Logistic 回归分析之前要考虑将哪些因素（自变量）纳入多因素模型进行分析，也就是如何筛选这些因素（自变量）？通常考虑两个方面：其一，单因素分析有统计学意义的变量，由于单因素之间可能存在交互作用，为了不漏掉可能有意义的变量，将单因素分析检验水准提高到 P<0.1 或 P<0.2 的水平；其二，考虑将有专业意义的因素（自变量）强行纳入模型进行分析。**

表 7-15　冠心病 8 个可能的危险因素与赋值

因素	变量名	赋值说明
年龄（岁）	x_1	<45=1，45～=2，55～=3，65～=4
高血压史	x_2	无 =0，有 =1
高血压家族史	x_3	无 =0，有 =1
吸烟	x_4	不吸 =0，吸 =1
高血脂史	x_5	无 =0，有 =1
动物脂肪摄入	x_6	低 =0，高 =1
体重指数（BMI）	x_7	<24=1，24～=2，26～=3
A 型性格	x_8	否 =0，是 =1
冠心病	y	对照 =0，病例 =1

表 7-16　冠心病的危险因素病例 - 对照调查资料

序号	x_1	x_2	x_3	x_4	x_5	x_6	x_7	x_8	y
1	3	1	0	1	0	0	1	1	0
2	2	0	1	1	0	0	1	0	0
3	2	1	0	1	0	0	1	0	0
4	2	0	0	1	0	0	1	0	0
5	3	0	0	1	0	1	1	1	0
6	3	0	0	1	0	0	2	1	0
7	2	0	1	0	0	0	1	0	0
8	3	0	1	1	1	0	1	0	0

续表

序号	x_1	x_2	x_3	x_4	x_5	x_6	x_7	x_8	y
9	2	0	0	0	0	0	1	1	0
10	1	0	0	1	0	0	1	0	0
11	1	0	1	0	0	0	1	1	0
12	1	0	0	0	0	0	2	1	0
13	2	0	0	0	0	0	1	0	0
14	4	1	0	1	0	0	1	0	0
15	3	0	1	1	0	0	1	1	0
16	1	0	0	1	0	0	3	1	0
17	2	0	0	1	0	0	1	0	0
18	1	0	0	1	0	0	1	1	0
19	3	1	1	1	1	0	1	0	0
20	2	1	1	1	1	0	2	0	0
21	3	1	0	1	0	0	1	0	0
22	2	1	1	0	1	0	3	1	0
23	2	0	0	1	1	0	1	1	0
24	2	0	0	0	0	0	1	0	0
25	2	0	1	0	0	0	1	0	0
26	2	0	0	1	1	0	1	1	0
27	2	0	0	0	0	0	1	0	0
28	2	0	0	0	0	0	2	1	0
29	2	1	1	1	0	1	2	1	1
30	3	0	0	1	1	1	2	1	1
31	2	0	0	1	1	1	1	0	1
32	3	1	1	1	1	1	3	1	1
33	2	0	0	1	0	0	1	1	1
34	2	0	1	0	1	1	1	1	1
35	2	0	0	1	0	1	1	0	1
36	2	1	1	1	1	0	1	1	1
37	3	1	1	1	1	0	1	1	1
38	3	1	1	1	0	1	1	1	1
39	3	1	1	1	1	0	1	1	1
40	3	0	1	0	0	0	1	0	1
41	2	1	1	1	1	0	2	1	1
42	3	1	0	1	0	1	2	1	1
43	3	1	0	1	0	0	1	1	1
44	3	1	1	1	1	1	2	0	1
45	4	0	0	1	1	0	3	1	1
46	3	1	1	1	1	0	3	1	1
47	4	1	1	1	1	0	3	0	1
48	3	0	1	1	1	0	1	1	1
49	4	0	0	1	0	0	2	1	1

续表

序号	x_1	x_2	x_3	x_4	x_5	x_6	x_7	x_8	y
50	1	0	1	1	1	0	2	1	1
51	2	0	1	1	0	1	2	1	1
52	2	1	1	1	0	0	2	1	1
53	2	1	0	1	0	0	1	1	1
54	3	1	1	0	1	0	3	1	1

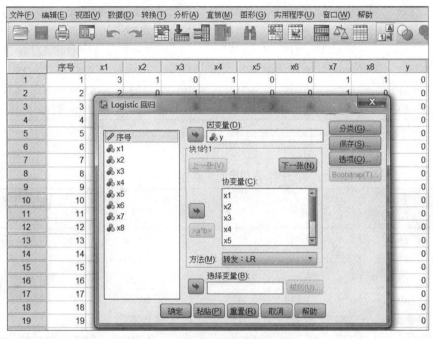

图 7-9　二元 Logistic 回归

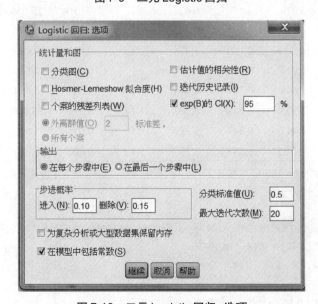

图 7-10　二元 Logistic 回归：选项

表7-17 方程中的变量（全局输入）

		回归系数 B	标准误 S.E.	Wald 值 Wald		P 值 Sig.	OR exp（B）	OR 置信区间 exp（B）的95%CI	
					df			下限	上限
步骤 1[a]	x1	0.644	0.499	1.669	1	0.196	1.905	0.717	5.062
	x2	0.910	0.836	1.184	1	0.277	2.484	0.482	12.792
	x3	0.970	0.906	1.146	1	0.284	2.637	0.447	15.568
	x4	0.995	1.209	0.677	1	0.411	2.704	0.253	28.943
	x5	0.741	0.880	0.709	1	0.400	2.098	0.374	11.774
	x6	3.456	1.415	5.963	1	0.015	31.688	1.978	507.633
	x7	0.302	0.591	0.261	1	0.609	1.352	0.425	4.303
	x8	1.917	0.919	4.352	1	0.037	6.800	1.123	41.178
	常量	−5.890	1.972	8.919	1	0.003	0.003		

a. 在步骤 1 中输入的变量：x1, x2, x3, x4, x5, x6, x7, x8

表7-18 方程中的变量（逐步回归法）

		B	S.E.	Wald	df	Sig.	exp（B）	exp（B）的95%CI	
								下限	上限
步骤 1a	x6	2.826	1.095	6.657	1	0.010	16.875	1.972	144.380
	常量	−0.523	0.315	2.751	1	0.097	0.593		
步骤 2b	x5	1.828	0.680	7.227	1	0.007	6.219	1.641	23.572
	x6	3.059	1.144	7.143	1	0.008	21.303	2.261	200.737
	常量	−1.281	0.461	7.715	1	0.005	0.278		
步骤 3c	x5	1.722	0.714	5.814	1	0.016	5.597	1.380	22.695
	x6	3.028	1.176	6.627	1	0.010	20.656	2.060	207.129
	x8	1.663	0.785	4.493	1	0.034	5.277	1.133	24.567
	常量	−2.359	0.770	9.378	1	0.002	0.095		
步骤 4d	x1	0.924	0.477	3.758	1	0.053	2.519	0.990	6.411
	x5	1.496	0.744	4.044	1	0.044	4.464	1.039	19.181
	x6	3.135	1.249	6.303	1	0.012	23.000	1.989	265.945
	x8	1.947	0.847	5.289	1	0.021	7.008	1.333	36.834
	常量	−4.705	1.543	9.295	1	0.002	0.009		

a. 在步骤 1 中输入的变量：x6。b. 在步骤 2 中输入的变量：x5。c. 在步骤 3 中输入的变量：x8。d. 在步骤 4 中输入的变量：x1

```
/********* 二分变量 Logistic 回归模型 - 全局变量 ********************/
LOGISTIC REGRESSION VARIABLES y
    /METHOD=ENTER x1 x2 x3 x4 x5 x6 x7 x8
    /PRINT=CI(95)
    /CRITERIA=PIN(0.05)POUT(0.10)ITERATE(20)CUT(0.5).
```

```
/********* 二分变量 Logistic 回归模型 - 逐步法 *******************/
LOGISTIC REGRESSION VARIABLES y
    /METHOD=FSTEP(LR)x1 x2 x3 x4 x5 x6 x7 x8
    /PRINT=CI(95)
    /CRITERIA=PIN(0.05)POUT(0.10)ITERATE(20)CUT(0.5).
```

第四节 Cox 回归模型

在日程工作中经常会接触来自慢性传染病（艾滋病、结核病等）或慢性非传染病（高血压、糖尿病和肿瘤等）的数据，这些病例的特征是长期处于带病状态，可以存活多年，其预后一般不适用于治愈率、病死率等指标来考核。不同病例的存活时间有差异，所收集的数据也是这些病例多年的随访数据。有时需要分析了解这些病例的 5 年、10 年甚至更长时间的生存率及其影响因素。

生存分析是针对此类数据的统计分析方法，对生存时间进行分析的统计方法，需要经常用到的 3 个变量即事件、生存时间和删失。事件即生存结局，事件发生即出现了研究者规定的生存结局如死亡等；生存时间即从某一个规定的观察时间起点开始到事件发生或失访前最后一次随访时间等所持续的时间；删失即观察对象终止随访，无法得知随访对象的确切生存时间，包括中途失访、退出、死于与研究原因无关的疾病以及研究结束时仍存活等。

生存函数是描述生存时间分布主要工具之一，估计生存函数的两个最常用的方法为 Kaplan-Meier 法（也简称 K-M 法）和寿命表法，两种分析方法可以实现不同特征的生存时间组间比较。此两种方法适用于对于单因素的各水平生存时间分布是否存在差异进行统计学检验，对于考虑多因素对于生存时间分布的影响可利用 Cox 回归模型进行分析。

Cox 回归模型基本要求是在协变量（自变量）固定的情况下，个体风险率与基准风险率之比不随时间的变化而变化，所以也称比例风险模型，它不需要对生存时间具体分布进行假设。

以某县艾滋病病例的随访生存时间数据库为例，利用 Cox 回归模型对其生存率的影响因素进行分析，图 7-11 是病例随访生存时间数据库。

1. 打开 SPSS 软件，通过菜单项依次选择"分析—生存函数—Cox 回归"，打开后如图 7-12 所示界面，将变量"month"选入"时间"空白框中，将变量"outcome"选入"状态"空白框中，同时点击"定义事件"按钮，选择"表示事件已经发生的值"勾选"单值"并录入数字 1，将变量"edu""marry""occup""ethnic"选入"协变量"空白框中。

2. 依次点击"分类"按钮，将所有协变量均作为分类变量进入模型，点击"绘图"按钮，在打开的图形类型勾选"生存函数"，如图 7-13；点击"选项"按钮，在打开的模型统计量中勾选"CI 用于 95% exp（B）"，如图 7-14。

3. 完成后，点击完成后点击"粘贴"按钮，将以上操作保存在语法程序窗口，点击"确定"按钮完成操作将运行结果在结果窗口展示。表 7-19 给出了 Cox 回归方程中的变量点值估计及其 95%*CI*；图 7-15 给出了性别生存率的曲线。

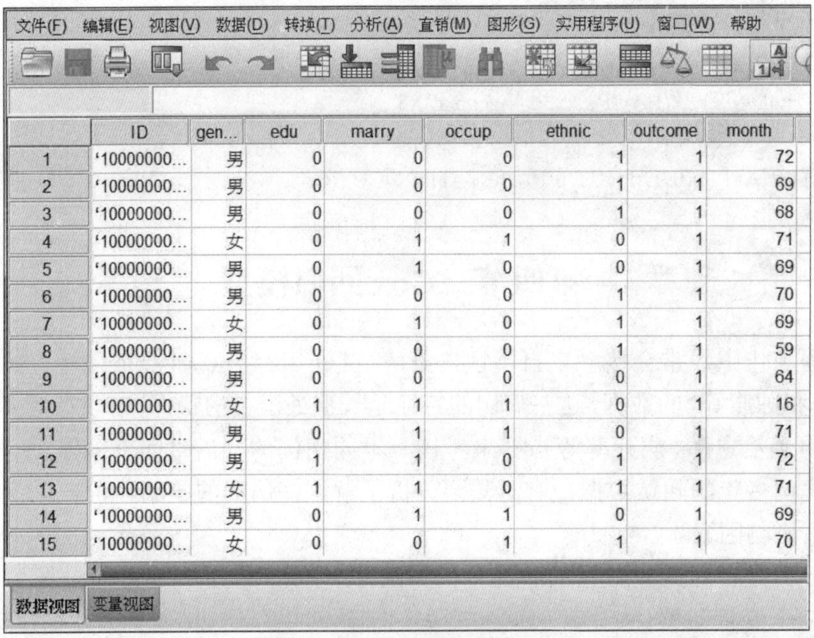

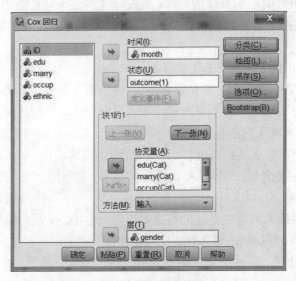

图 7-11 病例随访生存时间数据

图 7-12 Cox 回归

表 7-19 方程中的变量

	B	SE	Wald	df	Sig.	exp（B）	95%CI用于 exp（B）	
							下部	上部
edu	0.000	0.032	0.000	1	0.990	1.000	0.940	1.065
marry	0.155	0.029	28.243	1	0.000	1.167	1.103	1.236
occup	−0.027	0.030	0.792	1	0.374	0.973	0.917	1.033
ethnic	−0.005	0.031	0.026	1	0.871	0.995	0.936	1.058

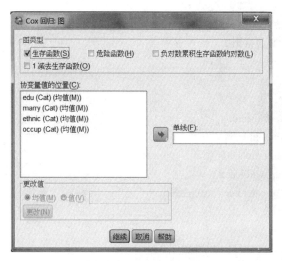

图 7-13　Cox 回归：图

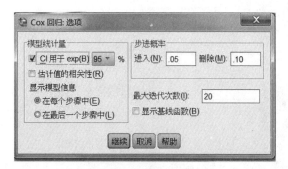

图 7-14　Cox 回归：选项

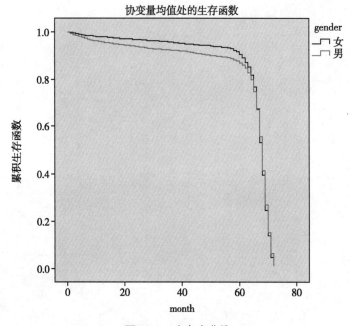

图 7-15　生存率曲线

```
/*********** Cox 回归模型 ********************/
DATASET ACTIVATE 数据集 3.
COXREG month
  /STATUS=outcome(1)
  /STRATA=gender
  /CONTRAST(edu)=Indicator
  /CONTRAST(marry)=Indicator
  /CONTRAST(ethnic)=Indicator
  /CONTRAST(occup)=Indicator
  /METHOD=ENTER edu marry occup ethnic
  /PLOT SURVIVAL
  /PRINT=CI(95)
  /CRITERIA=PIN(.05)POUT(.10)ITERATE(20).
```

第八章 实战案例分析一：工作数据

小 A 是某县疾控中心疾病控制科的一名工作人员，主要从事艾滋病防治工作，日常工作中主要负责艾滋病疫情病例报告工作。以往小 A 对病例报告的数据直接在 Excel 中简单进行了初步统计，但是近年来随着艾滋病疫情的进展，报告的病例逐年增加，需要随访管理的存活病例越来越多，产生的数据信息量大大增多，所需要的信息通过简单汇总难以满足实际工作需要，因此小 A 感到工作压力越来越大。看来不学点统计学软件不行了。小 A 听说 SPSS 软件采取菜单运行模式，界面友好，比较容易上手。接下来，就帮助小 A 完成领导交给的任务，计算艾滋病防治工作各项指标完成情况，例如：

A. 当年新发现应完成流调艾滋病病毒感染者 / 艾滋病病人（HIV/AIDS）完整及时报告比例；

B. 艾滋病病毒感染者 / 病人随访检测比例；

C. 艾滋病病毒感染者 / 病人的配偶 / 固定性伴 HIV 抗体检测率；

D. HIV/AIDS 接受结核病检查的比例。

为了帮助小 A 完成领导交给的任务，以第二项任务为例，详细讲解如何计算"艾滋病病毒感染者 / 病人随访检测比例"这一指标，达到举一反三的效果。

任务：艾滋病病毒感染者 / 病人随访检测比例

1. 定义　当年存活的艾滋病病毒感染者及艾滋病病人中，实际随访且接受 CD4 检测的比例。

2. 分子　当年 1 月 1 日至 12 月 31 日，分母的人数中实际随访且完成至少一次 CD4 检测的人数。

3. 分母　当年 1 月 1 日至 12 月 31 日，存活的艾滋病病毒感染者及艾滋病病人人数。

4. 统计规则

（1）计算所需数据来源于艾滋病综合防治数据信息系统—疫情数据库。

（2）按照现住址和终审日期进行统计。

（3）外籍和港澳台病例不统计。

（4）死亡病例（包括当年死亡病例）不进行统计。

（5）羁押人员完成随访则分子分母均统计，因羁押原因造成失访的不统计在分子分母中。

（6）分子统计当年数据库中有随访表且至少有一次 CD4 检测结果（多次检测的按照一次统计）的艾滋病病毒感染者及艾滋病病人人数。

（7）分母统计疫情数据库中存活的艾滋病病毒感染者及艾滋病病人的人数。

第一节　数据准备

了解数据库的基本结构，艾滋病综合防治数据信息系统中的病例报告数据库包括 card 库和 flw 库，即病例报告数据库和随访数据库，数据库的结构是 csv 格式（变量值之间以逗号分隔）。首先需要将从艾滋病综合防治数据信息系统中下载的病例报告 card 数据库和随访 flw 数据库分别导入 SPSS 软件中，如图 8-1。

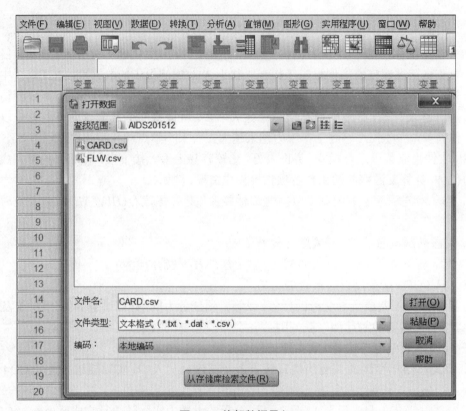

图 8-1　外部数据导入

第二节　数据整理

一、将数据库导入 SPSS 软件中

如何在 SPSS 中导入 CSV 格式的数据在本书的第二章进行了讲解，本例将逐步演示如何导入艾滋病病例报告（card）数据。

1. 打开 SPSS 软件，菜单项依次选择"文件—打开—数据"，在查找范围中查找拟导入的数据库所在的路径，如果不知道数据文件类型，在文件类型中选择"所有文件（*.*）"，本例知道数据库文件的类型是文本格式（.csv），选中后，在文件框中显示所有带有".csv"格式的文件，本例选中"CARD.csv"，然后双击该文件或者点击"打开"按钮，如图 8-2 所示界面。

2. 点击"下一步"，如图8-3所示界面，在"变量名称是否包括在文件顶部"选项勾选"是"，此表示导入数据后，各变量名称会在"数据视图"的文件顶部显示。

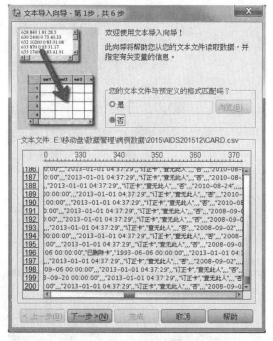

图 8-2　外部数据导入　　　　　　　　　　图 8-3　外部数据导入

3. 继续点击"下一步"，如图8-4所示界面，默认。"第一个数据个案从哪个行号开始？"选择"2"，表示第一个个案是从原始"CARD.csv"格式文件中的第2行开始，因为第一行是变量名。

4. 继续点击"下一步"，如图8-5所示界面，"变量之间有哪些分隔符"，只勾选"逗号"，因为本例中的变量值之间采取的是逗号分隔。

5. 继续点击"下一步"，如图8-6所示界面，这里面是规范导入的到SPSS中每个变量，默认第一个导入变量"卡片ID"字符串是11位，需要修改为50位，因为原始数据库中变量"卡片ID"最大值为50位数。

● **请注意，可以在"数据预览"界面看到各个拟导入变量格式，如果某个变量默认导入格式不符合要求，可以点击选中该变量，然后在"数据格式"选择需要的格式即可。**

● **请注意，如果不想导入某个变量，就在"数据预览"界面点击该变量，这时就在图8-6中的"变量名称"的空白框中显示该变量，"数据格式"的下拉框中选择"不导入"即可。**

6. 继续点击"下一步"，如图8-7所示界面，在"您要粘贴该语法吗？"选中"是"，然后点击"完成"按钮。

7. 在自动打开的语法程序窗口，已经将以上操作的语法程序显示在窗口中，点击菜单中选择"运行-全部"就完成了"CARD.csv"的数据导入到SPSS中，如图8-8所示。

● **请注意：如果不想保留语法程序，可以在图8-7中"您要粘贴该语法吗？"默认勾选"否"，然后点击"完成"按钮，就完成了"CARD.csv"的数据导入到SPSS中。**

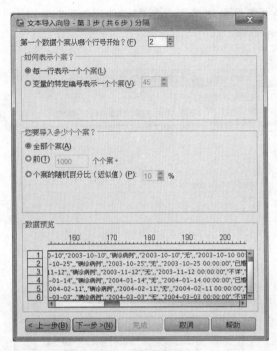

图 8-4 外部数据导入

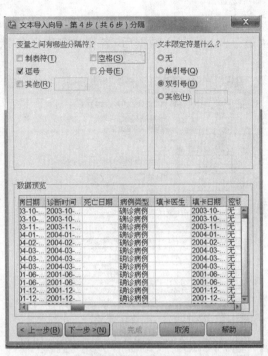

图 8-5 外部数据导入

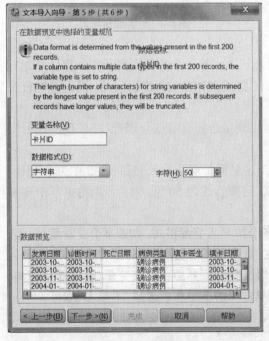

图 8-6 外部数据导入

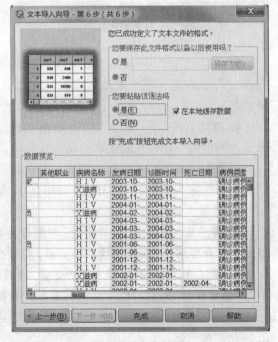

图 8-7 外部数据导入

```
/*********card库导入的语法程序 ********************/
GET DATA   /TYPE=TXT
    /FILE="D:\AIDS201512\CARD.csv"
```

```
/ENCODING='Locale'
/DELCASE=LINE
/DELIMITERS=","
/QUALIFIER=""
/ARRANGEMENT=DELIMITED
/FIRSTCASE=2
/IMPORTCASE=ALL
/VARIABLES=
卡片 ID A50
报告单位编码 F9.0
报告单位名称 A28
……
CACHE.
EXECUTE.
DATASET NAME 数据集 1 WINDOW=FRONT.
```

● **请注意：这些语法程序中各变量格式定义，也可以直接在程序中进行修改，例如变量 "CD4 检测结果" 默认为数值型、3 位数，根据经验，可能存在超过 3 位数，因此，只需要将 "F3.0" 改为 "F4.0" 即可；其他变量可根据实际情况进行修改。**

● **请注意，如果你不想导入某个变量，也可以直接在程序中进行修改，例如变量 "姓名" 为 A18，表示字符型 18 位字符数，如果不导入该变量，直接修改 "A18" 为 "18X" 即可。**

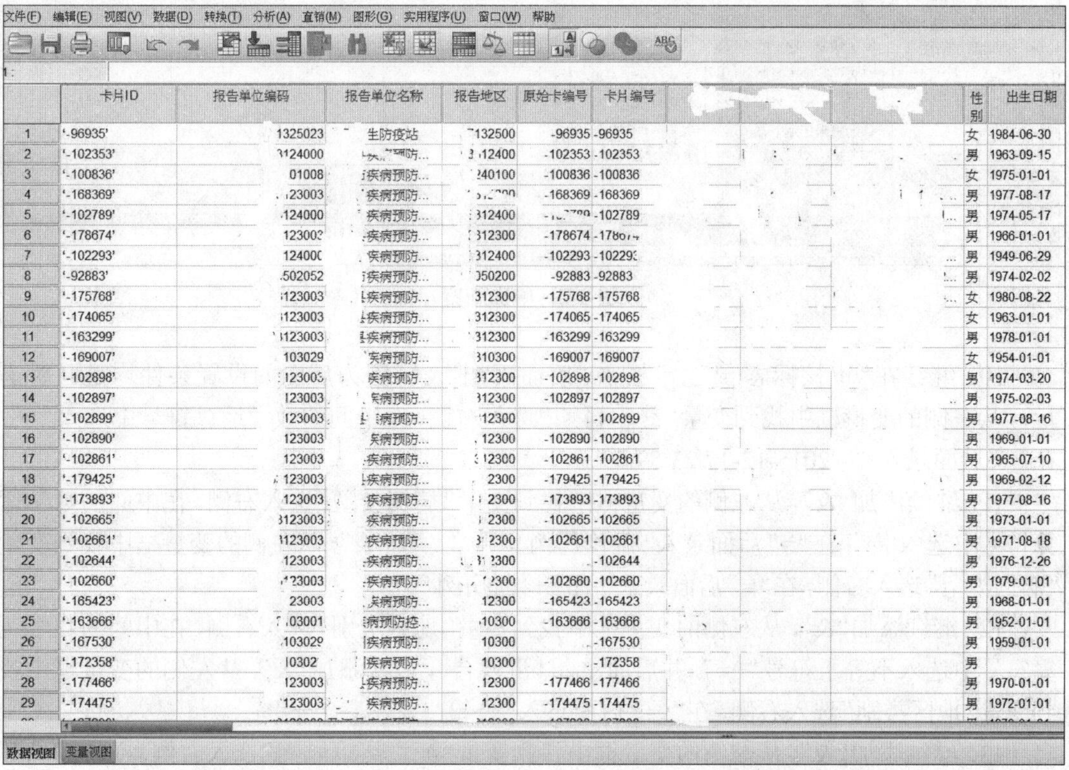

文件(F) 编辑(E) 视图(V) 数据(D) 转换(T) 分析(A) 直销(M) 图形(G) 实用程序(U) 窗口(W) 帮助

	卡片ID	报告单位编码	报告单位名称	报告地区	原始卡编号	卡片编号			性别	出生日期
1	'-96935'	1325023	生防疫站	132500	-96935	-96935			女	1984-06-30
2	'-102353'	3124000		12400	-102353	-102353			男	1963-09-15
3	'-100836'	01008	疾病预防…	40100	-100836	-100836			女	1975-01-01
4	'-168369'	123003	疾病预防…		-168369	-168369			男	1977-08-17
5	'-102789'	124000		312400	-102789	-102789			男	1974-05-17
6	'-178674'	123002	疾病预防…	312300	-178674	-178674			男	1966-01-01
7	'-102293'	124000	疾病预防…	312400	-102293	-102293			男	1949-06-29
8	'-92883'	502052	疾病预防…	050200	-92883	-92883			男	1974-02-02
9	'-175768'	123003		312300	-175768	-175768			女	1980-08-22
10	'-174065'	123003	疾病预防…	312300	-174065	-174065			女	1963-01-01
11	'-163299'	123003	疾病预防…	312300	-163299	-163299			男	1978-01-01
12	'-169007'	103029		310300	-169007	-169007			女	1954-01-01
13	'-102898'	123003	疾病预防…	312300	-102898	-102898			男	1974-03-20
14	'-102897'	123003	疾病预防…	312300	-102897	-102897			男	1975-02-03
15	'-102899'	123003		12300		-102899			男	1977-08-16
16	'-102890'	123003	疾病预防…	312300	-102890	-102890			男	1969-01-01
17	'-102861'	123003	疾病预防…	312300	-102861	-102861			男	1965-07-10
18	'-179425'	123003		2300	-179425	-179425			男	1969-02-12
19	'-173893'	123003	疾病预防…	312300	-173893	-173893			男	1980-08-16
20	'-102665'	3123003	疾病预防…	2300	-102665	-102665			男	1973-01-01
21	'-102661'	3123003	疾病预防…	2300	-102661	-102661			男	1971-08-18
22	'-102644'	123003	疾病预防…	2300		-102644			男	1976-12-26
23	'-102660'	123003	疾病预防…	2300	-102660	-102660			男	1979-01-01
24	'-165423'	23003	疾病预防…	12300	-165423	-165423			男	1968-01-01
25	'-163666'	03001	病预防控…	10300	-163666	-163666			男	1952-01-01
26	'-167530'	103029	疾病预防…	10300		-167530			男	1959-01-01
27	'-172358'	10300		10300		-172358			男	
28	'-177466'	123003	疾病预防…	2300	-177466	-177466			男	1970-01-01
29	'-174475'	123003	疾病预防…	12300	-174475	-174475			男	1972-01-01

图 8-8 外部数据导入

8．继续在图 8-8 中，在 SPSS 数据格式 card 库中筛选符合要求的病例，即：

（1）审核标志为"已终审卡"。

（2）终审日期为"<= '2015-12-17 23:59:59'"。

（3）病例类型为"确诊病例"和"临床诊断病例"。

（4）地区类别不包括"港澳台"和"外籍"。

（5）死亡终审时间为空的病例（即排除死亡病例）。

9．这些筛选条件可以在一次筛选中完成，首先，在图 8-8 中，菜单项依次选择"数据—选择个案"，在选择项中勾选"如果条件满足"项，点击"如果（I）"，然后，在左侧变量框中找到"审核标志"选入右侧的表达式中，在中间的数学运算符号中选入"="，在"="后面录入 '已审核卡 '（切记已终审卡的引号一定要在英文状态下），如图 8-9 所示。

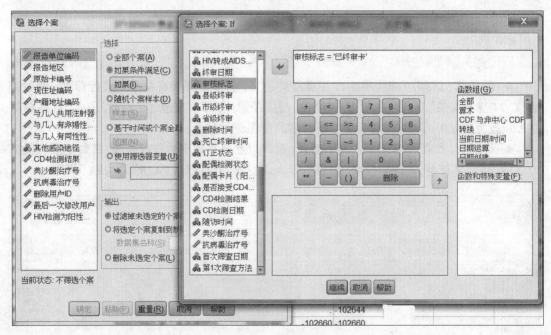

图 8-9　筛选个案

10．继续在"审核标志 =' 已审核卡 ' 后面添加"&"（因为后面的设置条件均是同时满足），从左侧的变量框中找到变量"终审日期"选入右侧，在中间的数学运算符号中选入"="，在"="后面录入 <= '2015-12-17 23:59:59'.

11．继续添加"&"，从左侧的变量框中找到变量"病例类型"选入右侧，在中间的数学运算符号中选入"="，在"="后面录入 ' 确诊病例 '，再次添加"&"，从左侧的变量框中找到变量"病例类型"选入右侧，在"="后面录入 ' 临床诊断病例 '.

12．继续添加"&"，从左侧的变量框中找到变量"地区类别"选入右侧，在中间的数学运算符号中选入不等于符号"^="，并后面录入 ' 港澳台 '，再次添加"&"，从左侧的变量框中找到变量"地区类别"选入右侧，在"^="后面录入 ' 外籍 '.

13．继续添加"&"，从左侧的变量框中找到变量"死亡终审时间"选入右侧，在中间的数学运算符号中选入"="，在"="后面录入 ''（空格表示为空）。

14. 完成后如图 8-10 所示，点击"继续"按钮，回到图 8-11 所示界面，在"输出"选项中，勾选"删除未选定个案"。

15. 点击"粘贴"按钮，将以上操作保存到语法程序窗口中。

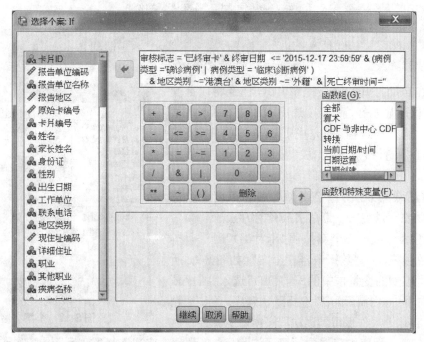

图 8-10　筛选个案

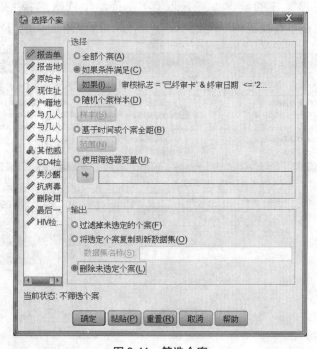

图 8-11　筛选个案

```
/*********CARD 库清理的语法程序 ******************/
FILTER OFF.
USE ALL.
SELECT IF( 审核标志 = '已终审卡' & 终审日期 <= '2015-12-17 23:59:59').
SELECT IF( 病例类型 = '确诊病例' | 病例类型 = '临床诊断病例').
SELECT IF( 地区类别 ～= '港澳台' & 地区类别 ～= '外籍').
SELECT IF( 死亡终审时间 = '     ').
EXECUTE.
```

16. 在自动打开的语法程序窗口，已经将以上操作的语法程序显示在窗口中，选中程序内容，点击菜单中选择"运行—选择"就完成了 card 库的清理，或者在图 8-11 中直接点击"完成"按钮，运行结果如图 8-12 所示。

● **请注意：以上的每个条件的筛选可以逐步进行，本例放在一次完成，简化了操作程序。**

17. 继续对数据库个案按照"卡片 ID"号进行排序，在菜单项依次选"数据—排序个案"，如图 8-12 所示界面，将左侧的变量框中的"卡片 ID"选入"排序依据"的空白框中，"排序顺序"选择默认升序。点击"粘贴"按钮，将以上操作保留到语法程序窗口中。

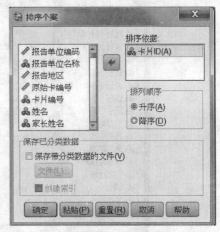

图 8-12　个案排序

18. 在语法程序窗口选中该段语法程序，在菜单项依次选择"运行—选择"，或者直接在图 8-12 中点击"确定"按钮，完成对个案按照"卡片 ID"进行升序排序。

19. 将以上清理完成的数据库进行保存，在菜单项依次选择"文件—另存为"，如图 8-13 所示界面。在"查找范围"中找到保存文件的位置，本例存在"D:\"盘，在"文件名"

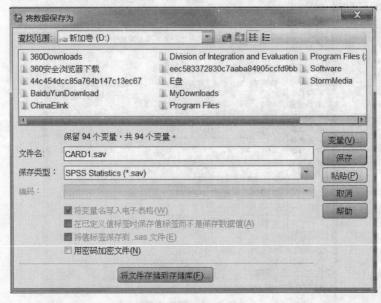

图 8-13　数据库保存

中，命名新文件名为"CARD1"，"保存类型"默认为 SPSS 数据库格式（*.sav）。点击"粘贴"按钮，将以上操作保留到语法程序窗口中。

● **请注意，此处千万别在菜单项直接选择"文件—保存"，这样就将原始 card 库覆盖了，替换成了整理后的数据库了。**

20．在语法程序窗口选中该段语法程序，在菜单项选择"运行—选择"，或者直接在图 8-13 中点击"保存"按钮，完成对数据库的保存。

```
/****card 库个案按照卡片 ID 排序并保存数据库的语法程序 *****/
SORT CASES BY
   卡片 ID(A).
SAVE OUTFILE= 'D:\CARD1.sav'
 /COMPRESSED.
```

二、导入随访数据库（FLW.csv）至 SPSS 中

1．在打开的 SPSS 软件，在菜单项依次选择"文件—打开—数据"，在查找范围中查找拟导入的数据库所在的路径，如果不知道数据文件类型，在文件类型中选择"所有文件（*.*）"，本例知道数据库文件的类型是文本格式（.csv），选中后，在文件框中显示所有带有".csv"格式的文件，本例选中"FLW.csv"，然后双击该文件或者点击"打开"按钮，如图 8-14 所示界面。

2．点击"下一步"，如图 8-15 所示界面，在"变量名称是否包括在文件顶部"选项勾选"是"。

3．继续点击"下一步"，如图 8-16 所示界面，默认。

4．继续点击"下一步"，如图 8-17 所示界面，"变量之间有哪些分隔符"，只勾选"逗号"，因为本例中的变量之间采取的是逗号分隔。

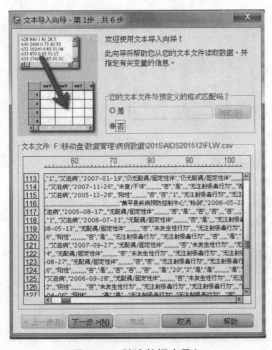

图 8-14　随访数据库导入

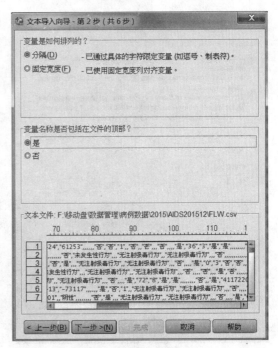

图 8-15　随访数据库导入

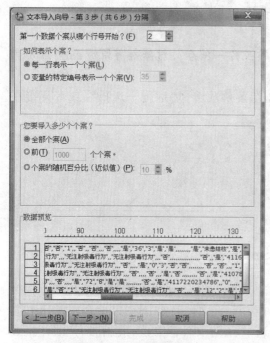

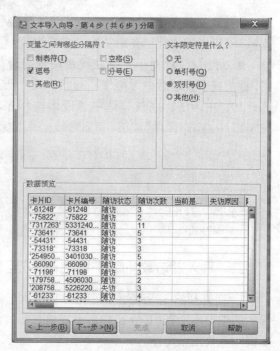

图 8-16　随访数据库导入　　　　　　　　图 8-17　随访数据库导入

5. 继续点击"下一步"，如图 8-18 所示界面，这里面是规范导入的到 SPSS 中每个变量，默认第一个导入变量"卡片 ID"字符串是 11 位，需要修改为 50 位。

6. 继续点击"下一步"，如图 8-19 所示界面，在"您要粘贴该语法吗？"选中"是"，然后点击"完成"按钮。

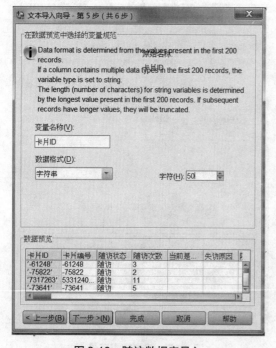

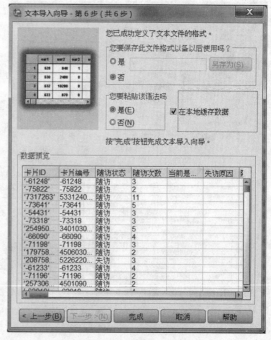

图 8-18　随访数据库导入　　　　　　　　图 8-19　随访数据库导入

7. 在自动打开的语法程序窗口，已经将以上操作的语法程序显示在窗口中，在菜单项依次选择"运行—全部"就完成了"FLW.csv"的数据导入到SPSS中，如图8-20所示。

● **请注意：如果不想保留语法程序，可以在图8-19中"您要粘贴该语法吗？"默认勾选"否"，然后点击"完成"按钮，就完成了"FLW.csv"的数据导入到SPSS中。**

```
/*********flw 库导入的语法程序 *********************/
GET DATA    /TYPE=TXT
    /FILE="D:\FLW.csv"
    /DELCASE=LINE
    /DELIMITERS=","
    /QUALIFIER=""
    /ARRANGEMENT=DELIMITED
    /FIRSTCASE=2
    /IMPORTCASE=ALL
    /VARIABLES=
    卡片 ID A50
    卡片编号 A20
    随访状态 A8
    随访次数 F2.0
    ......
CACHE.
EXECUTE.
```

● **请注意：这些语法程序中各变量格式定义，也可以直接在程序中进行修改，例如变量"CD4检测结果"默认为数值型、3位数，根据经验，可能存在超过3位数，因此，只需要将"F3.0"改为"F4.0"即可；其他变量可根据实际情况进行修改。**

● **请注意，如果你不想导入某个变量，也可以直接在程序中进行修改，例如变量"随访次数"为F2.0，表示数值型2位数，如果不导入该变量，直接修改"F2.0"为"2X"即可。**

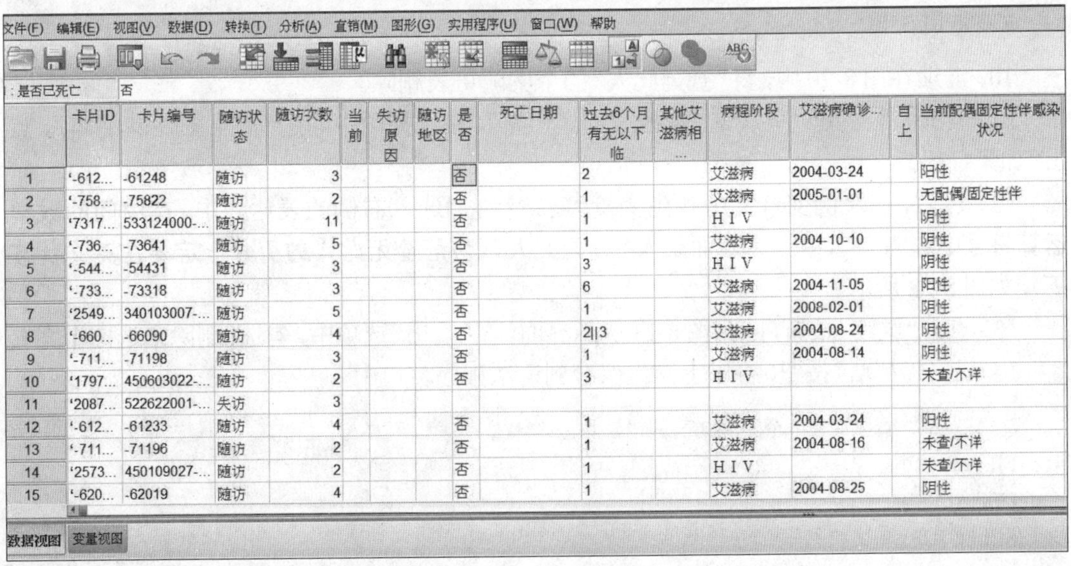

	卡片ID	卡片编号	随访状态	随访次数	当前	失访原因	随访地区	是否	死亡日期	过去6个月有无以下临	其他艾滋病相...	病程阶段	艾滋病确诊...	自上	当前配偶固定性伴感染状况
1	'-612...	-61248	随访	3				否		2		艾滋病	2004-03-24		阳性
2	'-758...	-75822	随访	2				否		1		艾滋病	2005-01-01		无配偶/固定性伴
3	'7317...	533124000-...	随访	11				否		1		HIV			阴性
4	'-736...	-73641	随访	5				否		1		艾滋病	2004-10-10		阴性
5	'-544...	-54431	随访	3				否		3		HIV			阴性
6	'-733...	-73318	随访	3				否		6		艾滋病	2004-11-05		阳性
7	'2549...	340103007-...	随访	5				否		1		艾滋病	2008-02-01		阴性
8	'-660...	-66090	随访	2				否		2|3		艾滋病	2004-08-24		阴性
9	'-711...	-71198	随访	3				否		1		艾滋病	2004-08-14		阴性
10	'1797...	450603022-...	随访	2				否		3		HIV			未查/不详
11	'2087...	522622001-...	失访	3											
12	'-612...	-61233	随访	4				否		1		艾滋病	2004-03-24		阳性
13	'-711...	-71199	随访	5				否		1		艾滋病	2004-08-16		未查/不详
14	'2573...	450109027-...	随访	2				否		1		HIV			未查/不详
15	'-620...	-62019	随访	4				否		1		艾滋病	2004-08-25		阴性

图8-20　随访数据库导入

8. 将图 8-20 的原始 flw 库保存在"D:\"，在菜单项依次选择"文件 - 另存为"，如图 8-21 所示界面。在"查找范围"中找到保存文件的位置，本例存在"D:\"盘，在"文件名"中，命名新文件名为"flw"，"保存类型"默认为 SPSS 数据库格式（*.sav）。点击"粘贴"按钮，将以上操作保留到语法程序窗口中。

9. 在语法程序窗口选中该段语法程序，在菜单项依次选择"运行—选择"，或者直接在图 8-21 中点击"保存"按钮，完成对数据库的保存。

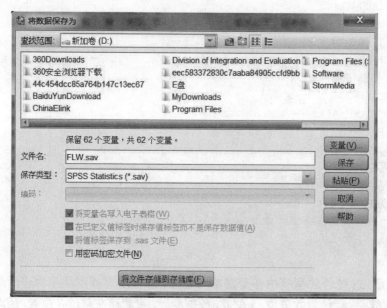

图 8-21 保存随访数据库

```
/**** 保存 flw 数据库的语法程序 *****/
SAVE OUTFILE= 'D:\FLW.sav'
/COMPRESSED.
```

10. 继续在图 8-20 中，将"查无此人"的个案随访表删除。

（1）首先，在菜单项依次选"数据—选择个案"，在选择项中勾选"如果条件满足"项，点击"如果（I）"。

（2）然后，在左侧变量框中找到变量"随访状态"选入右侧的表达式中，在**中间的数学运算符号**中选入"="，在"="后面录入 ' 查无此人 '（**切记查无此人的引号一定要在英文状态下**），如图 8-22 所示。

（3）点击"继续"按钮，回到图 8-23 所示界面，在"输出"选项中，勾选"删除未选定个案"。

（4）点击"粘贴"按钮，将以上操作保存到语法程序窗口中。

```
/**** 找到 ' 查无此人 ' 个案随访表的语法程序 *****/
FILTER OFF.
USE ALL.
SELECT IF( 随访状态 = ' 查无此人 ').
EXECUTE.
```

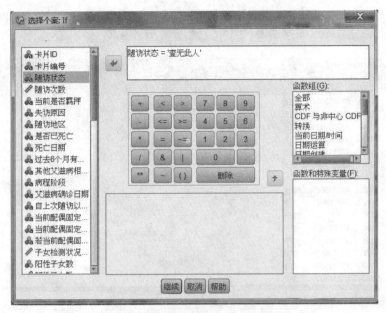

图 8-22 查找"查无此人"随访表

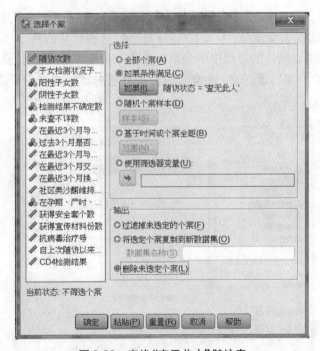

图 8-23 查找"查无此人"随访表

（5）在自动打开的语法程序窗口，已经将以上操作的语法程序显示在窗口中，选中该段语法程序，在菜单项依次选择"运行—选择"，或者在图 8-23 中直接点击"确定"按钮，就完成了找出"查无此人"的个案随访表的操作，如图 8-24 所示。

11. 继续在图 8-24 中，查重"查无此人"的个案随访表并保留最后一次随访表。

（1）首先，在菜单项依次选择"数据—标识重复个案"，打开如图 8-25 所示界面。

	文件(F) 编辑(E) 视图(V) 数据(D) 转换(T) 分析(A) 直销(M) 图形(G) 实用程序(U) 窗口(W) 帮助

	卡片ID	卡片编号	随访状态	随访次数	当前	失访原因	随访地区	是否	死亡日期	过去6个月有无以下临	其他艾滋病相...	病程阶段
1	'3007...	532925001-...	查无...	1								
2	'2976...	652201001-...	查无...	1								
3	'2105...	440106024-...	查无...	1								
4	'2139...	532621000-...	查无...	1								
5	'2979...	370112024-...	查无...	1								
6	'2139...	532621000-...	查无...	2								
7	'1945...	532624000-...	查无...	1								
8	'3003...	440305001-...	查无...	1								
9	'2902...	440183001-...	查无...	2								
10	'2791...	510105001-...	查无...	1								
11	'2980...	450721034-...	查无...	1								
12	'2198...	533423000-...	查无...	5								
13	'5486...	310104007-...	查无...	1								
14	'6357...	110101031-...	查无...	1								
15	'7262...	532501001-...	查无...	1								

数据视图 变量视图

图 8-24 "查无此人"随访表

（2）然后，在图 8-25 中，在"定义匹配个案的依据"中，将左侧的"卡片 ID"选入，因为随访表中所有的个案的标识变量是"卡片 ID"号；"排序"选择默认的升序；"要创建的变量"中的"基本个案指示符"以默认的每组中的最后一个个案为基本个案，"要创建的变量"名称默认为"最后一个基本个案"（**请注意：大家可以根据自己的喜好或者便于识别自行定义变量名称**）；其他均为默认选择。

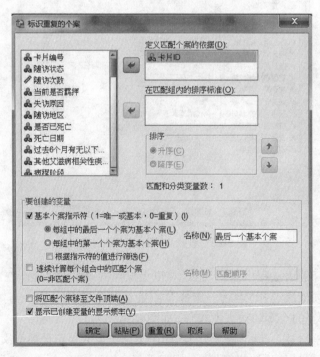

图 8-25 查重"查无此人"随访表

（3）完成后，点击“粘贴”按钮，将以上操作保存到语法程序窗口中。

```
/**** 查重 " 查无此人 " 个案随访表的语法程序 *****/
* Identify Duplicate Cases.
SORT CASES BY 卡片 ID(A).
MATCH FILES /FILE = * /BY 卡片 ID
 /FIRST = PrimaryFirst /LAST = PrimaryLast.
DO IF(PrimaryFirst).
COMPUTE MatchSequence = 1 - PrimaryLast.
ELSE.
COMPUTE MatchSequence = MatchSequence + 1.
END IF.
LEAVE MatchSequence.
FORMAT MatchSequence(f7).
COMPUTE InDupGrp = MatchSequence > 0.
SORT CASES InDupGrp(D).
MATCH FILES /FILE = * /DROP = PrimaryFirst InDupGrp MatchSequencc.
VARIABLE LABELS PrimaryLast 'Indicator of each last matching case as Primary'
 .
VALUE LABELS PrimaryLast 0 'Duplicate Case' 1 'Primary Case'.
VARIABLE LEVEL PrimaryLast(ORDINAL).
FREQUENCIES VARIABLES = PrimaryLast.
EXECUTE.
```

（4）在自动打开的语法程序窗口，已经将以上操作的语法程序显示在窗口中，选中该段语法程序，在菜单项依次选择“运行—选择”，或者在图 8-25 中直接点击“确定”按钮，就完成了查重“查无此人”的个案随访表的操作，如图 8-26 所示。

	卡片ID	卡片编号	随访状态	随访次数	最后一个基本个案	变量
1	'-100...	-100042	查无...	1	主个案	
2	'-118...	-118235	查无...	1	主个案	
3	'-118...	-118236	查无...	1	主个案	
4	'-118...	-118237	查无...	1	主个案	
5	'-118...	-118238	查无...	1	主个案	
6	'-118...	-118239	查无...	1	主个案	
7	'-118...	-118240	查无...	1	主个案	
8	'-118...	-118637	查无...	1	主个案	
9	'-119...	-119168	查无...	1	主个案	
10	'-119...	-119169	查无...	1	主个案	
11	'-119...	-119302	查无...	1	主个案	
12	'-120...	-120026	查无...	1	主个案	
13	'-120...	-120027	查无...	1	主个案	
14	'-120...	-120029	查无...	1	主个案	

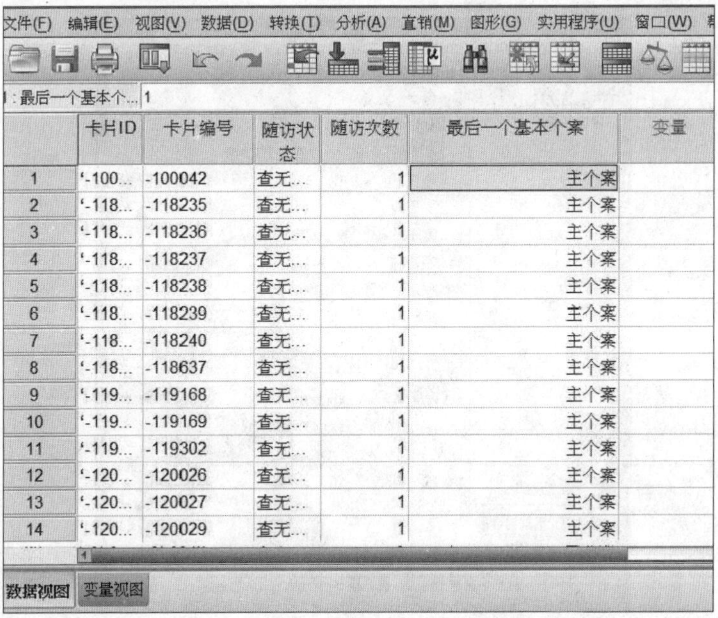

图 8-26　查重“查无此人”随访表

12. 继续在图 8-26 中，保留每个个案最后一次"查无此人"的个案随访表。

（1）首先，在菜单项依次选择"数据—选择个案"，在选择项中勾选"如果条件满足"项，点击"如果（I）"。

（2）然后，在左侧变量框中找到变量"最后一个基本个案"选入右侧的表达式中，在中间的数学运算符号中选入"="，在"="后面录入数字 1（**切记数字 1 是数值，不需要外加引号**），如图 8-27 所示。

（3）点击"继续"按钮，回到图 8-28 所示界面，在"输出"选项中，勾选"删除未选定个案"。

（4）完成后，点击"粘贴"按钮，将以上操作保存到语法程序窗口中。

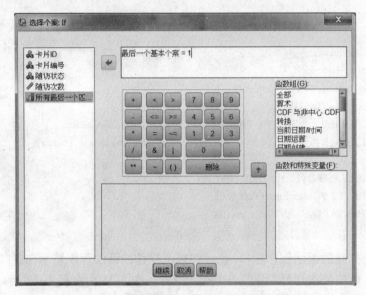

图 8-27　保留最后一个"查无此人"随访表

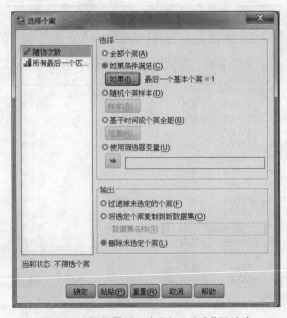

图 8-28　保留最后一个"查无此人"随访表

（5）在自动打开的语法程序窗口，已经将以上操作的语法程序显示在窗口中，选中该段语法程序，在菜单项依次选择"运行—选择"，或者在图8-28中直接点击"确定"按钮，就完成了保留最后一个"查无此人"的个案随访表的操作，如图8-29所示。

```
/**** 保留最后一个"查无此人"个案随访表的语法程序 *****/
FILTER OFF.
USE ALL.
SELECT IF(PrimaryLast = 1).
EXECUTE.
```

13. 对图8-29中的"查无此人"数据库个案按照"卡片ID"号进行排序。

（1）首先，在菜单项依次选"数据—排序个案"，如图8-30所示界面，将左侧的变量框中的"卡片ID"选入"排序依据"的空白框中，"排序顺序"选择默认升序。点击"粘贴"按钮，将以上操作保留到语法程序窗口中。

（2）在语法程序窗口选中该段语法程序，在菜单项依次选择"运行—选择"，或者直接在图8-30中点击"确定"按钮，完成对个案按照"卡片ID"进行升序排序。

```
/**** 按升序排列"查无此人"个案随访表的语法程序 *****/
SORT CASES BY
  卡片 ID(A).
```

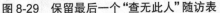

图 8-29　保留最后一个"查无此人"随访表

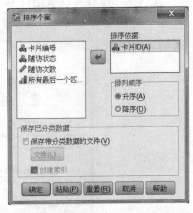

图 8-30　排序"查无此人"随访表

14. 将以上清理完成的"查无此人"个案随访数据库进行保存。

（1）在菜单项依次选择"文件—另存为"，如图8-31所示界面。在"查找范围"中找到保存文件的位置，本例保存在"D:\"盘，在"文件名"中，命名新文件名为"FLWcha"，"保存类型"默认为SPSS数据库格式（*.sav）。点击"粘贴"按钮，将以上操作保留到语法程序窗口中。

（2）在语法程序窗口选中该段语法程序，在菜单项依次选择"运行—选择"，或者直接在图8-31中点击"保存"按钮，完成对数据库的保存。

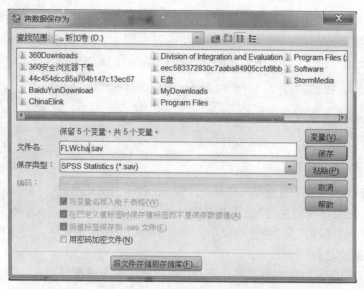

图 8-31 保存清理后的"查无此人"随访表

/**** 保存清理后的"查无此人"个案随访表的语法程序 *****/
SAVE OUTFILE= 'D:\FLWcha.sav'
 /COMPRESSED.

三、需要排除"查无此人"的病例，将"CARD1.cav"中"查无此人"的病例删除

1. 第一步，完成病例数据库（CARD1.sav）与查无此人数据库（FLWcha.sav）的关联。

（1）首先，打开"CARD1.sav"数据库，在打开的 SPSS 界面，在菜单项依次选择"文件—打开—数据"，如图 8-32 所示界面，找到"CARD1.sav"数据库所在位置，点击"粘贴"按钮，将以上操作保留到语法程序窗口中。

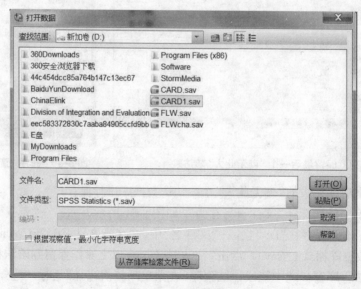

图 8-32 打开数据库

```
/**** 打开已保存的 "CARD1.sav" 数据库的语法程序 *****/
GET
    FILE='D:\CARD1.sav'.
DATASET NAME DataSet4 WINDOW=FRONT.
```

（2）在语法程序窗口选中该段语法程序，在菜单项依次选择"运行—选择"，或者直接在图 8-32 中点击"打开"按钮，打开"CARD1.sav"数据库，并处于活动状态，如图 8-33 所示界面。

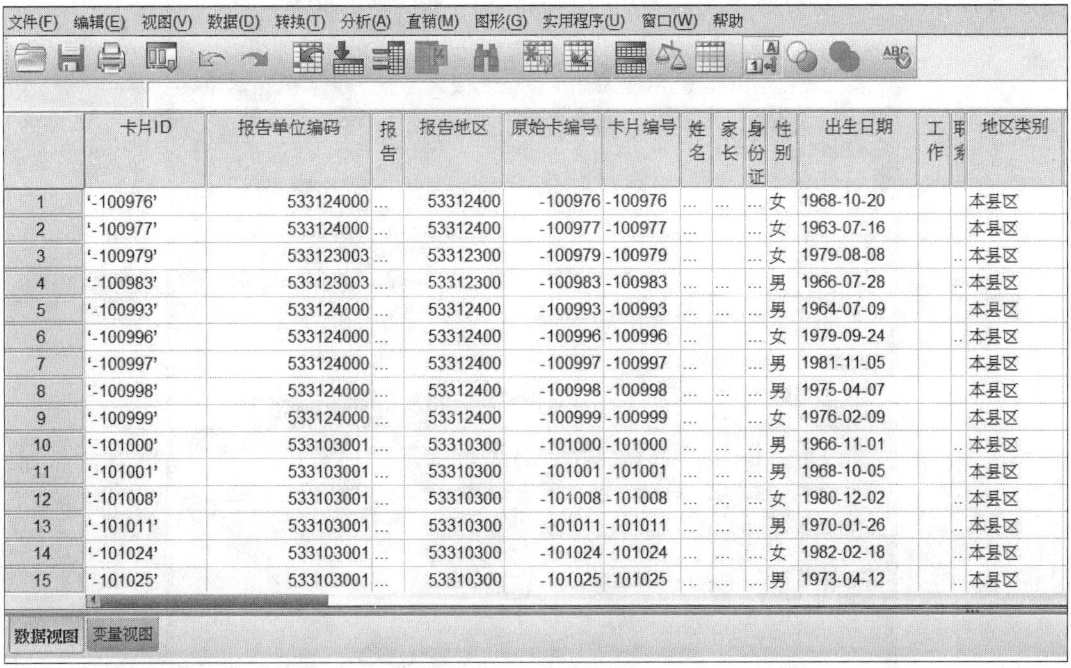

	卡片ID	报告单位编码	报告	报告地区	原始卡编号	卡片编号	姓名	家长	身份证	性别	出生日期	工作	职务	地区类别
1	'-100976'	533124000	...	53312400	-100976	-100976	...	...	...	女	1968-10-20	...		本县区
2	'-100977'	533124000	...	53312400	-100977	-100977	...		...	女	1963-07-16			本县区
3	'-100979'	533123003	...	53312300	-100979	-100979				女	1979-08-08			本县区
4	'-100983'	533123003	...	53312300	-100983	-100983				男	1966-07-28			本县区
5	'-100993'	533124000	...	53312400	-100993	-100993				男	1964-07-09			本县区
6	'-100996'	533124000	...	53312400	-100996	-100996				男	1979-09-24			本县区
7	'-100997'	533124000	...	53312400	-100997	-100997				男	1981-11-05			本县区
8	'-100998'	533124000	...	53312400	-100998	-100998				男	1975-04-07			本县区
9	'-100999'	533124000	...	53312400	-100999	-100999				女	1976-02-09			本县区
10	'-101000'	533103001	...	53310300	-101000	-101000				男	1966-11-01			本县区
11	'-101001'	533103001	...	53310300	-101001	-101001				男	1968-10-05			本县区
12	'-101008'	533103001	...	53310300	-101008	-101008				女	1980-12-02			本县区
13	'-101011'	533103001	...	53310300	-101011	-101011				男	1970-01-26			本县区
14	'-101024'	533103001	...	53310300	-101024	-101024				女	1982-02-18			本县区
15	'-101025'	533103001	...	53310300	-101025	-101025				男	1973-04-12			本县区

数据视图　变量视图

图 8-33　打开数据库

（3）接着，关联"FLWcha.sav"查无此人数据库，在菜单项依次选择"数据—合并文件—添加变量"，打开如图 8-34 所示界面，勾选"外部 SPSS Statistics 数据文件"（因为数据文件"FLWcha.sav"不是打开状态，相反，如果处于打开状态，就会显示在"打开的数据集"下的空白框中，就勾选此项），然后点击"浏览"按钮，找到"FLWcha.sav"数据库所在的文件位置，选入。

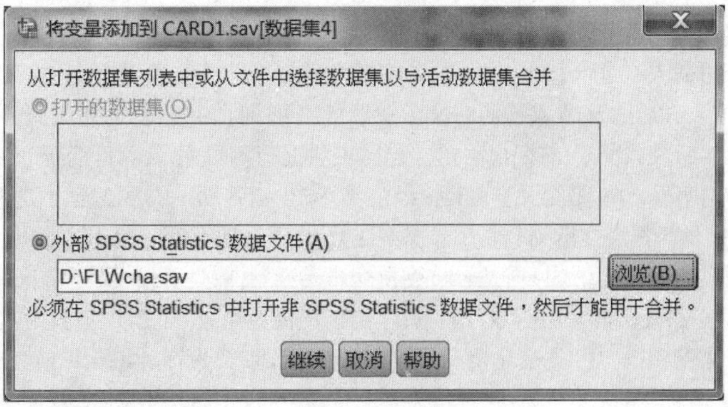

将变量添加到 CARD1.sav[数据集4]

从打开数据集列表中或从文件中选择数据集以与活动数据集合并

◎ 打开的数据集(O)

● 外部 SPSS Statistics 数据文件(A)

D:\FLWcha.sav　　　　　　　　　浏览(B)

必须在 SPSS Statistics 中打开非 SPSS Statistics 数据文件，然后才能用于合并。

继续　取消　帮助

图 8-34　关联数据库

（4）然后点击"继续"按钮，出现如图 8-35 所示界面，勾选"匹配关键变量的个案"，将"卡片 ID"选入"关键变量"中；勾选"两个数据集中的个案都是按关键变量的顺序进行排列"，勾选"非活动数据集"为基于关键字的表 [*请注意：这个在前面专门讲过，这个表示将外部非活动数据集（FLWcha.sav）按照关键字"卡片 ID"关联到活动数据集（CARD1.sav）中*]。点击"粘贴"按钮，将以上操作保留到语法程序窗口中。

● ***请注意：如果不清楚哪个数据库是活动数据集，在图 8-35 的左下方有标识，本例变量名后带有（*）= 活动数据集，（+）=D:\FLWcha.sav= 非活动数据集。***

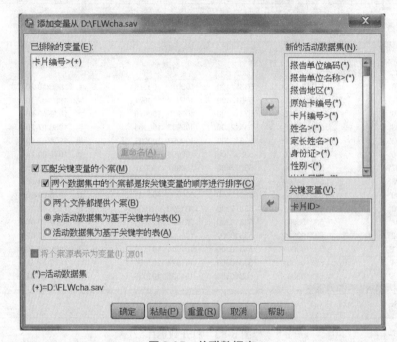

图 8-35 关联数据库

/*"CARD1.sav" 数据库和 "FLWcha.sav" 数据库关联的语法程序 */
MATCH FILES /FILE=*
  /TABLE='D:\FLWcha.sav'
  /RENAME(CD4 检测单位 CD4 检测地区 CD4 检测日期 CD4 检测结果 PrimaryLast V66 其他艾滋病相关性疾病 卡片编号 反复发热持续 2 周以上 反复咳出的痰中带血 咳嗽、咳痰持续 2 周以上 在孕期、产时、产后是否为预防母婴传播服用抗病毒治疗药物 在最近 3 个月与病人共用过注射器人数 在最近 3 个月与病人有过性行为人数 在最近 3 个月交出针具支数 在最近 3 个月换回针具支数 备注 夜间经常出汗 失访原因 子女检测状况子女数 宣传咨询（宣传材料、咨询服务）当前是否羁押 当前配偶固定性伴感染状况 当前配偶固定性伴感染状况检测日期 录入日期 患者姓名 抗病毒治疗号 无法解释的体重明显下降 是否关怀救助（经济支持、生活帮助）是否已死亡 是否接受 CD4 检测 是否药物提供（提供抗机会性感染药物）未查不详数 检测结果不确定数 死亡日期 淋巴结肿大 现在是否为同伴教育员 病程阶段 目前是否接受抗病毒治疗 目前是否接受社区美沙酮维持治疗 社区美沙酮维持治疗编号 经常容易疲劳或呼吸短促 结核病检查结果 自上次随访以来做过 CD4 检测次数 自上次随访以来配偶固定性伴变化情况 艾滋病确诊日期 若为育龄妇女目前为 若当前配偶固定性伴感染状况为阳性其卡片编号为 获得安全套个数 获得宣传材料份数 过去 3 个月是否共用过注射器注射毒品 过去 3 个月是否参加针具交换 过去 3 个月是否每次与配偶固定性伴发生性行为时都

用安全套 过去 3 个月是否每次发生性行为都用安全套 过去 6 个月是否接受过结核病检查 过去 6 个月有无以下临床表现 阳性子女数 阴性子女数 随访单位 随访地区 随访地区编码 随访执行单位 随访日期 随访次数 随访责任人 = d0 d1 d2 d3 d4 d5 d6 d7 d8 d9 d10 d11 d12 d13 d14 d15 d16 d17 d18 d19 d20 d21 d22 d23 d24 d25 d26 d27 d28 d29 d30 d31 d32 d33 d34 d35 d36 d37 d38 d39 d40 d41 d42 d43 d44 d45 d46 d47 d48 d49 d50 d51 d52 d53 d54 d55 d56 d57 d58 d59 d60 d61 d62 d63 d64)

/BY 卡片 ID

/DROP= d0 d1 d2 d3 d4 d5 d6 d7 d8 d9 d10 d11 d12 d13 d14 d15 d16 d17 d18 d19 d20 d21 d22 d23 d24 d25 d26 d27 d28 d29 d30 d31 d32 d33 d34 d35 d36 d37 d38 d39 d40 d41 d42 d43 d44 d45 d46 d47 d48 d49 d50 d51 d52 d53 d54 d55 d56 d57 d58 d59 d60 d61 d62 d63 d64.

EXECUTE.

（5）在语法程序窗口选中该段语法程序，在菜单项依次选择"运行—选择"，或者直接在图 8-35 中点击"确定"按钮，完成"CARD1.sav"数据库和"FLWcha.sav"数据库关联，如图 8-36 所示界面。

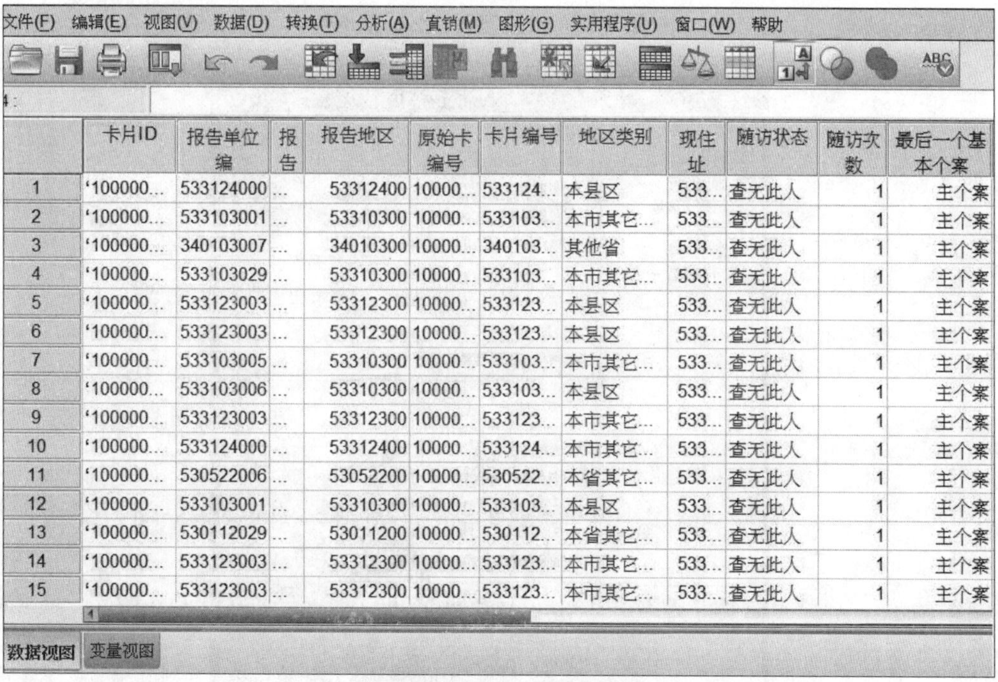

文件(F) 编辑(E) 视图(V) 数据(D) 转换(T) 分析(A) 直销(M) 图形(G) 实用程序(U) 窗口(W) 帮助(H)

	卡片ID	报告单位编	报告	报告地区	原始卡编号	卡片编号	地区类别	现住址	随访状态	随访次数	最后一个基本个案
1	'100000...	533124000	...	53312400	10000...	533124...	本县区	533...	查无此人	1	主个案
2	'100000...	533103001	...	53310300	10000...	533103...	本市其它	533...	查无此人	1	主个案
3	'100000...	340103007	...	34010300	10000...	340103...	其他省	533...	查无此人	1	主个案
4	'100000...	533103029	...	53310300	10000...	533103...	本市其它	533...	查无此人	1	主个案
5	'100000...	533123003	...	53312300	10000...	533123...	本县区	533...	查无此人	1	主个案
6	'100000...	533123003	...	53312300	10000...	533123...	本县区	533...	查无此人	1	主个案
7	'100000...	533103005	...	53310300	10000...	533103...	本市其它	533...	查无此人	1	主个案
8	'100000...	533103006	...	53310300	10000...	533103...	本县区	533...	查无此人	1	主个案
9	'100000...	533123003	...	53312300	10000...	533123...	本市其它	533...	查无此人	1	主个案
10	'100000...	533124000	...	53312400	10000...	533124...	本市其它	533...	查无此人	1	主个案
11	'100000...	530522006	...	53052200	10000...	530522...	本省其它	533...	查无此人	1	主个案
12	'100000...	533103001	...	53310300	10000...	533103...	本县区	533...	查无此人	1	主个案
13	'100000...	530112029	...	53011200	10000...	530112...	本省其它	533...	查无此人	1	主个案
14	'100000...	533123003	...	53312300	10000...	533123...	本市其它	533...	查无此人	1	主个案
15	'100000...	533123003	...	53312300	10000...	533123...	本市其它	533...	查无此人	1	主个案

数据视图 变量视图

图 8-36 关联数据库

2. 第二步，将关联后病例数据库（CARD1.sav）中的"查无此人"病例删除。

（1）在图 8-36 中，在菜单项依次选择"数据—选择个案"，如图 8-37 所示界面，在左侧变量框中找到"随访状态"选入右侧的空白框中，在中间的数学运算符号中选入"="，在"="后面录入"（**切记引号一定要在英文状态下**）。

（2）完成后点击"继续"按钮，回到图 8-38 所示界面，在"输出"选项中，勾选"删除未选定个案"。

（3）完成后，点击"粘贴"按钮，将以上操作保存到语法程序窗口中。

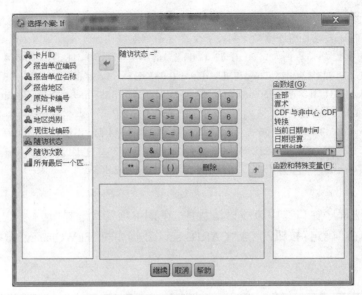

图 8-37 排除"查无此人"病例

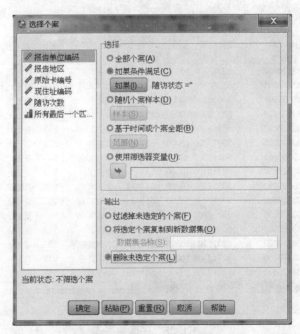

图 8-38 排除"查无此人"病例

```
/**** 排除 "CARD1.sav" 数据库中 " 查无此人 " 病例语法程序 *****/
FILTER OFF.
USE ALL.
SELECT IF( 随访状态 = ' ').
EXECUTE.
```

（4）在语法程序窗口选中该段语法程序，在菜单项依次选择"运行—选择"，或者直接在图 8-38 中点击"确定"按钮，完成删除"CARD1.sav"数据库中"查无此人"病例，如图 8-39 所示界面。

	卡片ID	报告单位编	报告	报告地区	原始卡编号	卡片编号	地区类别	现住址	随访状态	随访次数	最后一个基本个案
1	'-100976'	533124000	...	53312400	-100976	-100976	本县区	533...		.	.
2	'-100977'	533124000	...	53312400	-100977	-100977	本县区	533...		.	.
3	'-100979'	533123003	...	53312300	-100979	-100979	本县区	533...		.	.
4	'-100983'	533123003	...	53312300	-100983	-100983	本县区	533...		.	.
5	'-100993'	533124000	...	53312400	-100993	-100993	本县区	533...		.	.
6	'-100996'	533124000	...	53312400	-100996	-100996	本县区	533...		.	.
7	'-100997'	533124000	...	53312400	-100997	-100997	本县区	533...		.	.
8	'-100998'	533124000	...	53312400	-100998	-100998	本县区	533...		.	.
9	'-100999'	533124000	...	53312400	-100999	-100999	本县区	533...		.	.
10	'-101000'	533103001	...	53310300	-101000	-101000	本县区	533...		.	.
11	'-101001'	533103001	...	53310300	-101001	-101001	本县区	533...		.	.
12	'-101008'	533103001	...	53310300	-101008	-101008	本县区	533...		.	.
13	'-101011'	533103001	...	53310300	-101011	-101011	本县区	533...		.	.
14	'-101024'	533103001	...	53310300	-101024	-101024	本县区	533...		.	.
15	'-101025'	533103001	...	53310300	-101025	-101025	本县区	533...		.	.

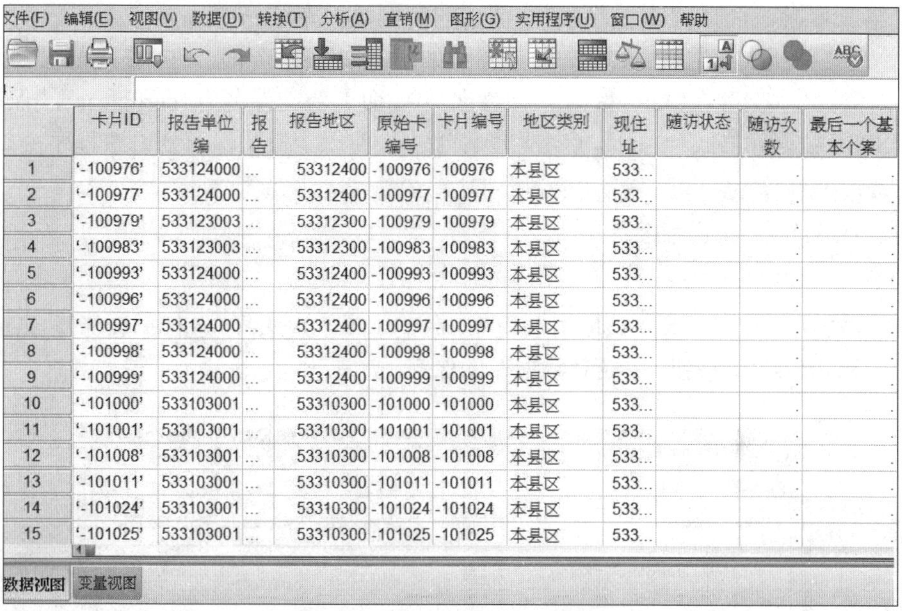

图 8-39　排除“查无此人”病例

```
/**** 删除 "CARD1.sav" 数据库中变量 " 随访状态 " 语法程序 *****/
delete variables 随访状态 .
```

（5）在语法程序窗口选中该段语法程序，在菜单项选择“运行—选择”，或者直接在图 8-39 中的“数据视图”界面，在变量“随访状态”上点击鼠标右键，选择“清除”完成删除变量“随访状态”，如图 8-40 所示界面；亦或在“变量视图”中，选中变量“随访状态”，点击鼠标右键，选择“清除”完成删除变量“随访状态”。

	卡片ID	报告单位编	报告	报告地区	原始卡编号	卡片编号	地区类别	现住址
1	'-100976'	533124000	...	53312400	-100976	-100976	本县区	533...
2	'-100977'	533124000	...	53312400	-100977	-100977	本县区	533...
3	'-100979'	533123003	...	53312300	-100979	-100979	本县区	533...
4	'-100983'	533123003	...	53312300	-100983	-100983	本县区	533...
5	'-100993'	533124000	...	53312400	-100993	-100993	本县区	533...
6	'-100996'	533124000	...	53312400	-100996	-100996	本县区	533...
7	'-100997'	533124000	...	53312400	-100997	-100997	本县区	533...
8	'-100998'	533124000	...	53312400	-100998	-100998	本县区	533...
9	'-100999'	533124000	...	53312400	-100999	-100999	本县区	533...
10	'-101000'	533103001	...	53310300	-101000	-101000	本县区	533...
11	'-101001'	533103001	...	53310300	-101001	-101001	本县区	533...
12	'-101008'	533103001	...	53310300	-101008	-101008	本县区	533...
13	'-101011'	533103001	...	53310300	-101011	-101011	本县区	533...
14	'-101024'	533103001	...	53310300	-101024	-101024	本县区	533...
15	'-101025'	533103001	...	53310300	-101025	-101025	本县区	533...

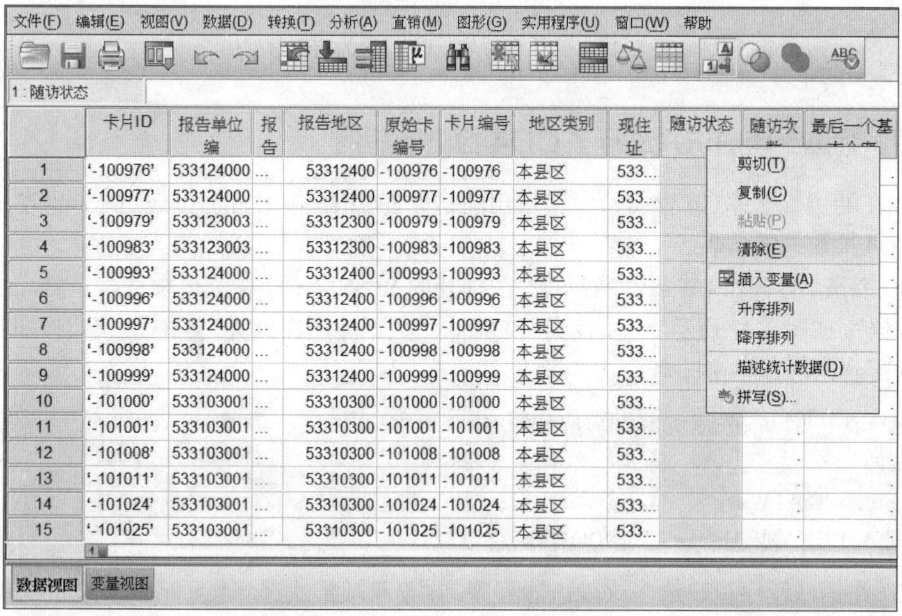

图 8-40　删除变量“随访状态”

3. 第三步，保存删除"查无此人"病例后的病例数据库（cardclear.sav）。

（1）在菜单项依次选择"文件—另存为"，如图 8-41 所示界面。在"查找范围"中找到保存文件的位置，本例存在"D:\"盘，在"文件名"中，命名新文件名为"cardclear"，"保存类型"默认为 SPSS 数据库格式（*.sav），点击"粘贴"按钮，将以上操作保留到语法程序窗口中。

```
/**** 保存删除 " 查无此人 " 后的病例数据库的语法程序 *****/
SAVE OUTFILE= 'D:\cardclear.sav'
 /COMPRESSED.
```

（2）在语法程序窗口选中该段语法程序，在菜单项依次选择"运行—选择"，或者直接在图 8-41 中点击"保存"按钮，完成对数据库的保存。

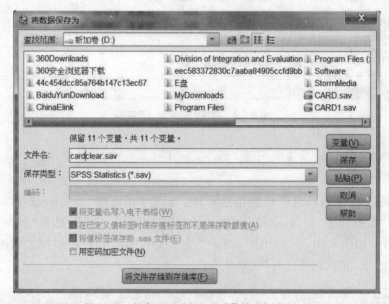

图 8-41　保存删除"查无此人"的病例数据库

四、筛选当年随访并进行了 CD4 检测的病例

1. 在随访数据库（FLW.sav）中筛选出随访并在 2015 年 1 月 1 日至 2015 年 12 月 31 日做过 CD4 检测的随访表。

（1）首先，打开"FLW.sav"数据库，在打开的 SPSS 界面，在菜单项依次选择"文件—打开—数据"，如图 8-42 所示界面，找到"FLW.sav"数据库所在位置，点击"粘贴"按钮，将以上操作保留到语法程序窗口中。

```
/**** 打开 "FLW.sav" 数据库的语法程序 *****/
GET
  FILE= 'D:\FLW.sav'.
DATASET NAME DataSet3 WINDOW=FRONT.
```

（2）在语法程序窗口选中该段语法程序，在菜单项依次选择"运行—选择"，或者直接在图 8-42 中点击"打开"按钮，打开随访数据库（FLW.sav），如图 8-43 所示界面。

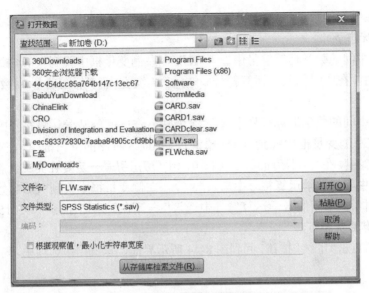

图 8-42 打开随访数据库

	卡片ID	卡片编号	随访状态	随访次数	当前	其他艾滋病相关性疾病	病程阶段	艾滋病确诊日期	自上次随访以来配偶	当前配偶固定性伴感染状况	当前配偶固定性伴感染状况检测日期	若当前配偶固定性伴感染状...
1	'-61248'	-61248	随访	3			艾滋病	2004-...		阳性	2004-03-24	61253
2	'-75822'	-75822	随访	2			艾滋病	2005-...		无配偶/固定性伴		
3	'7317263'	53312400...	随访	11			HIV			阴性		
4	'-73641'	-73641	随访	5			艾滋病	2004-...		阴性		
5	'-54431'	-54431	随访	3			HIV			阴性		
6	'-73318'	-73318	随访	3			艾滋病	2004-...		阳性	2004-08-13	-73117
7	'25495047'	34010300...	随访	5			艾滋病	2008-...		阴性		
8	'-66090'	-66090	随访	4			艾滋病	2004-...		阴性		
9	'-71198'	-71198	随访	3			艾滋病	2004-...		阴性		
10	'17975819'	45060302...	随访	2			HIV			未查/不详		
11	'20875847'	52262200...	失访	3								
12	'-61233'	-61233	随访	4			艾滋病	2004-...		阳性	2004-03-24	61244
13	'-71196'	-71196	随访	2			艾滋病	2004-...		未查/不详		
14	'25730697'	45010902...	随访	2			HIV			未查/不详		
15	'-62019'	-62019	随访	4			艾滋病	2004-...		阴性		

图 8-43 打开随访数据库

（3）然后，在图 8-43 所示界面，在菜单项依次选择"数据—选择个案"，在打开的如图 8-44 所示界面中，勾选"如果条件满足"，点击"如果（I）"，如图 8-45 所示界面：

1）在左侧变量框中找到"随访状态"选入右侧的空白框中，在**中间的数学运算符号**中选入"="，在"="后面录入'随访'（**切记引号一定要在英文状态下**）。

2）继续在中间的数学运算符号中选入"&"，接着在中间的数学运算符号中选入"()"，鼠标选中"()"，在左侧变量框中找到"随访日期"选入右侧的空白框中，在中间的数学运算符号中选入">="，在">="后面录入 '2014-07-01'（**切记引号一定要在英文状态下**）。

3）继续在中间的数学运算符号中选入"&"，在左侧变量框中找到"随访日期"选入右侧的空白框中，在中间的数学运算符号中选入"<="，在"<="后面录入 '2015-12-31'（**切记引号一定要在英文状态下**）。

4）继续在中间的数学运算符号中选入"&"，在左侧变量框中找到"CD4 检测结果"选入右侧的空白框中，在中间的数学运算符号中选入">="，在">="后面录入 0（**数值，不需要加引号**）。

5）继续在中间的数学运算符号中选入"&"，接着在中间的数学运算符号中选入"()"，鼠标选中"()"，在左侧变量框中找到"CD4 检测日期"选入右侧的空白框中，在中间的数学运算符号中选入">="，在">="后面录入 '2015-01-01'（**切记引号一定要在英文状态下**）。

6）继续在**中间的数学运算符号**中选入"&"，在左侧变量框中找到"CD4 检测日期"选入右侧的空白框中，在中间的数学运算符号中选入"<="，在"<="后面录入 '2015-12-31'（**切记引号一定要在英文状态下**）。

（4）完成后点击"继续"按钮，回到图 8-44 所示界面，在"输出"选项中，勾选"删除未选定个案"。

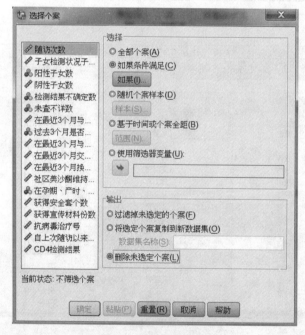

图 8-44 随访库筛选

（5）完成后，点击"粘贴"按钮，将以上操作保存到语法程序窗口中。

```
/*** 筛选随访数据库中特定时间段内 CD4 检测的语法程序 ***/
FILTER OFF.
USE ALL.
SELECT IF( 随访状态 = ' 随访 ').
SELECT IF( 随访日期 >= '2014-07-01' & 随访日期 <= '2015-12-31').
SELECT IF(CD4 检测结果 >= 0).
SELECT IF(CD4 检测日期 >= '2015-01-01' & CD4 检测日期 <= '2015-12-31').
EXECUTE.
```

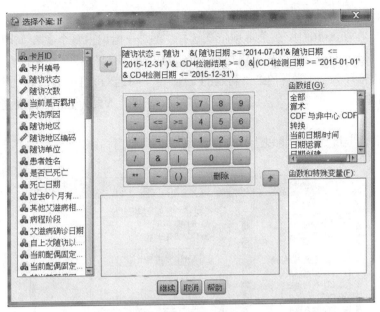

图 8-45　随访库筛选

（6）在语法程序窗口选中该段语法程序，在菜单项依次选择"运行—选择"，或者直接在图 8-44 中点击"确定"按钮，完成对随访数据库的筛选，筛选出 2015 年 1 月 1 日至 2015 年 12 月 31 日期间做了 CD4 检测且有结果的随访表，如图 8-46 所示界面。

文件(F)　编辑(E)　视图(V)　数据(D)　转换(T)　分析(A)　直销(M)　图形(G)　实用程序(U)　窗口(W)　帮助

	卡片ID	卡片编号	随访状态	随访次数	当前	CD4检测结果	CD4检测日期
1	'17321007'	450103031-2006-04013	随访	1	否	15	2015-12-01
2	'24887684'	450103037-2007-01635	随访	2	否	140	2015-07-21
3	'42498053'	530102054-2010-00073	随访	1	否	605	2015-07-17
4	'5900978'	441802006-2005-00001	随访	2	否	23	2015-05-04
5	'-159006'	-159006	随访	4	否	422	2015-12-02
6	'-95561'	-95561	随访	5	否	86	2015-09-14
7	'60266994'	110104000-2010-02639	随访	8	否	359	2015-08-18
8	'7000000000588...	450302000-2014-00337	随访	7	否	227	2015-12-23
9	'1000000000124...	520103008-2010-00074	随访	14	否	243	2015-09-09
10	'62088968'	530102005-2011-00386	随访	2	否	329	2015-04-02
11	'-131781'	-131781	随访	13	否	257	2015-05-21
12	'27698475'	513435002-2008-00120	随访	8	否	477	2015-01-20
13	'1000000000040...	513431001-2009-00966	随访	8	否	205	2015-06-15
14	'1000000000077...	430406008-2009-00322	随访	10	否	5	2015-03-17
15	'60723408'	652801007-2010-00135	随访	3	否	15	2015-06-10

数据视图　变量视图

图 8-46　随访库筛选

2. 查重做过 CD4 检测并标识最后一次的随访表。

（1）首先，在图 8-46 中，在菜单项依次选择"数据—标识重复个案"，如图 8-47 所示界面，将左侧变量框中的变量"卡片 ID"和变量"CD4 检测日期"选入"定义匹配个案的依据"空白框中；默认排序为"升序"；在"要创建的变量"下，勾选"每组中的最后一个个案为基本个案"，变量名称默认"最后一个基本个案"（*也可以根据个人爱好，自定义变量名*），其他均为默认。

（2）完成后，点击"粘贴"将以上操作保留到语法程序窗口中。

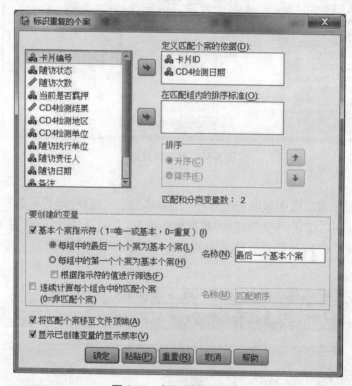

图 8-47 标识重复随访表

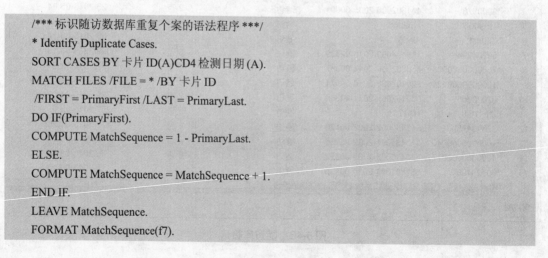

```
/*** 标识随访数据库重复个案的语法程序 ***/
* Identify Duplicate Cases.
SORT CASES BY 卡片 ID(A)CD4 检测日期 (A).
MATCH FILES /FILE = * /BY 卡片 ID
 /FIRST = PrimaryFirst /LAST = PrimaryLast.
DO IF(PrimaryFirst).
COMPUTE MatchSequence = 1 - PrimaryLast.
ELSE.
COMPUTE MatchSequence = MatchSequence + 1.
END IF.
LEAVE MatchSequence.
FORMAT MatchSequence(f7).
```

```
COMPUTE InDupGrp = MatchSequence > 0.
SORT CASES InDupGrp(D).
MATCH FILES /FILE = * /DROP = PrimaryFirst InDupGrp MatchSequence.
VARIABLE LABELS PrimaryLast 'Indicator of each last matching case as Primary'
  .
VALUE LABELS PrimaryLast 0 'Duplicate Case' 1 'Primary Case'.
VARIABLE LEVEL PrimaryLast(ORDINAL).
FREQUENCIES VARIABLES = PrimaryLast.
EXECUTE.
```

（3）在语法程序窗口选中该段语法程序，在菜单项依次选择“运行—选择”，或者直接在图 8-47 中点击“确定”按钮，完成对随访数据库重复个案的标识，如图 8-48 所示界面。

	卡片ID	卡片编号	随访状	随访次数	当前	CD4检测结果	CD4检测日期	随访日期	最后一个基本个案
1	'-102181'	-102181	随访	35	否	663	2015-04-09	2015-04-09	重复个案
2	'-102181'	-102181	随访	35	否	663	2015-04-09	2015-04-09	主个案
3	'-102418'	-102418	随访	30	否	911	2015-05-21	2015-05-22	重复个案
4	'-102418'	-102418	随访	30	否	911	2015-05-21	2015-05-22	重复个案
5	'-102418'	-102418	随访	30	否	911	2015-05-21	2015-05-22	重复个案
6	'-102418'	-102418	随访	30	否	911	2015-05-21	2015-05-22	重复个案
7	'-102418'	-102418	随访	30	否	911	2015-05-21	2015-05-22	主个案
8	'-104926'	-104926	随访	15	否	189	2015-03-03	2015-03-09	重复个案
9	'-104926'	-104926	随访	15	否	189	2015-03-03	2015-03-09	主个案
10	'-105502'	-105502	随访	16	否	361	2015-04-13	2015-05-12	重复个案
11	'-105502'	-105502	随访	16	否	361	2015-04-13	2015-05-12	重复个案
12	'-105502'	-105502	随访	16	否	361	2015-04-13	2015-05-12	主个案
13	'-105560'	-105560	随访	24	否	424	2015-05-14	2015-05-22	重复个案
14	'-105560'	-105560	随访	24	否	424	2015-05-14	2015-05-22	主个案
15	'-105691'	-105691	随访	16	是	492	2015-06-02	2015-06-04	重复个案

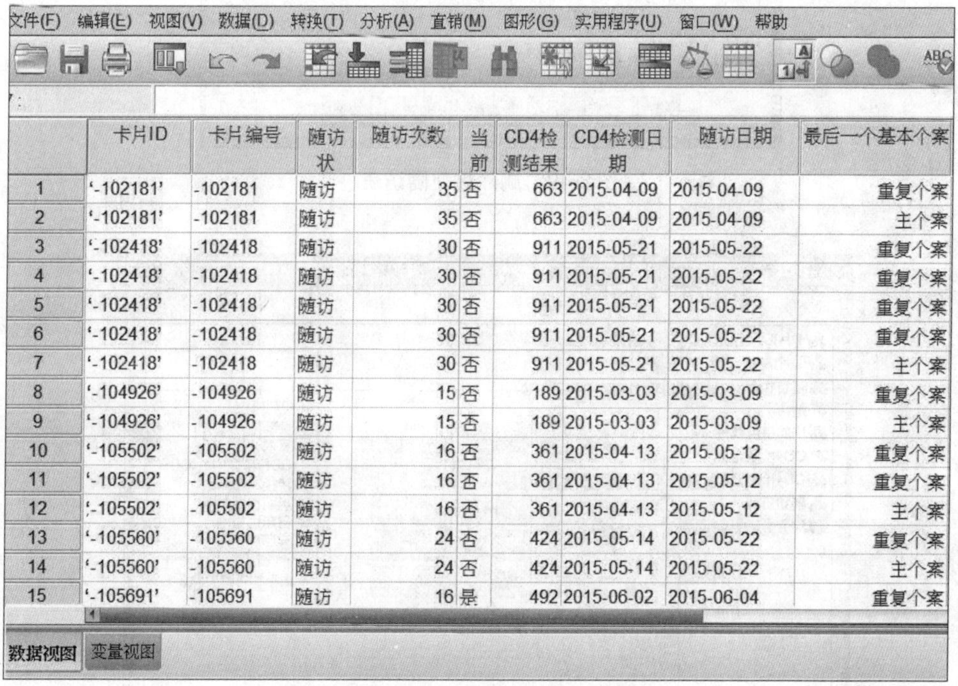

图 8-48　标识重复随访表

3. 删除重复并保留最后一次 CD4 检测的随访表。

（1）首先，在图 8-48 所示界面，在菜单项依次选择“数据—选择个案”，在打开的如图 8-49 所示界面中，勾选“如果条件满足”，点击“如果（I）”，如图 8-45 所示界面；

（2）在左侧变量框中找到变量“最后一个基本个案”选入右侧的空白框中，在中间的数学运算符号中选入“=”，在“=”后面录入数值 1（***切记此处不需要引号***）；

（3）完成后，点击“继续”按钮，回到图 8-49 所示界面，在输出选择项中勾选“删除未选定个案”。

4. 完成后，点击“粘贴”按钮，将以上操作保留到语法程序窗口中。

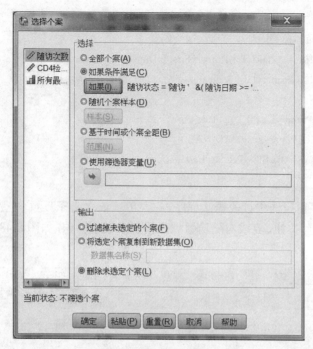

图 8-49　删除重复随访表

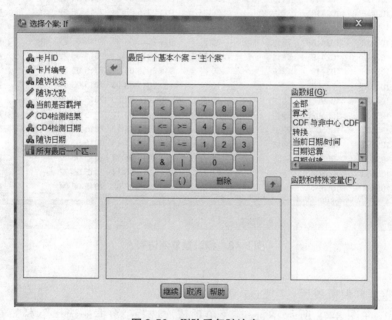

图 8-50　删除重复随访表

```
/*** 删除随访数据库重复个案的语法程序 ***/
FILTER OFF.
USE ALL.
SELECT IF(PrimaryLast = 1).
EXECUTE.
```

在语法程序窗口选中该段语法程序，在菜单项依次选择"运行—选择"，或者直接在图 8-49 中点击"确定"按钮，将随访数据库重复个案的删除，如图 8-50 所示界面。

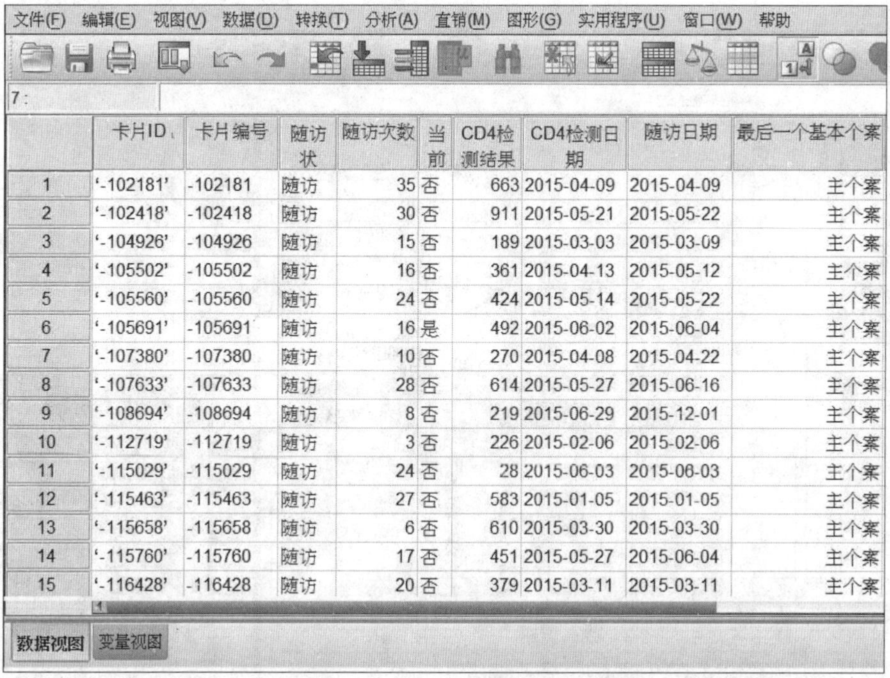

	卡片ID	卡片编号	随访状	随访次数	当前	CD4检测结果	CD4检测日期	随访日期	最后一个基本个案
1	'-102181'	-102181	随访	35	否	663	2015-04-09	2015-04-09	主个案
2	'-102418'	-102418	随访	30	否	911	2015-05-21	2015-05-22	主个案
3	'-104926'	-104926	随访	15	否	189	2015-03-03	2015-03-09	主个案
4	'-105502'	-105502	随访	16	否	361	2015-04-13	2015-05-12	主个案
5	'-105560'	-105560	随访	24	否	424	2015-05-14	2015-05-22	主个案
6	'-105691'	-105691	随访	16	是	492	2015-06-02	2015-06-04	主个案
7	'-107380'	-107380	随访	10	否	270	2015-04-08	2015-04-22	主个案
8	'-107633'	-107633	随访	28	否	614	2015-05-27	2015-06-16	主个案
9	'-108694'	-108694	随访	8	否	219	2015-06-29	2015-12-01	主个案
10	'-112719'	-112719	随访	3	否	226	2015-02-06	2015-02-06	主个案
11	'-115029'	-115029	随访	24	否	28	2015-06-03	2015-06-03	主个案
12	'-115463'	-115463	随访	27	否	583	2015-01-05	2015-01-05	主个案
13	'-115658'	-115658	随访	6	否	610	2015-03-30	2015-03-30	主个案
14	'-115760'	-115760	随访	17	否	451	2015-05-27	2015-06-04	主个案
15	'-116428'	-116428	随访	20	否	379	2015-03-11	2015-03-11	主个案

图 8-51 删除重复随访表

五、以上完成了指标"艾滋病病毒感染者/病人随访检测比例"分子的计算，即当年 1 月 1 日至 12 月 31 日，分母的人数中实际随访且完成至少一次 CD4 检测的人数，接下来，产生新变量作为标识完成随访并进行 CD4 检测的病例。

1. 在数据库中产生新变量。

（1）首先，在图 8-51 所示界面，在菜单项依次选择"转换—计算变量"，在打开的如图 8-52 所示界面中：

1）目标变量：输入变量名"检测"，点击"类型与标签"，如图 8-53 所示界面，变量"类型"勾选"字符串"，默认宽度为 8 位，完成后点击"继续"按钮。

2）字符串表达式：在空白框中录入' 是 '（**切记引号一定要在英文状态下**）。

3）"如果（I）…"：点击此按钮，如图 8-54 所示界面，勾选"如果个案满足条件则包括（F）："，从左侧变量列表框中选中变量"CD4 检测日期"至右侧的在空白框中，从中间的数学运算符号中选入不等于号"～="，在"～="后面录入空的 "（**切记引号一定要在英文状态下**）。

4）点击"继续"按钮，回到图 8-52 所示界面。

（2）完成后，在图 8-52 中点击"粘贴"按钮，将以上操作保留到语法程序窗口中。

```
/*** 产生新变量的语法程序 ***/
STRING 检测 (A8).
IF(CD4 检测日期 ～= ") 检测 = " 是 ".
EXECUTE.
```

（3）在语法程序窗口选中该段语法程序，在菜单项依次选择"运行—选择"，或者直接在图 8-52 中点击"确定"按钮，产生新的变量"检测"，如图 8-55 所示界面。

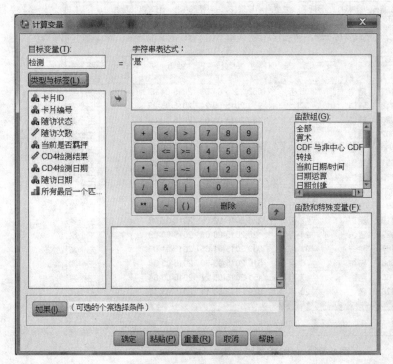

图 8-52　定义新变量

图 8-53　定义新变量

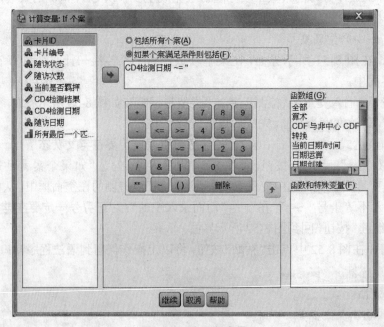

图 8-54　定义新变量

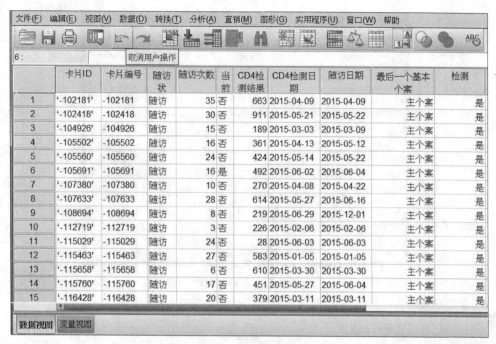

图 8-55　定义新变量

2. 按照关键变量排序并保存。

（1）首先，在图 8-55 所示界面，在菜单项依次选择"数据—排序个案"，在打开的如图 8-56 所示界面中：

1）排序依据：从左侧的变量列表框中，选中变量"卡片 ID"至右侧的空白框中。

2）排序依据：默认为升序排列（**_请注意，这个地方排序的顺序与后面拟关联数据的排序顺序要一致，否则将无法关联_**）。

3）完成后点击"粘贴"按钮，将以上操作保留到语法程序窗口中。点击"确定"按钮，完成对变量"卡片 ID"的升序排列。

（2）然后，在图 8-55 所示界面，在菜单项依次选择"文件—另存为"，在打开的如图 8-57 所示界面中：

1）查找范围：选择需要保存此数据库的文件路径，本例保存在"D:\"。

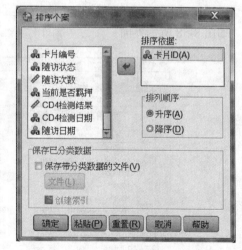

图 8-56　个案排序

2）文件名：录入拟保存的文件名称。

3）保存类型：保存为 SPSS 数据库文件类型即（*.sav）。

4）完成后点击"粘贴"按钮，将以上操作保留到语法程序窗口中。点击"确定"按钮，完成对数据库的保存。

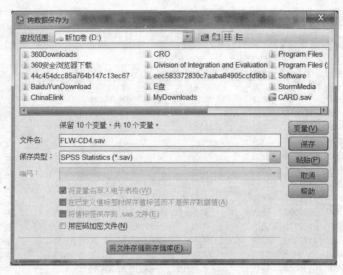

图 8-57　保存数据库

```
/*** 排序并保存数据库的语法程序 ***/
SORT CASES BY
    卡片 ID(A).

SAVE OUTFILE= 'D:\FLW-cd4.sav'
 /COMPRESSED.
```

（3）如果以上的排序和保存的步骤均没有点击"确定"，可以在语法程序窗口选中此两段段语法程序，在菜单项依次选择"运行—选择"，完成对数据库的排序和保存数据库，结果如图 8-58 所示界面。

	卡片ID	卡片编号	随访状态	随访次数	当前	CD4检测结果	CD4检测日期	随访日期	最后一个基本个案	检测
1	'-100000'	-100000	随访	42	否	289	2015-03-13	2015-02-16	主个案	是
2	'-100000'	-100000	随访	44	否	264	2015-06-12	2015-06-24	主个案	是
3	'-100000'	-100000	随访	45	否	184	2015-09-18	2015-09-21	主个案	是
4	'-100000'	-100000	随访	46	否	199	2015-12-11	2015-12-10	主个案	是
5	'-100015'	-100015	随访	33	否	521	2015-03-18	2015-02-28	主个案	是
6	'-100015'	-100015	随访	35	否	497	2015-08-19	2015-08-31	主个案	是
7	'-100016'	-100016	随访	38	否	378	2015-07-01	2015-06-30	主个案	是
8	'-100016'	-100016	随访	39	否	295	2015-12-17	2015-12-17	主个案	是
9	'-100019'	-100019	随访	39	否	570	2015-06-09	2015-06-17	主个案	是
10	'-100019'	-100019	随访	40	否	807	2015-09-15	2015-09-17	主个案	是
11	'-100030'	-100030	随访	35	否	285	2015-03-18	2015-03-30	主个案	是
12	'-100031'	-100031	随访	30	否	623	2015-04-29	2015-04-30	主个案	是
13	'-100037'	-100037	随访	37	否	226	2015-01-08	2015-02-28	主个案	是
14	'-100037'	-100037	随访	38	否	285	2015-04-09	2015-05-29	主个案	是
15	'-100037'	-100037	随访	39	否	359	2015-07-16	2015-08-29	主个案	是

图 8-58　排序并保存数据库

六、接下来，将"艾滋病病毒感染者 / 病人随访检测比例"的分子（即当年 1 月 1 日至 12 月 31 日，分母的人数中实际随访且完成至少一次 CD4 检测的人数）与分母（当年 1 月 1 日至 12 月 31 日，存活的艾滋病病毒感染者及艾滋病病人人数）进行关联，用于计算随访检测比例。

1. 首先，在打开的 SPSS 软件，在菜单项依次选择"文件—打开—数据"，在查找范围中查找拟导入的数据库所在的路径，如果不知道数据文件类型，在文件类型中选择"所有文件（*.*）"，本例知道数据库文件的类型是文本格式（.csv），选中后，在文件框中显示所有带有".csv"格式的文件，本例在电脑的"D:\"找到"CARDclear.csv"，如图 8-59 所示界面，然后双击该文件或者点击"打开"按钮，如图 8-60 所示界面。

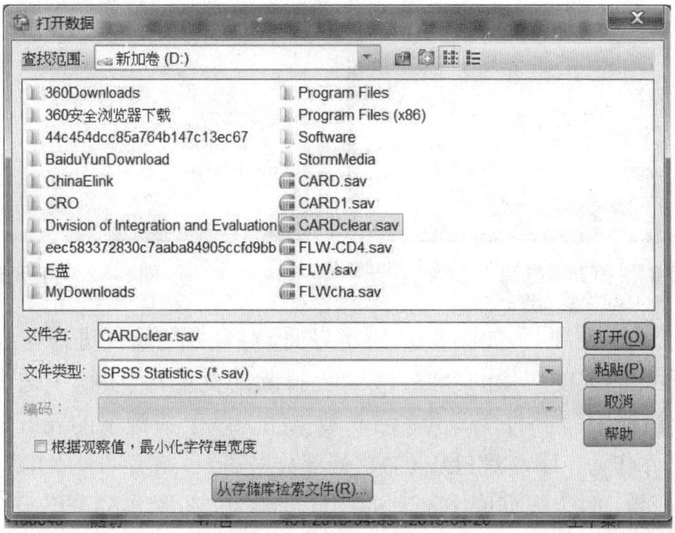

图 8-59　打开数据库

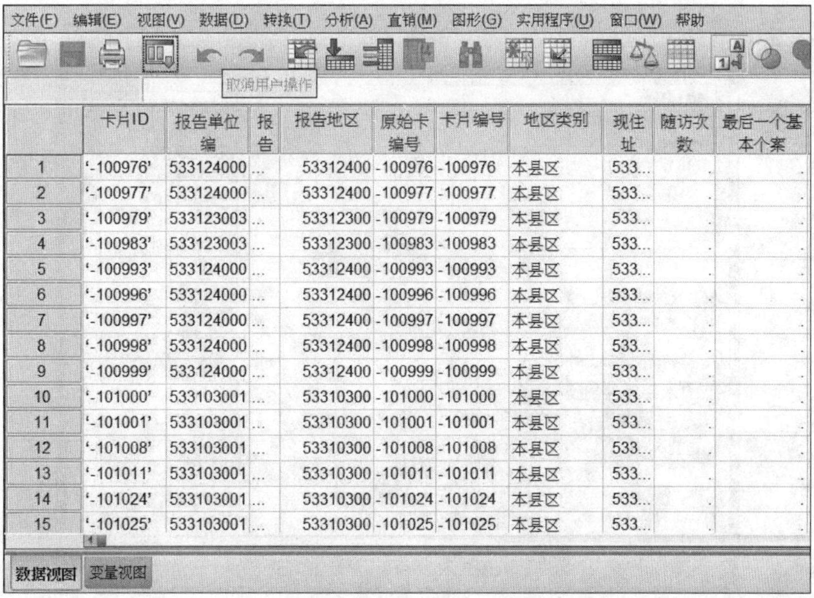

图 8-60　打开数据库

2．接着在图 8-60 中，在菜单项依次选择"数据—合并文件—添加变量"，如图 8-61 所示界面：

（1）如果拟合并的外部数据库已经在 SPSS 中打开，勾选"打开的数据库"，如图 8-61 所示界面。

（2）如果拟合并的外部数据库没有在 SPSS 中打开，勾选"外部 SPSS Statistics 数据文件（A）"，然后点击"浏览"按钮，找到拟合并的外部数据库所存储的位置，选入空白框中，如图 8-62 所示界面。

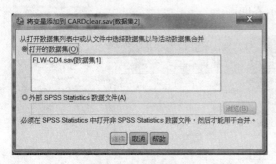 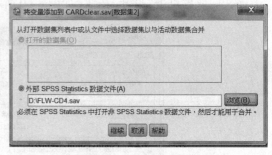

图 8-61　打开数据库　　　　　　　　　　图 8-62　打开数据库

3．点击"继续"按钮，回到如图 8-63 所示界面，对合并的条件进行勾选：

（1）勾选"匹配的关键变量的个案"，从"已排除的变量"列表框中选中"卡片 ID"，选入"关键变量"的空白框中；同时，勾选"非活动数据库为基于关键字的表"（此处表示以打开的"CARDclear"数据库作为主库，以"FLW-CD4"外部数据基于关键字"卡片 ID"向主库进行关联）。

（2）已排除变量：两个数据库中都有的相同变量名，在图 8-63 的左下方有标识，表示排除的变量来自哪个数据库。

4．完成后，在图 8-63 中点击"粘贴"按钮，将以上操作保留到语法程序窗口中。

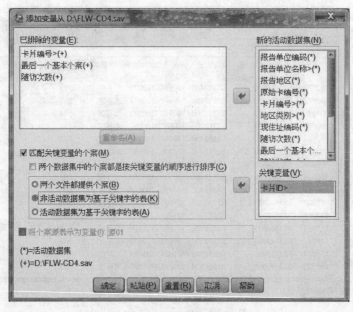

图 8-63　合并数据库

```
/*** 合并 "cardclear.sav" 和 "flw-CD4.SAV" 两个数据库的语法程序 ***/
GET
  FILE= 'D:\cardclear.sav'.
DATASET NAME DataSet22 WINDOW=FRONT.

MATCH FILES /FILE=*
  /TABLE='D:\FLW-cd4.sav'
  /RENAME (CD4 检测单位 CD4 检测地区 CD4 检测日期 CD4 检测结果 PrimaryLast V66 其他
艾滋病相关性疾病 卡片编号 反复发热持续 2 周以上 反复咳出的痰中带血
    咳嗽、咳痰持续 2 周以上 在孕期、产时、产后是否为预防母婴传播服用抗病毒治疗药物 在最近
3 个月与病人共用过注射器人数 在最近 3 个月与病人有过性行为人数 在最近 3 个月交出针具支数
    在最近 3 个月换回针具支数 备注 夜间经常出汗 失访原因 子女检测状况子女数 宣传咨询 ( 宣
传材料、咨询服务 ) 当前是否羁押 当前配偶固定性伴感染状况 当前配偶固定性伴感染状况检测日
期 录入日期
    患者姓名 抗病毒治疗号 无法解释的体重明显下降 是否关怀救助 ( 经济支持、生活帮助 ) 是否
已死亡 是否接受 CD4 检测 是否药物提供 ( 提供抗机会性感染药物 ) 未查不详数 检测结果不确定数
死亡日期 淋巴结肿大 现在是否为同伴教育员 病程阶段 目前是否接受抗病毒治疗 目前是否接受社
区美沙酮维持治疗 社区美沙酮维持治疗编号 经常容易疲劳或呼吸短促 结核病检查结果 自上次随
访以来做过 CD4 检测次数 自上次随访以来配偶固定性伴变化情况 艾滋病确诊日期 若为育龄妇女
目前为 若当前配偶固定性伴感染状况为阳性其卡片编号为 获得安全套个数 获得宣传材料份数 过
去 3 个月是否共用过注射器注射毒品 过去 3 个月是否参加针具交换 过去 3 个月是否每次与配偶固
定性伴发生性行为时都用安全套 过去 3 个月是否每次发生性行为都用安全套 过去 6 个月是否接受
过结核病检查 过去 6 个月有无以下临床表现 阳性子女数 阴性子女数 随访单位 随访地区 随访地
区编码 随访执行单位 随访日期 随访次数 随访状态 随访责任人 = d0 d1 d2 d3 d4 d5 d6 d7 d8 d9 d10
d11 d12 d13 d14 d15 d16 d17 d18 d19 d20 d21 d22 d23 d24 d25 d26 d27 d28 d29 d30 d31 d32 d33 d34
d35 d36 d37 d38 d39 d40 d41 d42 d43 d44 d45 d46 d47 d48 d49 d50 d51 d52 d53 d54 d55 d56 d57 d58
d59 d60 d61 d62 d63 d64 d65)
  /BY 卡片 ID
  /DROP= d0 d1 d2 d3 d4 d5 d6 d7 d8 d9 d10 d11 d12 d13 d14 d15 d16 d17 d18 d19 d20 d21 d22 d23
d24 d25 d26 d27 d28 d29 d30 d31 d32 d33 d34 d35 d36 d37 d38 d39 d40 d41 d42 d43 d44 d45 d46 d47
d48 d49 d50 d51 d52 d53 d54 d55 d56 d57 d58 d59 d60 d61 d62 d63 d64 d65.
EXECUTE.
```

5. 在语法程序窗口选中该段语法程序，在菜单项依次选择"运行—选择"，或者直接在图 8-63 中点击"确定"按钮，将随访数据库重复个案的删除，如图 8-64 所示界面。

6. 继续在图 8-64 中，将合并后的数据库中的变量"检测"缺失值用"否"替换：

（1）在菜单项依次选择"转换—重新编码为相同变量"，如图 8-65 所示界面。

（2）点击"旧值和新值（O）"按钮，如图 8-66 所示界面，在"旧值"空白框中按一次空格键，在"新值"空白框中录入"否"，然后点击"添加"按钮，将旧值和新值的转换等式显示在空白框中。

（3）完成后，点击"继续"按钮，回到如图 8-65 所示界面。

7. 在图 8-65 中点击"粘贴"按钮，将以上操作保留到语法程序窗口中。

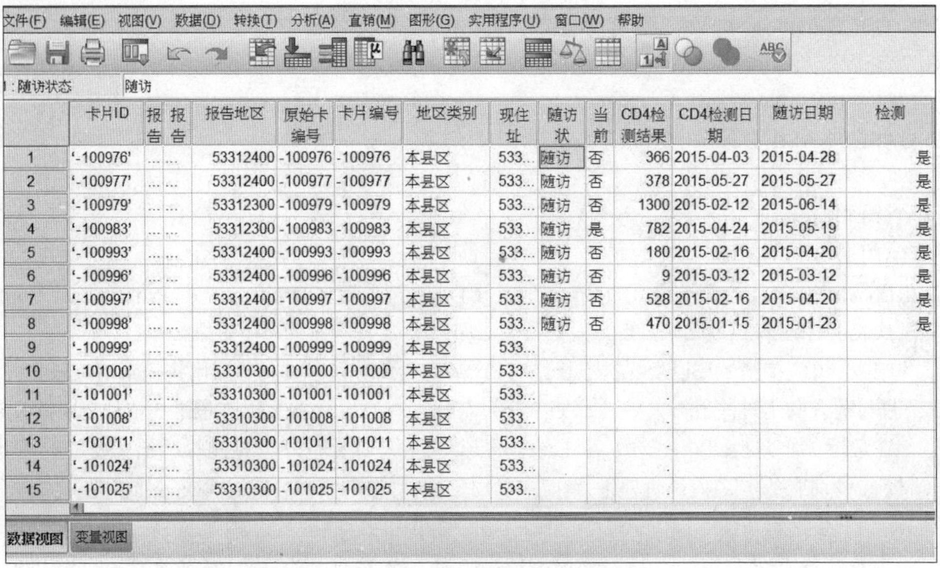

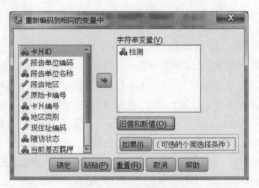

	卡片ID	报告	报告	报告地区	原始卡编号	卡片编号	地区类别	现住址	随访状	当前	CD4检测结果	CD4检测日期	随访日期	检测
1	'-100976'	...	...	53312400	-100976	-100976	本县区	533...	随访	否	366	2015-04-03	2015-04-28	是
2	'-100977'	...	...	53312400	-100977	-100977	本县区	533...	随访	否	378	2015-05-27	2015-05-27	是
3	'-100979'	...	...	53312300	-100979	-100979	本县区	533...	随访	否	1300	2015-02-12	2015-06-14	是
4	'-100983'	...	...	53312400	-100983	-100983	本县区	533...	随访	是	782	2015-04-24	2015-05-19	是
5	'-100993'	...	...	53312400	-100993	-100993	本县区	533...	随访	否	180	2015-02-16	2015-04-20	是
6	'-100996'	...	...	53312400	-100996	-100996	本县区	533...	随访	否	9	2015-03-12	2015-03-12	是
7	'-100997'	...	...	53312400	-100997	-100997	本县区	533...	随访	否	528	2015-02-16	2015-04-20	是
8	'-100998'	...	...	53312400	-100998	-100998	本县区	533...	随访	否	470	2015-01-15	2015-01-23	是
9	'-100999'	...	...	53312400	-100999	-100999	本县区	533...			.	.		
10	'-101000'	...	...	53310300	-101000	-101000	本县区	533...			.	.		
11	'-101001'	...	...	53310300	-101001	-101001	本县区	533...			.	.		
12	'-101008'	...	...	53310300	-101008	-101008	本县区	533...			.	.		
13	'-101011'	...	...	53310300	-101011	-101011	本县区	533...			.	.		
14	'-101024'	...	...	53310300	-101024	-101024	本县区	533...			.	.		
15	'-101025'	...	...	53310300	-101025	-101025	本县区	533...			.	.		

图 8-64　合并数据库

图 8-65　变量重新赋值

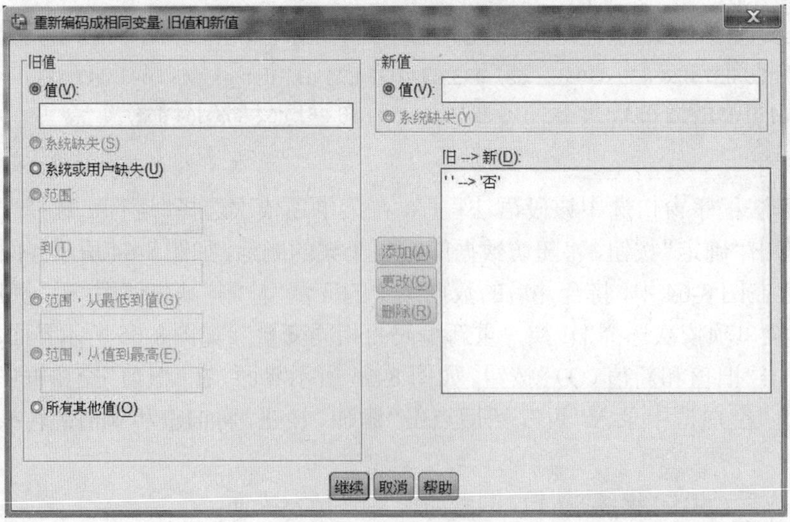

图 8-66　变量重新赋值

```
/*** 变量重新赋值的语法程序 ***/
RECODE
  检测 ('  '=' 否') .
EXECUTE.
```

8．在语法程序窗口选中该段语法程序，在菜单项依次选择"运行—选择"，或者直接在图 8-65 中点击"确定"按钮，完成对变量"检测"缺失值的重新赋值为"否"，如图 8-67 所示界面。

	卡片ID	报告	报告	原始卡片编号	卡片编号	地区类别	现住址	随访状态	当前	CD4检测结果	CD4检测日期	随访日期	检测
1	'-100976'	...	...	-100976	-100976	本县区	533...	随访	否	366	2015-04-03	2015-04-28	是
2	'-100977'	...	...	-100977	-100977	本县区	533...	随访	否	378	2015-05-27	2015-05-27	是
3	'-100979'	...	...	-100979	-100979	本县区	533...	随访	否	1300	2015-02-12	2015-06-14	是
4	'-100983'	...	...	-100983	-100983	本县区	533...	随访	是	782	2015-04-24	2015-05-19	是
5	'-100993'	...	...	-100993	-100993	本县区	533...	随访	否	180	2015-02-16	2015-04-20	是
6	'-100996'	...	...	-100996	-100996	本县区	533...	随访	否	9	2015-03-12	2015-03-12	是
7	'-100997'	...	...	-100997	-100997	本县区	533...	随访	否	528	2015-02-16	2015-04-20	是
8	'-100998'	...	...	-100998	-100998	本县区	533...	随访	否	470	2015-01-15	2015-01-23	是
9	'-100999'	...	...	-100999	-100999	本县区	533...						否
10	'-101000'	...	...	-101000	-101000	本县区	533...						否
11	'-101001'	...	...	-101001	-101001	本县区	533...						否
12	'-101008'	...	...	-101008	-101008	本县区	533...						否
13	'-101011'	...	...	-101011	-101011	本县区	533...						否
14	'-101024'	...	...	-101024	-101024	本县区	533...						否
15	'-101025'	...	...	-101025	-101025	本县区	533...						否

图 8-67　变量重新赋值

9．继续保存合并后的病例数据库（CD4 检测比例 .sav）。

（1）在菜单项依次选择"文件—另存为"，如图 8-68 所示界面。在"查找范围"中找到保存文件的位置，本例存在"D:\"盘，在"文件名"中，命名新文件名为"CD4 检测比例"，"保存类型"默认为 SPSS 数据库格式（*.sav）。点击"粘贴"按钮，将以上操作保留到语法程序窗口中。

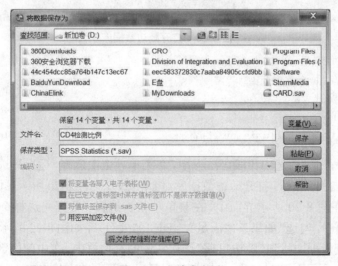

图 8-68　保存数据库

```
/**** 保存合并后的数据库的语法程序 ****/
SAVE OUTFILE= 'D:\CD4 检测比例 .sav'
 /COMPRESSED.
```

（2）在语法程序窗口选中该段语法程序，在菜单项依次选择"运行—选择"，或者直接在图 8-68 中点击"保存"按钮，完成对数据库的保存。

七、需要删除由于被羁押而导致的病例

1．在随访数据库（FLW.sav）中筛选出 2015 年 1 月 1 日至 2015 年 12 月 31 日的随访表。

（1）首先，打开"FLW.sav"数据库，在打开的 SPSS 界面，在菜单项依次选择"文件—打开—数据"，如图 8-69 所示界面，找到"FLW.sav"数据库所在位置，点击"粘贴"按钮，将以上操作保留到语法程序窗口中。

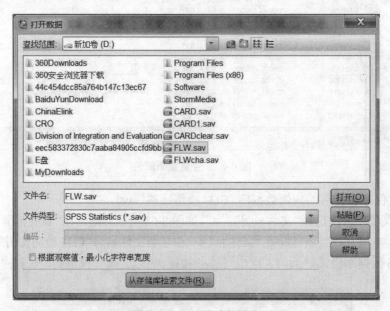

图 8-69　打开随访数据库

```
/**** 打开 "flw.sav" 数据库的语法程序 *****/
GET
   FILE= 'D:\FLW.sav'.
DATASET NAME DataSet3 WINDOW=FRONT.
```

（2）在语法程序窗口选中该段语法程序，在菜单项依次选择"运行—选择"，或者直接在图 8-69 中点击"打开"按钮，打开随访数据库（FLW.sav），如图 8-70 所示界面。

（3）然后，在图 8-70 所示界面中，在菜单项依次选择"数据—选择个案"，在打开的如图 8-71 所示界面中，勾选"如果条件满足"，点击"如果（I）"，如图 8-72 所示界面：

1）在左侧变量框中找到"随访日期"选入右侧的空白框中，在**中间的数学运算符号**中选入">="，在">="后面录入 '2015-01-01'（*切记引号一定要在英文状态下*）。

文件(F) 编辑(E) 视图(V) 数据(D) 转换(T) 分析(A) 直销(M) 图形(G) 实用程序(U) 窗口(W) 帮助

1：其他艾滋病相关

	卡片ID	卡片编号	随访状态	随访次数	当前	其他艾滋病相关性疾病	病程阶段	艾滋病确诊日期	自上次随访以来配偶	当前配偶固定性伴感染状况	当前配偶固定性伴感染状况检测日期	若当前配偶固定性伴感染状...
1	'-61248'	-61248	随访	3			艾滋病	2004-		阳性	2004-03-24	61253
2	'-75822'	-75822	随访	2			艾滋病	2005-		无配偶/固定性伴		
3	'7317263'	53312400...	随访	11			HIV			阴性		
4	'-73641'	-73641	随访	5			艾滋病	2004-		阴性		
5	'-54431'	-54431	随访	3			HIV			阴性		
6	'-73318'	-73318	随访	3			艾滋病	2004-		阳性	2004-08-13	-73117
7	'25495047'	34010300...	随访	5			艾滋病	2008-		阴性		
8	'-66090'	-66090	随访	4			艾滋病	2004-		阴性		
9	'-71198'	-71198	随访	3			艾滋病	2004-		阴性		
10	'17975819'	45060302...	随访	2			HIV			未查/不详		
11	'20875847'	52262200...	失访	3								
12	'-61233'	-61233	随访	4			艾滋病	2004-		阳性	2004-03-24	61244
13	'-71196'	-71196	随访	2			艾滋病	2004-		未查/不详		
14	'25730697'	45010902...	随访	2			HIV			未查/不详		
15	'-62019'	-62019	随访	4			艾滋病	2004-		阴性		

数据视图 变量视图

图 8-70 打开随访数据库

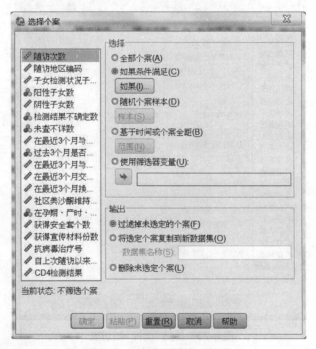

图 8-71 筛选"羁押"随访表

2）继续在中间的数学运算符号中选入"&"，在左侧变量框中继续找到"随访日期"选入右侧的空白框中，在中间的数学运算符号中选入"<="，在"<="后面录入 '2015-12-31'（**切记引号一定要在英文状态下**）。

（4）完成后点击"继续"按钮，回到图 8-73 所示界面，在"输出"选项中，勾选"删除未选定个案"。

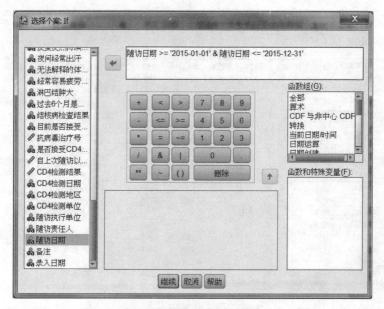

图 8-72 筛选"羁押"随访表

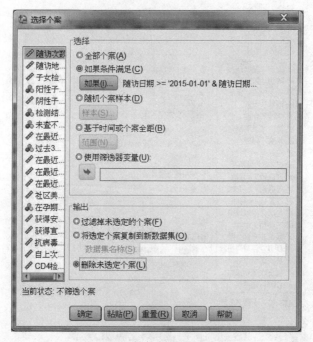

图 8-73 筛选"羁押"随访表

（5）完成后，点击"粘贴"按钮，将以上操作保存到语法程序窗口中。

```
/**** 删除因羁押失访 *******/
FILTER OFF.
USE ALL.
SELECT IF( 随访日期 <= '2015-12-31' & 随访日期 >= '2015-01-01').
EXECUTE.
```

（6）在语法程序窗口选中该段语法程序，在菜单项依次选择"运行—选择"，或者直接在图8-73中点击"保存"按钮，完成对数据库的保存，如图8-74所示。

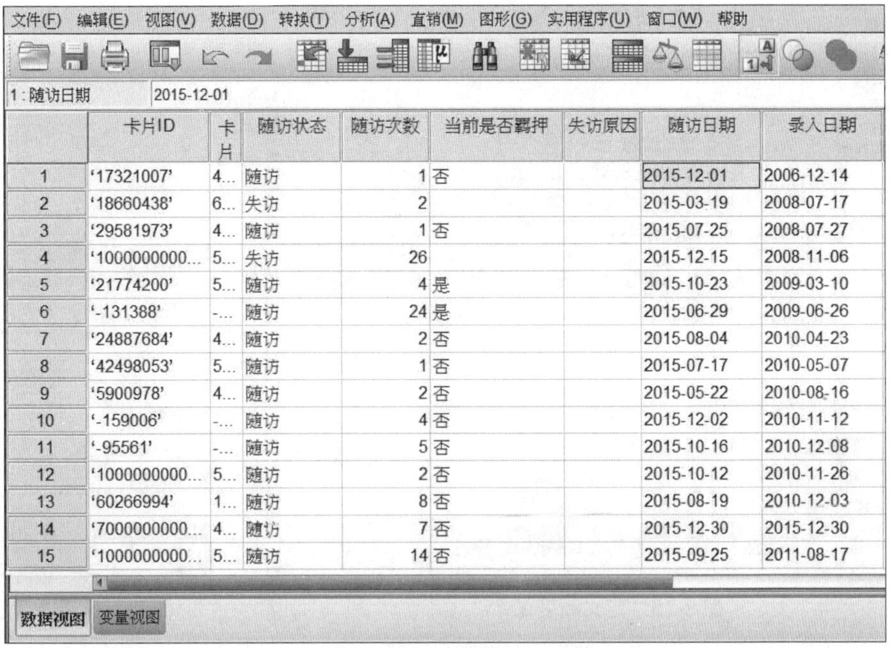

文件(F) 编辑(E) 视图(V) 数据(D) 转换(T) 分析(A) 直销(M) 图形(G) 实用程序(U) 窗口(W) 帮助

1: 随访日期   2015-12-01

	卡片ID	卡片	随访状态	随访次数	当前是否羁押	失访原因	随访日期	录入日期
1	'17321007'	4...	随访	1	否		2015-12-01	2006-12-14
2	'18660438'	6...	失访	2			2015-03-19	2008-07-17
3	'29581973'	4...	随访	1	否		2015-07-25	2008-07-27
4	'1000000000...	5...	失访	26			2015-12-15	2008-11-06
5	'21774200'	5...	随访	4	是		2015-10-23	2009-03-10
6	'-131388'	-...	随访	24	是		2015-06-29	2009-06-26
7	'24887684'	4...	随访	2	否		2015-08-04	2010-04-23
8	'42498053'	5...	随访	1	否		2015-07-17	2010-05-07
9	'5900978'	4...	随访	2	否		2015-05-22	2010-08-16
10	'-159006'	-...	随访	4	否		2015-12-02	2010-11-12
11	'-95561'	-...	随访	5	否		2015-10-16	2010-12-08
12	'1000000000...	5...	随访	2	否		2015-10-12	2010-11-26
13	'60266994'	1...	随访	8	否		2015-08-19	2010-12-03
14	'7000000000...	4...	随访	7	否		2015-12-30	2015-12-30
15	'1000000000...	5...	随访	14	否		2015-09-25	2011-08-17

数据视图   变量视图

图8-74 筛选"羁押"随访表

2. 生成新变量"羁押"。

（1）首先，在图8-74所示界面，在菜单项依次选择"转换—计算变量"，打开如图7-75所示界面：

1）目标变量：输入变量名"羁押"，点击"类型与标签"，如图8-76所示界面，变量"类型"默认勾选"数值（N）"，默认宽度为8位，完成后点击"继续"按钮。

2）数字表达式：在空白框中录入数值1（**切记不需要引号**）。

3）"如果（I）…"：点击此按钮，如图8-77所示界面，勾选"如果个案满足条件则包括（F）："，从中间的数学运算符号中选入"（）"，然后从左侧变量列表框中选中变量"随访状态"至右侧空白框中的"（）"中，从中间的数学运算符号中选入"="，在"="后面录入'随访'（**切记引号一定要在英文状态下**）；继续从中间的数学运算符号中选入"&"，然后从左侧变量列表框中选中变量"当前是否羁押"至右侧空白框中，从中间的数学运算符号中选入"="，在"="后面录入'是'（**切记引号一定要在英文状态下**）；然后继续从中间的数学运算符号中选入"|"，在"|"后面，从中间的数学运算符号中选入"（）"，然后从左侧变量列表框中选中变量"随访状态"至右侧空白框中的"（）"中，从中间的数学运算符号中选入"="，在"="后面录入'失访'（**切记引号一定要在英文状态下**）。

4）继续从中间的数学运算符号中选入"&"，然后从左侧变量列表框中选中变量"失访原因"至右侧空白框中，从中间的数学运算符号中选入"="，在"="后面录入'羁押'（**切记引号一定要在英文状态下**）。

5）点击"继续"按钮，回到图8-78所示界面。

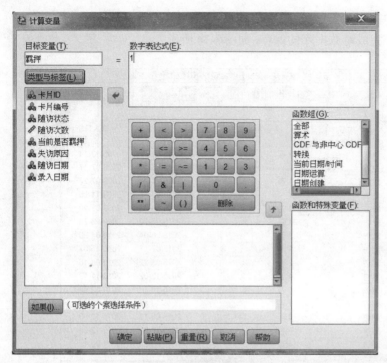

图 8-75 定义新变量

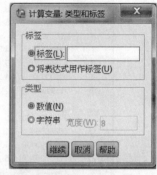

图 8-76 定义新变量

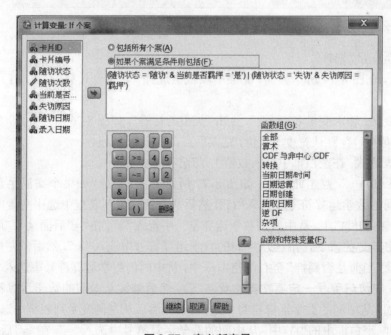

图 8-77 定义新变量

（2）完成后，在图 8-78 中点击"粘贴"按钮，将以上操作保留到语法程序窗口中。

/*** 产生新变量的语法程序 ***/
IF((随访状态 = ' 随访 ' & 当前是否羁押 = ' 是 ')|(随访状态 = ' 失访 ' & 失访原因 = ' 羁押 ')) 羁押 = 1.
EXECUTE.

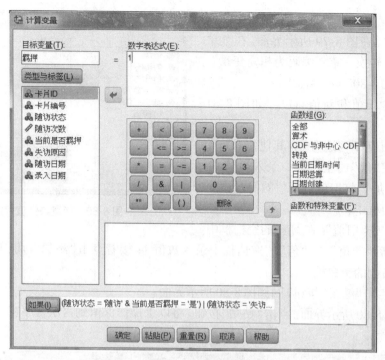

图 8-78　定义新变量

（3）在语法程序窗口选中该段语法程序，在菜单项依次选择"运行—选择"，或者直接在图 8-78 中点击"确定"按钮，产生新的变量"羁押"，如图 8-79 所示界面。

	卡片ID	卡片	随访状态	随访次数	当前是否羁押	失访原因	随访日期	录入日期	羁押
1	'17321007'	4...	随访	1	否		2015-12-01	2006-12-14	
2	'18660438'	6...	失访	2			2015-03-19	2008-07-17	
3	'29581973'	4...	随访	1	否		2015-07-25	2008-07-27	
4	'1000000000...	5...	失访	26			2015-12-15	2008-11-06	
5	'21774200'	5...	随访	4	是		2015-10-23	2009-03-10	1.00
6	'-131388'	-...	随访	24	是		2015-06-29	2009-06-26	1.00
7	'24887684'	4...	随访	2	否		2015-08-04	2010-04-23	
8	'42498053'	5...	随访	1	否		2015-07-17	2010-05-07	
9	'5900978'	4...	随访	2	否		2015-05-22	2010-08-16	
10	'-159006'	-...	随访	4	否		2015-12-02	2010-11-12	
11	'-95561'	-...	随访	5	否		2015-10-16	2010-12-08	
12	'1000000000...	5...	随访	2	否		2015-10-12	2010-11-26	
13	'60266994'	1...	随访	8	否		2015-08-19	2010-12-03	
14	'7000000000...	4...	随访	7	否		2015-12-30	2015-12-30	
15	'1000000000...	5...	随访	14	否		2015-09-25	2011-08-17	

图 8-79　定义新变量

3. 对变量"羁押"的缺失值进行替换。

（1）首先，在图 8-79 所示界面，在菜单项依次选择"转换—重新编码为相同变量"，在打开的如图 8-80 所示界面中：

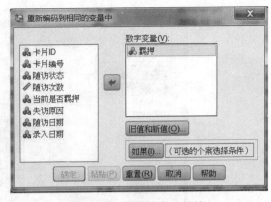

图 8-80　变量缺失值替换

1）点击"旧值和新值（O）"，如图 8-81 所示界面。

2）先"旧值"：勾选"所有其他值（O）"；后"新值"：在"值"的空白框中录入数值 0；接着点击"添加"，将旧值到新值的等式添加到右侧的空白框中。

3）然后，先"旧值"：在"值"的空白框中录入数值 1；后"新值"：在"值"的空白框中录入数值 1；接着点击"添加"，将旧值到新值的等式添加到右侧的空白框中。

4）接着点击"继续"按钮，回到图 8-80 所示界面。

（2）在图 8-80 所示界面，点击"粘贴"按钮，将以上操作保留到语法程序窗口中。

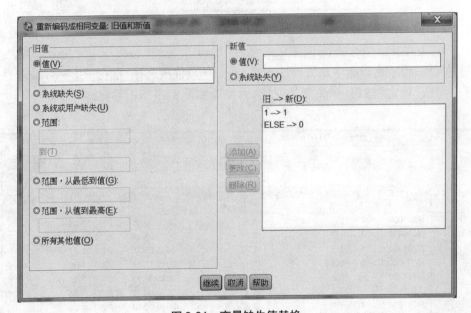

图 8-81　变量缺失值替换

```
/*** 对变量 " 羁押 " 的缺失值进行替换的语法程序 ***/
RECODE
  羁押   (1=1)   (ELSE=0)  .
EXECUTE.
```

（3）在语法程序窗口选中该段语法程序，在菜单项依次选择"运行—选择"，或者直接在图 8-80 中点击"确定"按钮，完成对变量"羁押"的缺失值的替换，如图 8-82 所示界面。

	卡片ID	卡片	随访状态	随访次数	当前是否羁押	失访原因	随访日期	录入日期	羁押
1	'17321007'	4...	随访	1	否		2015-12-01	2006-12-14	.00
2	'18660438'	6...	失访	2			2015-03-19	2008-07-17	.00
3	'29581973'	4...	随访	1	否		2015-07-25	2008-07-27	.00
4	'10000000...	5...	失访	26			2015-12-15	2008-11-06	.00
5	'21774200'	5...	随访	4	是		2015-10-23	2009-03-10	1.00
6	'-131388'	-...	随访	24	是		2015-06-29	2009-06-26	1.00
7	'24887684'	4...	随访	2	否		2015-08-04	2010-04-23	.00
8	'42498053'	5...	随访	1	否		2015-07-17	2010-05-07	.00
9	'5900978'	4...	随访	2	否		2015-05-22	2010-08-16	.00
10	'-159006'	-...	随访	4	否		2015-12-02	2010-11-12	.00
11	'-95561'	-...	随访	5	否		2015-10-16	2010-12-08	.00
12	'10000000...	5...	随访	2	否		2015-10-12	2010-11-26	.00
13	'60266994'	1...	随访	8	否		2015-08-19	2010-12-03	.00
14	'70000000...	4...	随访	7	否		2015-12-30	2015-12-30	.00
15	'10000000...	5...	随访	14	否		2015-09-25	2011-08-17	.00

数据视图　变量视图

图 8-82　变量缺失值替换

4. 对变量"羁押"查重并生成新变量"始终羁押"。

（1）首先，在图 8-82 所示界面，在菜单项依次选"数据—标识重复个案"，打开如图 8-83 所示界面。

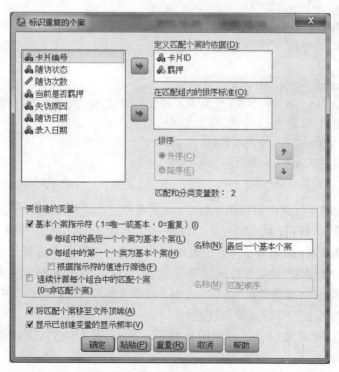

图 8-83　查重"羁押"随访表

（2）然后，在图 8-83 中，在"定义匹配个案的依据"中，将左侧的"卡片 ID"（随访表中所有的个案的标识变量是"卡片 ID"号）和"羁押"选入（便于对变量"羁押"的值按 0-1 进行排序）；"排序"选择默认的升序；"要创建的变量"中的"基本个案指示符"以默认的每组中的最后一个个案为基本个案，"要创建的变量"名称默认为"最后一个基本个案"（*请注意：大家可以根据自己的喜好或者便于识别自行定义变量名称*）；其他均为默认选择。

（3）完成后，点击"粘贴"按钮，将以上操作保存到语法程序窗口中。

```
/**** 标识 " 羁押 " 个案随访表的语法程序 *****/
* 标识重复的个案 .
SORT CASES BY 卡片 ID(A) 羁押 (A).
MATCH FILES
    /FILE=*
    /BY 卡片 ID 羁押
    /FIRST= 第一个基本个案
    /LAST= 最后一个基本个案 .
DO IF( 第一个基本个案 ).
COMPUTE    匹配顺序 =1- 最后一个基本个案 .
ELSE.
COMPUTE    匹配顺序 = 匹配顺序 +1.
END IF.
LEAVE    匹配顺序 .
FORMATS    匹配顺序 (f7).
COMPUTE    InDupGrp= 匹配顺序 >0.
SORT CASES InDupGrp(D).
MATCH FILES
    /FILE=*
    /DROP= 第一个基本个案 InDupGrp 匹配顺序 .
VARIABLE LABELS    最后一个基本个案 ' 所有最后一个匹配个案的指示符为主个案 '.
VALUE LABELS    最后一个基本个案 0 ' 重复个案 ' 1 ' 主个案 '.
VARIABLE LEVEL    最后一个基本个案 (ORDINAL).
FREQUENCIES VARIABLES= 最后一个基本个案 .
EXECUTE.
```

（4）在语法程序窗口选中该段语法程序，在菜单项依次选择"运行—选择"，或者直接在图 8-83 中点击"确定"按钮，完成对变量"羁押"重复个案的标识，如图 8-84 所示界面。

（5）接着在图 8-84 所示界面中，在菜单项依次选择 "数据—选择个案"，在打开的如图 8-85 所示界面中，勾选"如果条件满足"，点击"如果（I）"，如图 8-86 所示界面：

1）在左侧变量框中找到变量"最后一个基本个案"选入右侧的空白框中，在中间的数学运算符号中选入"="，在"="后面录入数值 1。

2）完成后，点击"继续"按钮，回到图 8-85 所示界面，在"输出"选项中，勾选"删除未选定个案"。

（6）完成后，点击"粘贴"按钮，将以上操作保存到语法程序窗口中。

	卡片ID	卡片	随访状态	随访次数	当前是否羁押	失访原因	随访日期	录入日期	羁押	最后一个基本个案
1	'-100000'	-...	随访	45	否		2015-09-21	2015-09-21	.00	主个案
2	'-100000'	-...	随访	46	否		2015-12-10	2015-12-10	.00	主个案
3	'-100004'	-...	失访	41		拒绝随访	2015-02-13	2015-02-13	.00	主个案
4	'-100004'	-...	失访	42		拒绝随访	2015-05-13	2015-05-13	.00	主个案
5	'-100004'	-...	失访	43		拒绝随访	2015-08-13	2015-08-13	.00	主个案
6	'-100004'	-...	失访	44		拒绝随访	2015-11-11	2015-11-11	.00	主个案
7	'-100010'	-...	失访	9		外出	2015-11-16	2015-11-16	.00	主个案
8	'-100015'	-...	随访	33	否		2015-02-28	2015-02-28	.00	主个案
9	'-100015'	-...	随访	35	否		2015-08-31	2015-09-06	.00	主个案
10	'-100015'	-...	随访	36	否		2015-11-30	2015-11-30	.00	主个案
11	'-100016'	-...	随访	38	否		2015-06-30	2015-07-08	.00	主个案
12	'-100016'	-...	随访	39	否		2015-12-17	2015-12-22	.00	主个案
13	'-100019'	-...	随访	39	否		2015-06-17	2015-06-17	.00	主个案
14	'-100019'	-...	随访	37	否		2015-03-18	2015-06-04	.00	主个案
15	'-100019'	-...	随访	38	否		2015-06-04	2015-06-04	.00	主个案

图 8-84　查重"羁押"随访表

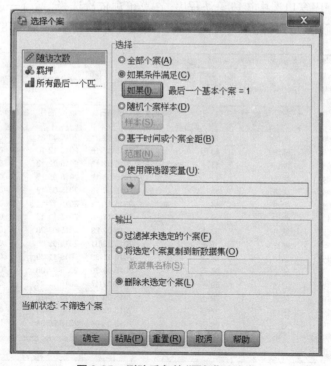

图 8-85　删除重复的"羁押"随访表

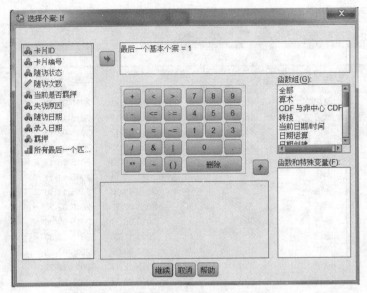

图 8-86 删除重复的"羁押"随访表

```
**** 删除重复"羁押"个案随访表的语法程序 *****/
FILTER OFF.
USE ALL.
SELECT IF(PrimaryFirst = 1).
EXECUTE.
```

（7）在语法程序窗口选中该段语法程序，在菜单项依次选择"运行—选择"，或者直接在图 8-85 中点击"确定"按钮，完成对变量"羁押"重复个案的删除，如图 8-87 所示界面。

	卡片ID	卡片	随访状态	随访次数	当前是否羁押	失访原因	随访日期	录入日期	羁押	最后一个基本个案
1	'-100000'	-...	随访	45	否		2015-09-21	2015-09-21	.00	主个案
2	'-100000'	-...	随访	46	否		2015-12-10	2015-12-10	.00	主个案
3	'-100004'	-...	失访	41		拒绝随访	2015-02-13	2015-02-13	.00	主个案
4	'-100004'	-...	失访	42		拒绝随访	2015-05-13	2015-05-13	.00	主个案
5	'-100004'	-...	失访	43		拒绝随访	2015-08-13	2015-08-13	.00	主个案
6	'-100004'	-...	失访	44		拒绝随访	2015-11-11	2015-11-11	.00	主个案
7	'-100010'	-...	失访	9		外出	2015-11-16	2015-11-16	.00	主个案
8	'-100015'	-...	随访	33	否		2015-02-28	2015-02-28	.00	主个案
9	'-100015'	-...	随访	35	否		2015-08-31	2015-09-06	.00	主个案
10	'-100015'	-...	随访	36	否		2015-11-30	2015-11-30	.00	主个案
11	'-100016'	-...	随访	38	否		2015-06-30	2015-07-08	.00	主个案
12	'-100016'	-...	随访	39	否		2015-12-17	2015-12-22	.00	主个案
13	'-100019'	-...	随访	39	否		2015-06-17	2015-06-17	.00	主个案
14	'-100019'	-...	随访	37	否		2015-03-18	2015-06-04	.00	主个案
15	'-100019'	-...	随访	38	否		2015-06-04	2015-06-04	.00	主个案

数据视图　变量视图

图 8-87 删除重复的"羁押"随访表

（8）接着在图 8-87 所示界面中，通过菜单项依次选择"转换—重新编码为不同变量"，在打开的如图 8-88 所示界面中：

1）输出变量：在"名称"下的空白框中录入"始终羁押"，然后点击"更改"按钮。

2）然后点击"旧值和新值（O）"，如图 8-89 所示界面。

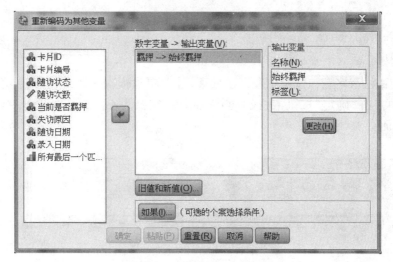

图 8-88　重新定义不同变量

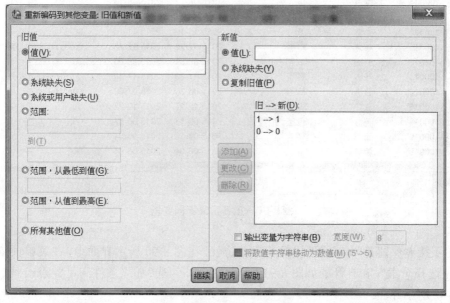

图 8-89　重新定义不同变量

3）"旧值"：在"值"的空白框中录入数值 0；"新值"：在"值"的空白框中录入数值 0；接着点击"添加"，将旧值到新值的等式添加到右侧的空白框中。

4）继续先"旧值"：在"值"的空白框中录入数值 1；后"新值"：在"值"的空白框中录入

数值 1；接着点击"添加"，将旧值到新值的等式添加到右侧的空白框中。

5）接着点击"继续"按钮，回到图 8-88 所示界面。

（9）在图 8-88 所示界面，点击"粘贴"按钮，将以上操作保留到语法程序窗口中。

```
**** 重新定义变量 " 羁押 " 为 " 始终羁押 " 的语法程序 *****/
RECODE
　羁押
　(1=1)　(0=0)　INTO　始终羁押 .
EXECUTE.
```

（10）在语法程序窗口选中该段语法程序，在菜单项依次选择"运行—选择"，或者直接在图 8-88 中点击"确定"按钮，完成对变量"羁押"定义为不同的新变量"始终羁押"，如图 8-90 所示界面。

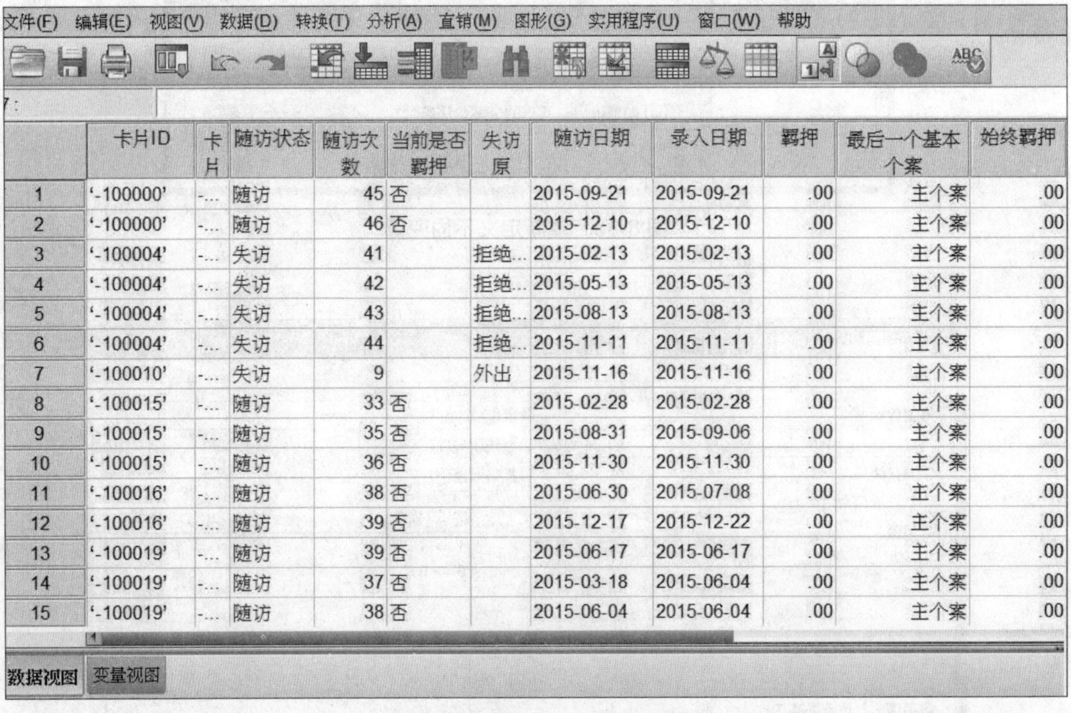

	卡片ID	卡片	随访状态	随访次数	当前是否羁押	失访原因	随访日期	录入日期	羁押	最后一个基本个案	始终羁押
1	'-100000'	-...	随访	45	否		2015-09-21	2015-09-21	.00	主个案	.00
2	'-100000'	-...	随访	46	否		2015-12-10	2015-12-10	.00	主个案	.00
3	'-100004'	-...	失访	41		拒绝...	2015-02-13	2015-02-13	.00	主个案	.00
4	'-100004'	-...	失访	42		拒绝...	2015-05-13	2015-05-13	.00	主个案	.00
5	'-100004'	-...	失访	43		拒绝...	2015-08-13	2015-08-13	.00	主个案	.00
6	'-100004'	-...	失访	44		拒绝...	2015-11-11	2015-11-11	.00	主个案	.00
7	'-100010'	-...	失访	9		外出	2015-11-16	2015-11-16	.00	主个案	.00
8	'-100015'	-...	随访	33	否		2015-02-28	2015-02-28	.00	主个案	.00
9	'-100015'	-...	随访	35	否		2015-08-31	2015-09-06	.00	主个案	.00
10	'-100015'	-...	随访	36	否		2015-11-30	2015-11-30	.00	主个案	.00
11	'-100016'	-...	随访	38	否		2015-06-30	2015-07-08	.00	主个案	.00
12	'-100016'	-...	随访	39	否		2015-12-17	2015-12-22	.00	主个案	.00
13	'-100019'	-...	随访	39	否		2015-06-17	2015-06-17	.00	主个案	.00
14	'-100019'	-...	随访	37	否		2015-03-18	2015-06-04	.00	主个案	.00
15	'-100019'	-...	随访	38	否		2015-06-04	2015-06-04	.00	主个案	.00

图 8-90　重新定义不同变量

（11）接着保留是"始终羁押"的个案随访表，在图 8-90 所示界面中，在菜单项依次选择"数据—选择个案"，在打开的如图 8-91 所示界面中，勾选"如果条件满足"，点击"如果（I）"，如图 8-92 所示界面：

1）在左侧变量框中找到"始终羁押"选入右侧的空白框中，入右侧的空白框中，在中间的数学运算符号中选入"="，在"="后面录入数值 1。

2）完成后，点击"继续"按钮，回到图 8-91 所示界面，在"输出"选项中，勾选"删除未选定个案"。

（12）完成后，点击"粘贴"按钮，将以上操作保存到语法程序窗口中。

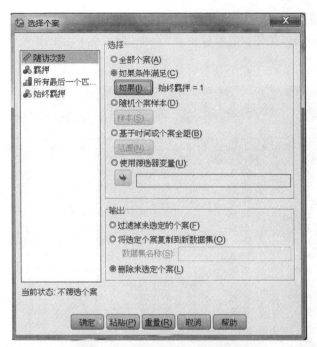

图 8-91　保留"始终羁押"随访表

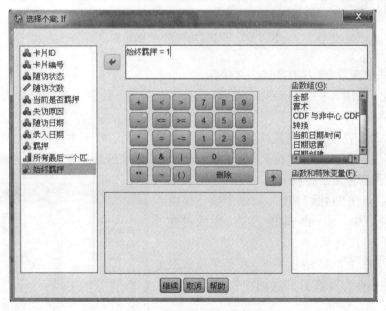

图 8-92　保留"始终羁押"随访表

```
**** 保留 " 始终羁押 " 随访表的语法程序 *****/
FILTER OFF.
USE ALL.
SELECT IF( 始终羁押 = 1).
EXECUTE.
```

（13）在语法程序窗口选中该段语法程序，在菜单项依次选择"运行—选择"，或者直接在图 8-91 中点击"确定"按钮，完成对变量"羁押"定义为不同的新变量"始终羁押"，如图 8-93 所示界面。

	卡片ID	卡片	随访状态	随访次数	当前是否羁押	失访原	随访日期	录入日期	羁押	最后一个基本个案	始终羁押
1	'-100...	-...	随访	26	是		2015-04-27	2015-05-18	1.00	主个案	1.00
2	'-100...	-...	随访	12	是		2015-07-27	2015-08-30	1.00	主个案	1.00
3	'-100...	-...	失访	28		羁押	2015-10-30	2015-10-30	1.00	主个案	1.00
4	'-100...	-...	随访	26	是		2015-04-27	2015-05-18	1.00	主个案	1.00
5	'-100...	-...	随访	56	是		2015-07-27	2015-08-30	1.00	主个案	1.00
6	'-100...	-...	失访	28		羁押	2015-10-30	2015-10-30	1.00	主个案	1.00
7	'-100...	-...	随访	67	是		2015-04-27	2015-05-18	1.00	主个案	1.00
8	'-100...	-...	随访	45	是		2015-07-27	2015-08-30	1.00	主个案	1.00
9	'-100...	-...	失访	36		羁押	2015-10-30	2015-10-30	1.00	主个案	1.00
10	'-100...	-...	随访	26	是		2015-04-27	2015-05-18	1.00	主个案	1.00
11	'-100...	-...	随访	29	是		2015-07-27	2015-08-30	1.00	主个案	1.00
12	'-100...	-...	失访	21		羁押	2015-10-30	2015-10-30	1.00	主个案	1.00
13	'-100...	-...	随访	45	是		2015-04-27	2015-05-18	1.00	主个案	1.00
14	'-100...	-...	随访	33	是		2015-07-27	2015-08-30	1.00	主个案	1.00
15	'-100...	-...	失访	29		羁押	2015-10-30	2015-10-30	1.00	主个案	1.00

图 8-93　保留"始终羁押"随访表

5. 按照关键变量（卡片 ID）排序并保存。

（1）首先，在图 8-93 所示界面，在菜单项依次选择"数据—排序个案"，在打开的如图 8-94 所示界面中：

1）排序依据：从左侧的变量列表框中，选中变量"卡片 ID"至右侧的空白框中。

2）排序依据：默认为升序排列（**请注意，这个地方排序的顺序与后面拟关联数据的排序顺序要一致，否则将无法关联**）。

3）完成后点击"粘贴"按钮，将以上操作保留到语法程序窗口中。点击"确定"按钮，完成对变量"卡片 ID"的升序排列。

（2）然后，在图 8-95 所示界面，在菜单项依次选择"文件—另存为"，在打开的如图 8-96 所示界面中：

1）查找范围：选择需要保存此数据库的文件路径，本例保存在"D:\"。

2）文件名：录入拟保存的文件名称"FLW 始终羁押"。

3）保存类型：保存为 SPSS 数据库文件类型即（*.sav）。

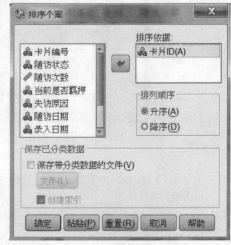

图 8-94　个案排序

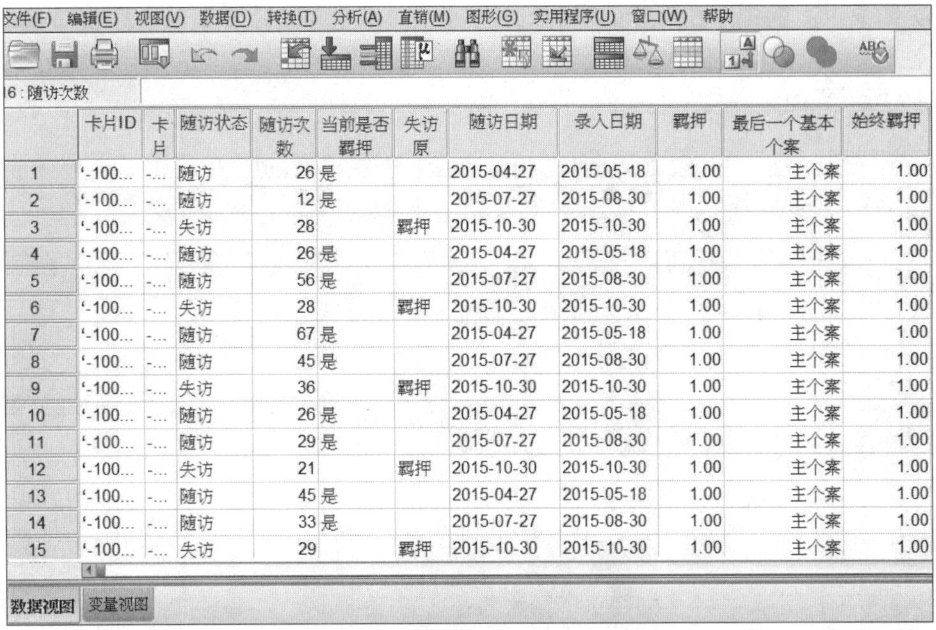

图 8-95 排序后的"始终羁押"随访表

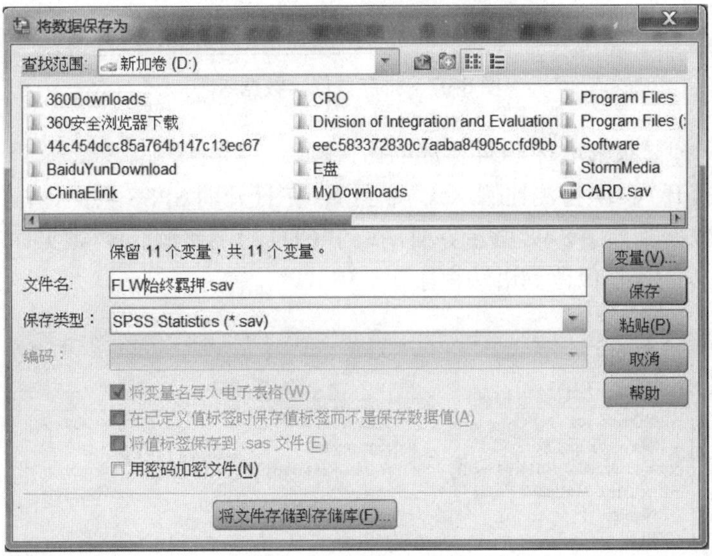

图 8-96 保存数据库

4) 完成后点击"粘贴"按钮，将以上操作保留到语法程序窗口中。点击"确定"按钮，完成对数据库的保存。

```
/*** 排序并保存数据库的语法程序 ***/
SORT CASES BY
  卡片 ID(A).
SAVE OUTFILE='D:\FLW 始终羁押 .sav'
 /COMPRESSED.
```

（3）如果以上的排序和保存的步骤均没有点击"确定"，可以在语法程序窗口选中此两段段语法程序，在菜单项依次选择"运行—选择"，完成对数据库的排序和保存数据库，结果如图8-97所示界面。

	卡片ID	卡片	随访状态	随访次数	当前是否羁押	失访原因	随访日期	录入日期	羁押	最后一个基本个案	始终羁押
1	'-100...	-...	随访	26	是		2015-04-27	2015-05-18	1.00	主个案	1.00
2	'-100...	-...	随访	12	是		2015-07-27	2015-08-30	1.00	主个案	1.00
3	'-100...	-...	失访	28		羁押	2015-10-30	2015-10-30	1.00	主个案	1.00
4	'-100...	-...	随访	26	是		2015-04-27	2015-05-18	1.00	主个案	1.00
5	'-100...	-...	随访	56	是		2015-07-27	2015-08-30	1.00	主个案	1.00
6	'-100...	-...	失访	28		羁押	2015-10-30	2015-10-30	1.00	主个案	1.00
7	'-100...	-...	随访	67	是		2015-04-27	2015-05-18	1.00	主个案	1.00
8	'-100...	-...	随访	45	是		2015-07-27	2015-08-30	1.00	主个案	1.00
9	'-100...	-...	失访	36		羁押	2015-10-30	2015-10-30	1.00	主个案	1.00
10	'-100...	-...	随访	26	是		2015-04-27	2015-05-18	1.00	主个案	1.00
11	'-100...	-...	随访	29	是		2015-07-27	2015-08-30	1.00	主个案	1.00
12	'-100...	-...	失访	21		羁押	2015-10-30	2015-10-30	1.00	主个案	1.00
13	'-100...	-...	随访	45	是		2015-04-27	2015-05-18	1.00	主个案	1.00
14	'-100...	-...	随访	33	是		2015-07-27	2015-08-30	1.00	主个案	1.00
15	'-100...	-...	失访	29		羁押	2015-10-30	2015-10-30	1.00	主个案	1.00

图8-97 排序并保存数据库

6. 将由于羁押导致未进行CD4检测的病例排除。

（1）首先，打开"CD4检测比例.sav"数据库，在打开的SPSS界面，在菜单项依次选择"文件—打开—数据"，如图8-98所示界面，找到"CD4检测比例.sav"数据库所在位置，点击"粘贴"按钮，将以上操作保留到语法程序窗口中。

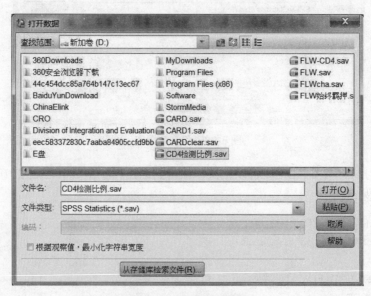

图8-98 打开随访数据库

```
/**** 打开 "CD4 检测比例 .sav" 数据库的语法程序 *****/
GET
  FILE='D:\CD4 检测比例 .sav'.
DATASET NAME DataSet4 WINDOW=FRONT.
```

（2）在语法程序窗口选中该段语法程序，在菜单项依次选择"运行—选择"，或者直接在图 8-98 中点击"打开"按钮，打开随访数据库（CD4 检测比例 .sav），如图 8-99 所示界面。

	卡片ID	报告	报告	报告	原始卡编号	卡片编号	地区类别	现住址	随访状	当前	CD4检测结果	CD4检测日期	随访日期	检测
1	'-100976'	...	...	...	-100976	-100976	本县区	533...	随访	否	366	2015-04-03	2015-04-28	是
2	'-100977'	...	...	...	-100977	-100977	本县区	533...	随访	否	378	2015-05-27	2015-05-27	是
3	'-100979'	...	...	...	-100979	-100979	本县区	533...	随访	否	1300	2015-02-12	2015-06-14	是
4	'-100983'	...	...	...	-100983	-100983	本县区	533...	随访	是	782	2015-04-24	2015-05-19	是
5	'-100993'	...	...	...	-100993	-100993	本县区	533...	随访	否	180	2015-02-16	2015-04-20	是
6	'-100996'	...	...	...	-100996	-100996	本县区	533...	随访	否	9	2015-03-12	2015-03-12	是
7	'100997'	...	...	...	-100997	-100997	本县区	533...	随访	否	528	2015-02-16	2015-04-20	是
8	'-100998'	...	...	...	-100998	-100998	本县区	533...	随访	否	470	2015-01-15	2015-01-23	是
9	'-100999'				-100999	-100999	本县区	533...						否
10	'-101000'				-101000	-101000	本县区	533...						否
11	'-101001'				-101001	-101001	本县区	533...						否
12	'-101008'				-101008	-101008	本县区	533...						否
13	'-101011'				-101011	-101011	本县区	533...						否
14	'-101024'				-101024	-101024	本县区	533...						否
15	'-101025'				-101025	-101025	本县区	533...						否

数据视图 变量视图

图 8-99 打开随访数据库

（3）然后，在图 8-99 所示界面，在菜单项依次选择"数据—排序个案"，如图 8-100 所示界面：
1）排序依据：从左侧变量框中选择"卡片 ID"到排序依据的空白框中。

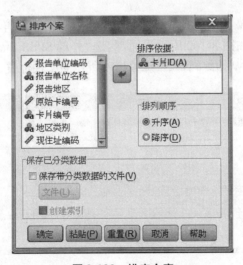

图 8-100 排序个案

2）排列顺序：默认升序，与拟关联的"FLW 始终羁押 .sav"数据库的排列顺序一致，默认"升序"。

（4）点击"粘贴"按钮，将以上操作保存到语法程序窗口中。

/************* 数据库排序的语法程序 *************/

SORT CASES BY

　卡片 ID(A).

（5）在语法程序窗口选中该段语法程序，在菜单项依次选择"运行—选择"，或者直接在图 8-100 中点击"确定"按钮，打开随访数据库（CD4 检测比例 .sav），如图 8-101 所示界面。

	卡片ID	报告	报告	报告	原始卡编号	卡片编号	地区类别	现住址	随访状态	当前	CD4检测结果	CD4检测日期	随访日期	检测
1	'-100976'	…	…	…	-100976	-100976	本县区	533…	随访	否	366	2015-04-03	2015-04-28	是
2	'-100977'	…	…	…	-100977	-100977	本县区	533…	随访	否	378	2015-05-27	2015-05-27	是
3	'-100979'	…	…	…	-100979	-100979	本县区	533…	随访	否	1300	2015-02-12	2015-06-14	是
4	'-100983'	…	…	…	-100983	-100983	本县区	533…	随访	是	782	2015-04-24	2015-05-19	是
5	'-100993'	…	…	…	-100993	-100993	本县区	533…	随访	否	180	2015-02-16	2015-04-20	是
6	'-100996'	…	…	…	-100996	-100996	本县区	533…	随访	否	9	2015-03-12	2015-03-12	是
7	'-100997'	…	…	…	-100997	-100997	本县区	533…	随访	否	528	2015-02-16	2015-04-20	是
8	'-100998'	…	…	…	-100998	-100998	本县区	533…	随访	否	470	2015-01-15	2015-01-23	是
9	'-100999'	…	…	…	-100999	-100999	本县区	533…			.			否
10	'-101000'	…	…	…	-101000	-101000	本县区	533…			.			否
11	'-101001'	…	…	…	-101001	-101001	本县区	533…			.			否
12	'-101008'	…	…	…	-101008	-101008	本县区	533…			.			否
13	'-101011'	…	…	…	-101011	-101011	本县区	533…			.			否
14	'-101024'	…	…	…	-101024	-101024	本县区	533…			.			否
15	'-101025'	…	…	…	-101025	-101025	本县区	533…			.			否

数据视图　变量视图

图 8-101　排序个案

（6）接着，关联"FLW 始终羁押 .sav"查无此人数据库，在菜单项依次选择"数据—合并文件—添加变量"，打开如图 8-102 所示界面，勾选"外部 SPSS Statistics 数据文件"，然后点击"浏览"按钮，找到"FLW 始终羁押 .sav"数据库所在的文件位置，选入。

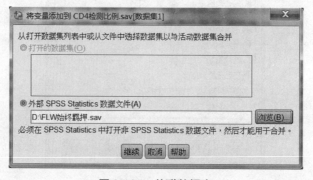

图 8-102　关联数据库

（7）然后点击"继续"按钮，出现如图 8-103 所示界面，勾选"匹配关键变量的个案"，将"卡片 ID"选入"关键变量"中；勾选"两个数据集中的个案都是按关键变量的顺序进行排列"，勾选"非活动数据集"为基于关键字的表[**请注意：这个在前面专门讲过，这个表示将外部非活动数据集（FLW 始终羁押 .sav）按照关键字"卡片 ID"关联到活动数据集（CD4 检测比例 .sav）中**]。点击"粘贴"按钮，将以上操作保留到语法程序窗口中。

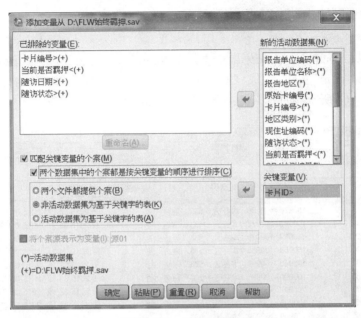

图 8-103　关联数据库

/*"CD4 检测比例 .sav" 数据库和 " 始终羁押 .sav" 数据库关联的语法程序 */
MATCH FILES /FILE=*
　/TABLE='D:\FLW 始终羁押 .sav'
　/RENAME (CD4 检测单位 CD4 检测地区 CD4 检测日期 CD4 检测结果 PrimaryFirst V66 其他艾滋病相关性疾病 卡片编号 反复发热持续 2 周以上 反复咳出的痰中带血 咳嗽、咳痰持续 2 周以上 在孕期、产时、产后是否为预防母婴传播服用抗病毒治疗药物 在最近 3 个月与病人共用过注射器人数 在最近 3 个月与病人有过性行为人数 在最近 3 个月交出针具支数 在最近 3 个月换回针具支数 备注 夜间经常出汗 失访原因 子女检测状况子女数 宣传咨询 (宣传材料、咨询服务) 当前是否羁押 当前配偶固定性伴感染状况 当前配偶固定性伴感染状况检测日期 录入日期 患者姓名 抗病毒治疗号 无法解释的体重明显下降 是否关怀救助 (经济支持、生活帮助) 是否已死亡 是否接受 CD4 检测 是否药物提供 (提供抗机会性感染药物) 未查不详数 检测结果不确定数 死亡日期 淋巴结肿大 现在是否为同伴教育员 病程阶段 目前是否接受抗病毒治疗 目前是否接受社区美沙酮维持治疗 社区美沙酮维持治疗编号 经常容易疲劳或呼吸短促 结核病检查结果 羁押 自上次随访以来做过 CD4 检测次数 自上次随访以来配偶固定性伴变化情况 艾滋病确诊日期 若为育龄妇女目前为 若当前配偶固定性伴感染状况为阳性其卡片编号为 获得安全套个数 获得宣传材料份数 过去 3 个月是否共用过注射器注射毒品 过去 3 个月是否参加针具交换 过去 3 个月是否每次与配偶固定性伴发生性行为时都用安全套 过去 3 个月是否每次发生性行为都用安全套 过去 6 个月是否接受过结核病检查 过去 6 个月有无以下临床表现 阳性子女数 阴性子女数 随访单位 随访地区 随访地区编码 随访执行单位 随访日期 随访次数 随访状态 随访责任人 = d0 d1 d2 d3 d4 d5 d6 d7 d8 d9 d10 d11 d12 d13 d14 d15

```
d16 d17 d18 d19 d20 d21 d22 d23 d24 d25 d26 d27 d28 d29 d30 d31 d32 d33 d34 d35 d36 d37 d38 d39
d40 d41 d42 d43 d44 d45 d46 d47 d48 d49 d50 d51 d52 d53 d54 d55 d56 d57 d58 d59 d60 d61 d62 d63
d64 d65 d66)
  /BY 卡片 ID
  /DROP= d0 d1 d2 d3 d4 d5 d6 d7 d8 d9 d10 d11 d12 d13 d14 d15 d16 d17 d18 d19 d20 d21 d22 d23
d24 d25 d26 d27 d28 d29 d30 d31 d32 d33 d34 d35 d36 d37 d38 d39 d40 d41 d42 d43 d44 d45 d46 d47
d48 d49 d50 d51 d52 d53 d54 d55 d56 d57 d58 d59 d60 d61 d62 d63 d64 d65 d66.
EXECUTE.
```

（8）在语法程序窗口选中该段语法程序，在菜单项依次选择"运行—选择"，或者直接在图 8-103 中点击"确定"按钮，完成"CD4 检测比例 .sav"数据库和"FLW 始终羁押 .sav"数据库关联，如图 8-104 所示界面。

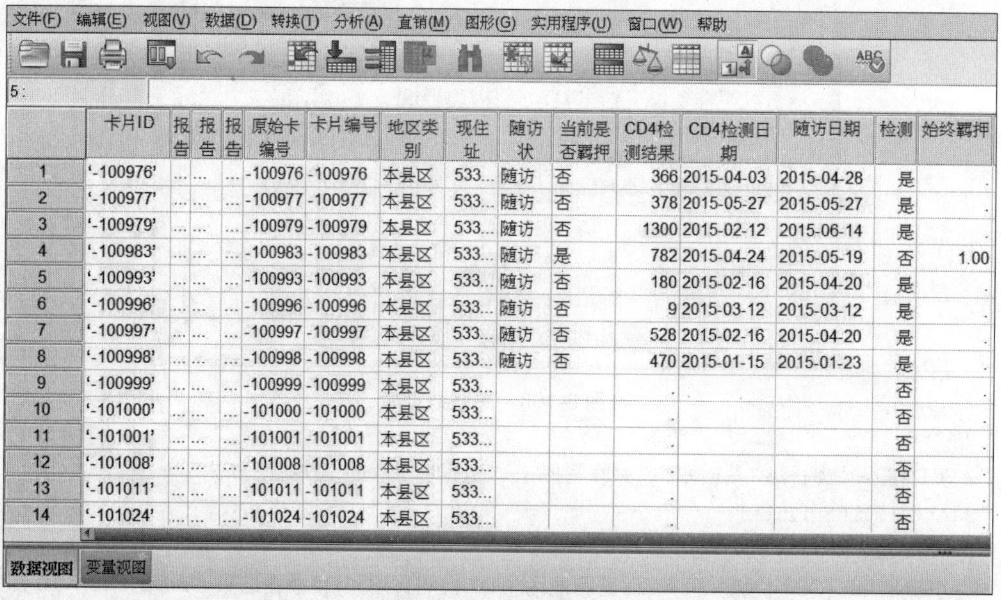

图 8-104 关联数据库

（9）更新变量"检测"的变量值，从而筛选出因羁押未进行 CD4 检测的病例，在图 8-104 所示界面，在菜单项依次选择"转换—计算变量"，在打开的如图 8-105 所示界面中：

1）目标变量：输入变量名"检测"，点击"类型与标签"，如图 8-76 所示界面，变量"类型"默认字符型（因为变量"检测"已经存在数据库中），完成后点击"继续"按钮。

2）数字表达式：在空白框中录入"羁押未检"（*切记引号一定要在英文状态下*）。

3）"如果（I）…"：点击此按钮，如图 8-106 所示界面，勾选"如果个案满足条件则包括（F）："，从左侧变量列表框中选中变量"检测"至右侧空白框中，从中间的数学运算符号中选入"="，在"="后面录入 ' 否 '（*切记引号一定要在英文状态下*）；继续从中间的数学运算符号中选入"&"，然后从左侧变量列表框中选中变量"始终羁押"至右侧空白框中，从中间的数学运算符号中选入"="，在"="后面录入数值 1（*切记不需要引号*）。

4）点击"继续"按钮，回到图 8-105 所示界面。

（10）完成后，在图 8-105 中点击"粘贴"按钮，将以上操作保留到语法程序窗口中。

/******" 筛选出因羁押未进行 CD4 检测的病例的语法程序 ******/
IF(检测 ='否' & 始终羁押 = 1) 检测 ='羁押未检'.
EXECUTE.

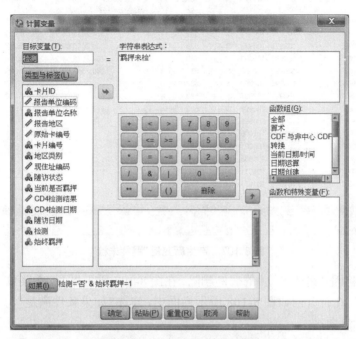

图 8-105　更新"检测"变量值

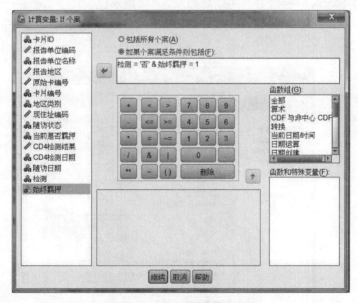

图 8-106　更新"检测"变量值

（11）在语法程序窗口选中该段语法程序，在菜单项依次选择"运行—选择"，或者直接在图 8-105 中点击"确定"按钮，完成通过定义新变量值筛选出因羁押未进行 CD4 检测的病例，如图 8-107 所示界面。

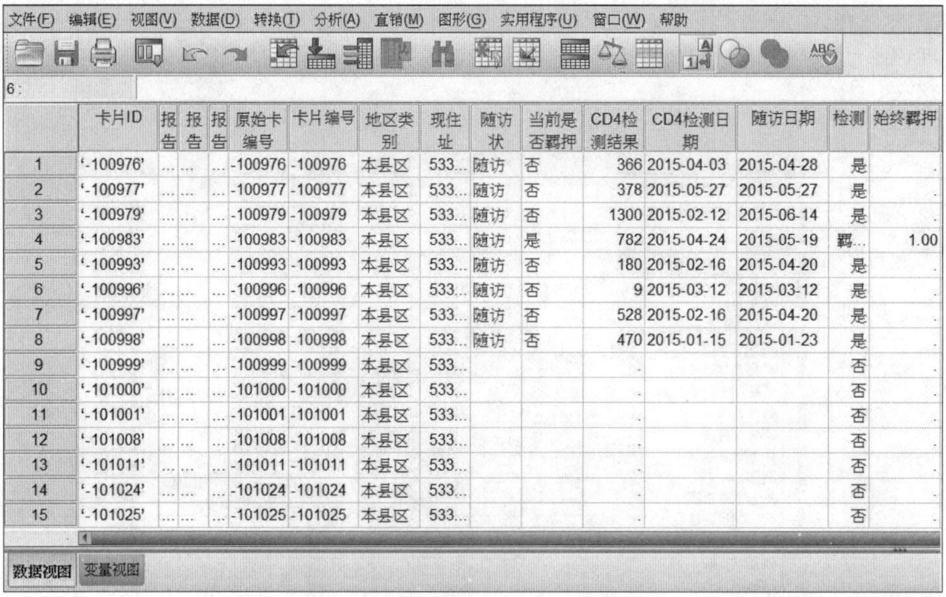

图 8-107　产生新变量"羁押未检"

（12）继续将因"羁押未检"的病例删除，在图 8-107 所示界面，在菜单项依次选择"数据—选择个案"，在打开的如图 8-108 所示界面中，勾选"如果条件满足"，点击"如果（I）"，如图 8-109 所示界面：

1）在左侧变量框中找到变量"检测"选入右侧的空白框中，入右侧的空白框中，在中间的数学运算符号中选入"～="，在"～="后面录入"羁押未检"。

2）完成后，点击"继续"按钮，回到图 8-108 所示界面，在"输出"选项中，勾选"删除未选定个案"。

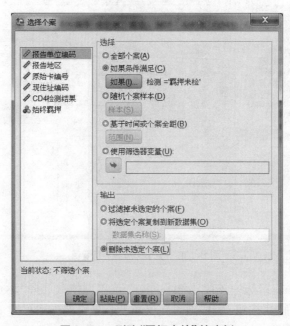

图 8-108　删除"羁押未检"的病例

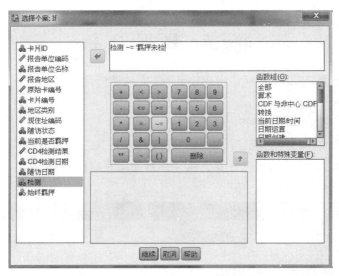

图 8-109 删除"羁押未检"的病例

（13）完成后，点击"粘贴"按钮，将以上操作保存到语法程序窗口中。

```
**** 删除 " 羁押未检 " 的病例的语法程序 *****/
FILTER OFF.
USE ALL.
SELECT IF( 检测 ~= ' 羁押未检 ').
EXECUTE.
```

（14）在语法程序窗口选中该段语法程序，在菜单项依次选择"运行—选择"，或者直接在图 8-108 中点击"确定"按钮，完成删除"羁押未检"的病例，如图 8-110 所示界面。

	卡片ID	报告	报告	原始卡编号	卡片编号	地区类别	现住址	随访状	当前	CD4检测结果	CD4检测日期	随访日期	检测	始终羁押
1	'-100976'	…	…	-100976	-100976	本县区	533...	随访	否	366	2015-04-03	2015-04-28	是	
2	'-100977'	…	…	-100977	-100977	本县区	533...	随访	否	378	2015-05-27	2015-05-27	是	
3	'-100979'	…	…	-100979	-100979	本县区	533...	随访	否	1300	2015-02-12	2015-06-14	是	
4	'-100993'	…	…	-100993	-100993	本县区	533...	随访	否	180	2015-02-16	2015-04-20	是	
5	'-100996'	…	…	-100996	-100996	本县区	533...	随访	否	9	2015-03-12	2015-03-12	是	
6	'-100997'	…	…	-100997	-100997	本县区	533...	随访	否	528	2015-02-16	2015-04-20	是	
7	'-100998'	…	…	-100998	-100998	本县区	533...	随访	否	470	2015-01-15	2015-01-23	是	
8	'-100999'	…	…	-100999	-100999	本县区	533...						否	
9	'-101000'	…	…	-101000	-101000	本县区	533...						否	
10	'-101001'	…	…	-101001	-101001	本县区	533...						否	
11	'-101008'	…	…	-101008	-101008	本县区	533...						否	
12	'-101011'	…	…	-101011	-101011	本县区	533...						否	
13	'-101024'	…	…	-101024	-101024	本县区	533...						否	
14	'-101025'	…	…	-101025	-101025	本县区	533...						否	
15	'-101026'	…	…	-101026	-101026	本县区	533...						否	

图 8-110 删除"羁押未检"的病例

第三节　数据分析

根据要求，统计分析"艾滋病病毒感染者/病人随访检测比例"这一指标的结果，可以分地区进行统计分析。

（一）按现住址编码产生分省、分地市、分县区编码。

1. 首先，对数值型变量"现住址编码"进行转换，转换为字符型变量。在图8-110所示界面，在菜单项依次选择"转换—计算变量"，打开如图8-111所示界面：

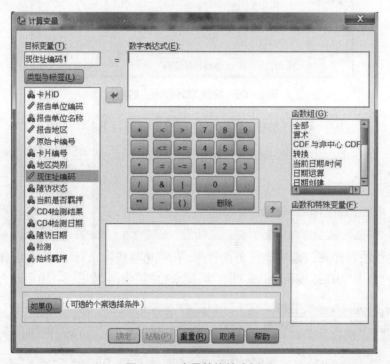

图8-111　变量转换的病例

（1）目标变量：定义新的变量名"现住址编码1"，点击"类型与标签(L)"，如图8-112所示界面。勾选"字符串"，宽度默认8位。完成后，点击"继续"按钮。

（2）函数组：在列表中选择"转换"后，在"函数和特殊变量(F)"中选择转换字符型"String"。

（3）数字表达式：双击"String"选中后显示在空白框中，在"STRING(?,?)"选中第一个"?"，从左侧的变量列表中选中变量"现住址编码"替换，然后选中第二个"?"，录入"f8.0"（含义是格式是8位字符）。

2. 完成后，点击"粘贴"按钮，将以上操作保存到语法程序窗口中。

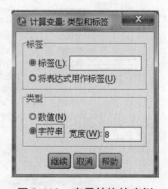

图8-112　变量转换的病例

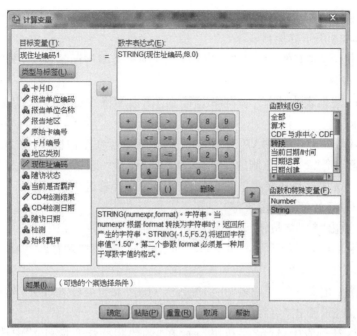

图 8-113 变量转换的病例

```
**** 变量转换的语法程序 *****/
STRING 现住址编码 1(A8).
COMPUTE 现住址编码 1 = STRING( 现住址编码, f8.0).
EXECUTE.
```

3．在语法程序窗口选中该段语法程序，在菜单项依次选择"运行—选择"，或者直接在图 8-113 中点击"确定"按钮，完成变量转换，如图 8-114 所示界面。

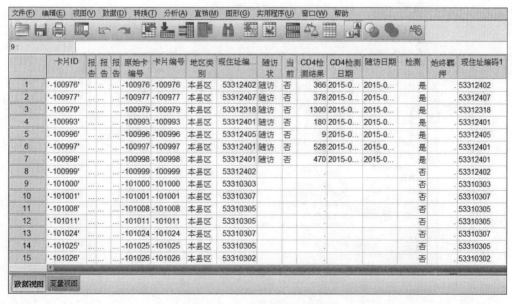

图 8-114 变量转换的病例

4．继续在图 8-114 所示界面产生变量"省级编码"，在菜单项依次选择"转换—计算变量"，打开如图 8-115 所示界面：

（1）目标变量：定义新的变量名"省级编码"，点击"类型与标签（L）"，勾选"字符串"，宽度默认 8 位。完成后，点击"继续"按钮。

（2）函数组：在列表中选择"字符串"后，在"函数和特殊变量（F）"中选择转换字符型"CHAR.SUBSTR"。

（3）数字表达式：双击"CHAR.SUBSTR"选中后显示在空白框中，在"CHAR.SUBSTR（?，?，?）"选中第一个"?"，从左侧的变量列表中选中变量"现住址编码 1"替换，然后选中第二个"?"，录入"1"（含义是从变量值第一位开始读取），接着选中第三个"?"，录入"2"（**含义是从变量值第一位开始读取两位字符**）。

5．完成后，点击"粘贴"按钮，将以上操作保存到语法程序窗口中。

6．继续在图 8-114 所示界面产生变量"市级编码"，在菜单项依次选择"转换—计算变量"，打开如图 8-115 所示界面：

（1）目标变量：定义新的变量名"市级编码"，点击"类型与标签（L）"，勾选"字符串"，宽度默认 8 位。完成后，点击"继续"按钮。

（2）函数组：在列表中选择"字符串"后，在"函数和特殊变量（F）"中选择转换字符型"CHAR.SUBSTR"。

（3）数字表达式：双击"CHAR.SUBSTR"选中后显示在空白框中，在"CHAR.SUBSTR（?，?，?）"选中第一个"?"，从左侧的变量列表中选中变量"现住址编码 1"替换，然后选中第二个"?"，录入"1"（**含义是从变量值第一位开始读取**），接着选中第三个"?"，录入"4"（**含义是从变量值第一位开始读取 4 位字符**）。

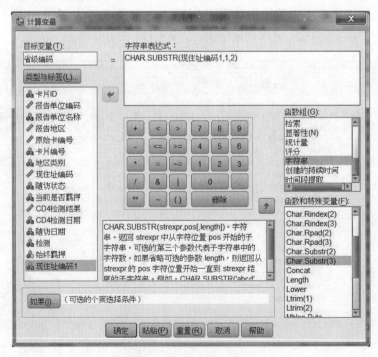

图 8-115　产生省级编码

7. 完成后，点击"粘贴"按钮，将以上操作保存到语法程序窗口中。

8. 继续在图 8-114 所示界面产生变量"县级编码，"在菜单项依次选择"转换—计算变量"，打开如图 8-115 所示界面：

（1）目标变量：定义新的变量名"县级编码"，点击"类型与标签（L）"，勾选"字符串"，宽度默认 8 位。完成后，点击"继续"按钮。

（2）函数组：在列表中选择"字符串"后，在"函数和特殊变量（F）"中选择转换字符型"CHAR.SUBSTR"。

（3）数字表达式：双击"CHAR.SUBSTR"选中后显示在空白框中，在"CHAR.SUBSTR（?,?,?）"选中第一个"?"，从左侧的变量列表中选中变量"现住址编码 1"替换，然后选中第二个"?"，录入"1"（**含义是从变量值第一位开始读取**），接着选中第三个"?"，录入"6"（**含义是从变量值第一位开始读取 6 位字符**）。

9. 完成后，点击"粘贴"按钮，将以上操作保存到语法程序窗口中。

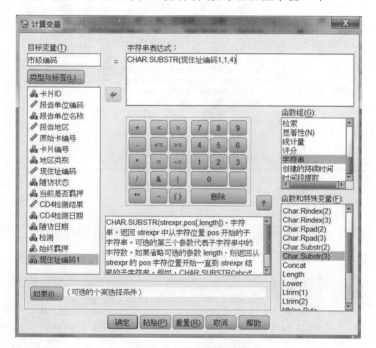

图 8-116 产生市级编码

```
**** 产生地区编码的语法程序 *****/
STRING 省级编码 (A8).
COMPUTE 省级编码 = SUBSTR( 现住址编码 1,1,2).
EXECUTE.
STRING 市级编码 (A8).
COMPUTE 市级编码 = SUBSTR( 现住址编码 1,1,4).
EXECUTE.
STRING 县级编码 (A8).
COMPUTE 县级编码 = SUBSTR( 现住址编码 1,1,6).
EXECUTE.
```

10. 在语法程序窗口选中该段语法程序，在菜单项依次选择"运行—选择"，或者直接在分别点击图 8-115、图 8-116、图 8-117 中"确定"按钮，产生各级地区编码，如图 8-118 所示界面。

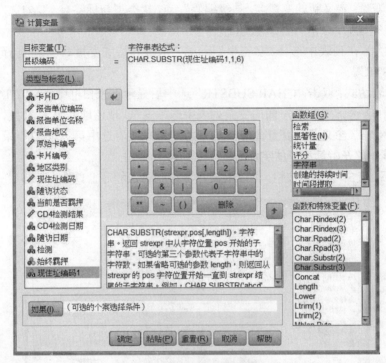

图 8-117　产生县级编码

	卡片ID	报告	报告	报告	原始卡编号	卡片编号	地区类别	现住址编码	刚访	当前	C	C	刚访测	始终	现住址编码1	县级编码	市级编码	省级编码
1	'-100976'	…	…	…	-100976	-100976	本县区	53312						.	53312402	533124	5331	53
2	'-100977'	…	…	…	-100977	-100977	本县区	53312						.	53312407	533124	5331	53
3	'-100979'	…	…	…	-100979	-100979	本县区	53312						.	53312318	533123	5331	53
4	'-100993'	…	…	…	-100993	-100993	本县区	53312						.	53312401	533124	5331	53
5	'-100996'	…	…	…	-100996	-100996	本县区	53312			9			.	53312405	533124	5331	53
6	'-100997'	…	…	…	-100997	-100997	本县区	53312						.	53312401	533124	5331	53
7	'-100998'	…	…	…	-100998	-100998	本县区	53312						.	53312401	533124	5331	53
8	'-100999'	…	…	…	-100999	-100999	本县区	53312						.	53312402	533124	5331	53
9	'-101000'	…	…	…	-101000	-101000	本县区	53310						.	53310303	533103	5331	53
10	'-101001'	…	…	…	-101001	-101001	本县区	53310						.	53310307	533103	5331	53
11	'-101008'	…	…	…	-101008	-101008	本县区	53310						.	53310305	533103	5331	53
12	'-101011'	…	…	…	-101011	-101011	本县区	53310						.	53310305	533103	5331	53
13	'-101024'	…	…	…	-101024	-101024	本县区	53310						.	53310307	533103	5331	53
14	'-101025'	…	…	…	-101025	-101025	本县区	53310						.	53310305	533103	5331	53
15	'-101026'	…	…	…	-101026	-101026	本县区	53310						.	53310302	533103	5331	53

图 8-118　产生各级编码

（二）保存整理完成的随访检测数据库。

1. 在图 8-118 所示界面，在菜单项依次选择"文件—另存为"，在打开的如图 8-119 所示界面中：

（1）查找范围：选择需要保存此数据库的文件路径，本例保存在"D:\"。

（2）文件名：录入拟保存的文件名称"随访及 CD4 检测比例"。

（3）保存类型：保存为 SPSS 数据库文件类型即（*.sav）。

2. 完成后点击"粘贴"按钮，将以上操作保留到语法程序窗口中。点击"确定"按钮，完成对数据库的保存。

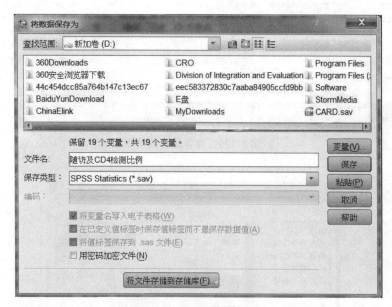

图 8-119　保存最终数据库

```
**** 保存最终数据库的语法程序 *****/
SAVE OUTFILE='D:\ 随访及 CD4 检测比例 .sav'
 /COMPRESSED.
```

3. 在语法程序窗口选中该段语法程序，在菜单项依次选择"运行—选择"，或者直接点击图 8-119 中"保存"按钮，完成"随访及 CD4 检测比例 .sav"保存，如图 8-120 所示界面。

（三）计算分省、分地市、分县区的随访检测比例。

1. 在图 8-120 所示界面，在菜单项依次选择"分析—描述统计—交叉表"，在打开的如图 8-121 所示界面中：

（1）行：从左侧变量列表中分别选中变量"省级编码""市级编码"和"县级编码"。

（2）列：从左侧变量列表中分别选中变量"检测"。

（3）统计量、单元格、格式等：均选择默认值。

2. 完成后点击"粘贴"按钮，将以上操作保留到语法程序窗口中。

	卡片ID	报告	报告	报告	原始卡编号	卡片编号	地区类别	现住址编码	随访前	当	C	C	随	始终	现住址编码1	县级编码	市级编码	省级编码
1	'-100976'	...	...	...	-100976	-100976	本县区	53312							53312402	533124	5331	53
2	'-100977'	...	...	...	-100977	-100977	本县区	53312							53312407	533124	5331	53
3	'-100979'	...	...	...	-100979	-100979	本县区	53312							53312318	533123	5331	53
4	'-100993'	...	...	...	-100993	-100993	本县区	53312							53312401	533124	5331	53
5	'-100996'	...	...	...	-100996	-100996	本县区	53312			9				53312405	533124	5331	53
6	'-100997'	...	...	...	-100997	-100997	本县区	53312							53312401	533124	5331	53
7	'-100998'	...	...	...	-100998	-100998	本县区	53312							53312401	533124	5331	53
8	'-100999'	...	...	...	-100999	-100999	本县区	53312	.			..			53312402	533124	5331	53
9	'-101000'	...	...	...	-101000	-101000	本县区	53310	.			..			53310303	533103	5331	53
10	'-101001'	...	...	...	-101001	-101001	本县区	53310	.			..			53310307	533103	5331	53
11	'-101008'	...	...	...	-101008	-101008	本县区	53310	.			..			53310305	533103	5331	53
12	'-101011'	...	...	...	-101011	-101011	本县区	53310	.			..			53310305	533103	5331	53
13	'-101024'	...	...	...	-101024	-101024	本县区	53310	.			..			53310307	533103	5331	53
14	'-101025'	...	...	...	-101025	-101025	本县区	53310	.			..			53310305	533103	5331	53
15	'-101026'	...	...	...	-101026	-101026	本县区	53310	.			..			53310302	533103	5331	53

图 8-120　保存最终数据库

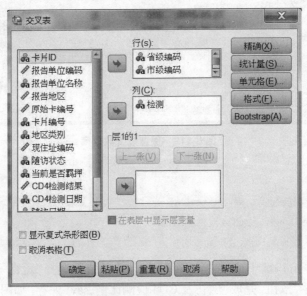

图 8-121　行列表统计

```
****分省、分市和分县的随访检测比例统计的语法程序*****/
CROSSTABS
  /TABLES= 省级编码 市级编码 县级编码 BY 检测
  /FORMAT= AVALUE TABLES
  /COUNT ROUND CELL.
dataset close all.
```

3. 在语法程序窗口选中该段语法程序，在菜单项依次选择"运行—选择"，或者直接点击图 8-121 中"确定"按钮，完成分省、分市和分县的随访检测比例统计，如图 8-122 所示界面，可以在 SPSS 输出窗口对表格进行修改、复制或导出，以便进一步完善表格内容。

省级编码* 检测 交叉制表

计数

		检测		合计
		否	是	
省级编码	53	6228	7	6235
合计		6228	7	6235

市级编码* 检测 交叉制表

计数

		检测		合计
		否	是	
市级编码	5331	6228	7	6235
合计		6228	7	6235

县级编码* 检测 交叉制表

计数

		检测		合计
		否	是	
县级编码	533103	2262	0	2262
	533123	2267	1	2268
	533124	1699	6	1705
合计		6228	7	6235

图 8-122　分地区随访检测统计结果

● *以上通过举例，逐步讲解指标"艾滋病病毒感染者/病人随访检测比例"的计算过程。在此过程中，一方面讲解了每一步直接导入数据库、转换变量、删除变量和关联数据库等数据整理的基本方法，另一方面也讲解了将每一步保存为语法程序的方法，只需要将每一步的语法程序保存在一个语法程序文件中，在以后的每次计算该指标时，就可以直接调用该程序，非常方便。*

第九章　实战案例分析二：论文数据

——分析数据，撰写论文

　　小 B 是某县疾控中心疾病控制科的一名工作人员，主要从事艾滋病防治工作，日常工作中主要负责艾滋病随访管理工作。小 B 大学本科毕业到单位已经工作了 6 年了，他想过几年申报副高职称需要撰写论文，这些年他具体负责的工作领域已经积攒了很多数据，是不是可以利用这些数据进行一些分析，一方面分析结果可以为今后的防治工作提供参考，另一方面也可以撰写几篇学术论文可以为申报高级职称备用。接下来，就帮助小 B 实现他的想法，先可以拟一些分析提纲，例如：

　　A. 2011—2015 年某县新报告艾滋病病毒感染者/艾滋病病人特征分析；

　　B. 2011—2015 年某县新报告艾滋病病毒感染者/病人首次 CD4 检测情况分析；

　　C. 2011—2015 年某县新报告艾滋病病毒感染者/病人晚发现情况及影响因素分析；

　　……

　　为了达到举一反三的目的，以第一个提纲为例，具体讲解如何分析数据。

　　任务：2011—2015 年某县新报告艾滋病病毒感染者/病人首次 CD4 检测情况分析。

　　（一）数据来源

　　计算所需数据来源于艾滋病综合防治数据信息系统—疫情数据库，包括病例报告数据库（card 库）和随访数据库（flw 数据库）。

　　（二）统计规则

　　1. 已审核病例进行统计。

　　2. 按照疾病名称为"HIV"且 '2015-12-31'≥终审日期≥'2015-01-01' 进行统计。

　　3. 按照疾病名称为"艾滋病"且 '2015-12-31'≥终审日期≥'2015-01-01' 且录入日期≥'2015-01-01' 进行统计。

　　4. 外籍和港澳台病例不统计。

　　5. 按照确诊病例和临床诊断病例进行统计。

　　6. 按照现住址进行统计。

第一节　数据准备

　　1. 首先需要将从艾滋病综合防治数据信息系统中下载的病例报告 card 数据库和随访 flw 数据库分别导入 SPSS 软件中，如何在 SPSS 中导入 card 数据和 flw 数据库在本书的第八章进行了详细讲解，本章不再具体讲解如何导入 card 库和 flw 数据库至 SPSS 软件中。

2. 假定已完成了对 card 数据库和随访 flw 数据库的导入并保存在"D:\"目录下，分别为"CARD.sav"数据库和"FLW.sav"数据库，如图 9-1 所示。

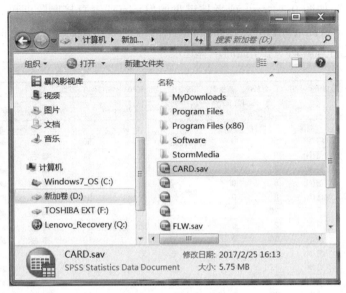

图 9-1 数据库准备

第二节 数据整理

根据统计规则，对 card 数据库进行整理，初步整理出符合分析要求的数据库。首先需要了解数据库的结构，card 数据库有哪些变量，变量名称、变量类型、变量值等信息。通过打开的 card 数据库的变量视图窗口获得各变量的具体信息，如图 9-2 所示。

	名称	类型	宽度	小数	标签	值	缺失	列	对齐	度量标准	角色
1	卡片ID	字符串	50	0	无	无	无	50	左	名义(...	输入
2	报告单位编码	数值(N)	9	1	无	无	无	14	右	度量(...	输入
3	报告单位名称	字符串	80	0	无	无	无	26	左	名义(...	输入
4	报告地区	数值(N)	8	0	无	无	无	8	右	度量(...	输入
5	原始卡编号	数值(N)	8	0	无	无	无	8	右	度量(...	输入
6	卡片编号	字符串	20	0	无	无	无	20	左	名义(...	输入
7	性别	字符串	2	0	无	无	无	2	左	名义(...	输入
8	出生日期	字符串	10	0	无	无	无	10	左	名义(...	输入
9	工作单位	字符串	36	0	无	无	无	36	左	名义(...	输入
10	地区类别	字符串	12	0	无	无	无	12	左	名义(...	输入
11	现住址编码	数值(N)	8	0	无	无	无	8	右	度量(...	输入
12	职业	字符串	16	0	无	无	无	16	左	名义(...	输入
13	其他职业	字符串	20	0	无	无	无	20	左	名义(...	输入
14	疾病名称	字符串	6	0	无	无	无	6	左	名义(...	输入
15	发病日期	字符串	10	0	无	无	无	10	左	名义(...	输入

数据视图 变量视图

图 9-2 数据库整理

由于数据库中的变量比较多，有些变量在后续的分析中也用不上，假如变量"原始卡编号"对于数据分析没有什么用处，可以在"变量视图"中，用鼠标选中该变量，然后点击鼠标右键，选中"清除"，如图 9-3 所示，或者按键盘的"Delete"键直接删除即可。这样就可以把数据库中不要的变量提前删除，一方面使得分析数据库简洁明了，另一方面也减少后续分析时减少 SPSS 运行计算时负担，提高运算速度。

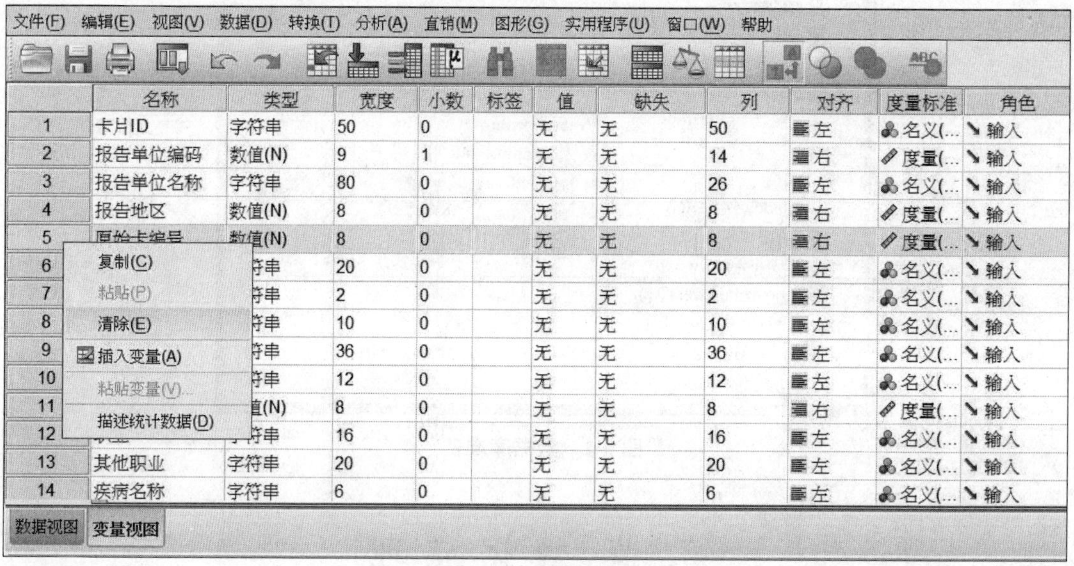

图 9-3 数据库整理

一、 为了便于数据整理，建议将图 9-2 打印出来，后续对某个变量进行处理或分析时可随时参考。在图 9-2 中，先选中需要打印区域，然后通过菜单项依次选择"文件—打印"即可。或者通过"选中—复制—粘贴"操作，在 Excel 中编辑也可以。

二、 逐步对 card 数据库进行整理，保留某县 2015 年 1 月 1 日至 12 月 31 日新报告的病例。

对 card 数据库中的病例进行筛选，保留某县 2015 年 1 月 1 日至 12 月 31 日新报告的病例。筛选条件为终审标志 ='已终审卡'、疾病名称 ="HIV"且'2015-12-31'≥终审日期≥'2015-01-01'、疾病名称 ="艾滋病"且'2015-12-31'≥终审日期≥'2015-01-01'且录入日期≥'2015-01-01'、地区类别～='外籍'和"港澳台"、病例类型 ='确诊病例'和'临床诊断病例'。

1. 一种操作方法

（1）在打开 card 数据库中，通过菜单项依次选择"数据—选择个案"，勾选"如果条件满足"，点击"如果"按钮，在如图 9-4 中，输入"审核标志 ='已终审卡'&（（疾病名称 ='HIV'&终审日期 >='2015-01-01'& 终审日期 <= '2015-12-31 23:59:59'）|（疾病名称 ='艾滋病'& 终审日期 >= '2015-01-01'& 终审日期 <='2015-12-31 23:59:59' & 录入日期 >= '2015-01-01'））&（地区类别～='外籍'| 地区类别～='港澳台'）&（病例类型 ='确诊病例'| 病例类型 ='临床诊断病例'）"；

（2）然后点击"继续"按钮，如图 9-5 所示，输出项勾选"删除未选定个案"，点击"确定"

按钮，完成某县 2015 年 1 月 1 日至 12 月 31 日新报告的病例的筛选，如图 9-6 所示；

（3）然后在菜单项依次选择"数据—排序个案"，排序依据"卡片 ID"升序排列；

（4）完成按照变量"卡片 ID"升序排列后，接着在菜单项依次选择"文件—另存为"，将数据库保存在"D:\"，文件名为"CARDnew"。

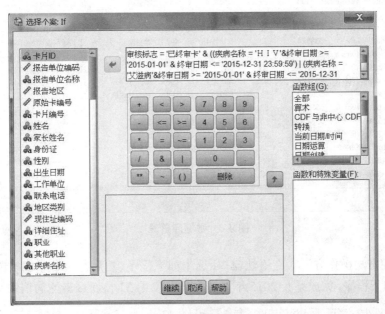

图 9-4　数据库整理

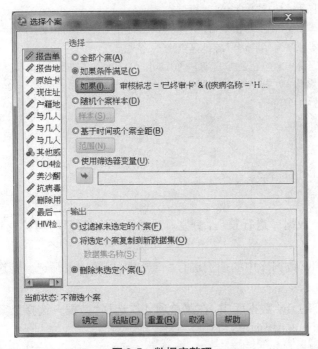

图 9-5　数据库整理

	卡片ID	报告单位编码	报告	报告地区	原始	卡片编号	性别	出生日	地区类别	疾病名称	发病日期	诊断时间
1	'0006dc1f-2474-4fd8-b3...	533103...	...	53...	.	533103...	女	198...	本县区	艾滋病	2015-06-11	2015-06-26
2	'00640507-c725-4e7b-8...	533103...	...	53...	.	533103...	男	199...	本县区	HIV	2015-01-20	2015-01-21
3	'02e0f8e5-7f70-4922-b5...	533103...	...	53...	.	533103...	男	198...	本县区	HIV	2015-06-15	2015-06-17
4	'0672d692-7e11-48fd-8...	533124...	...	53...	.	533124...	女	198...	其他省	HIV	2015-01-02	2015-01-04
5	'087f940f-5af6-44a6-9b...	533124...	...	53...	.	533124...	男	197...	本县区	HIV	2015-07-25	2015-07-27
6	'0b763302-eb1d-40b8-a...	533123...	...	53...	.	533123...	男	196...	本县区	HIV	2015-03-16	2015-03-19
7	'0da2544b-b2be-4202-9...	533123...	...	53...	.	533123...	女	196...	本县区	HIV	2015-08-27	2015-08-28
8	'0de6a040-4989-4708-a...	533124...	...	53...	.	533124...	男	198...	本县区	HIV	2015-01-09	2015-01-12
9	'104876563'	530522...	...	53...	.	530522...	女	198...	本省其它地市	HIV	2015-12-16	2015-12-17
10	'105cb21d-b0bb-49c7-8...	533103...	...	53...	.	533103...	女	198...	本县区	HIV	2015-04-22	2015-04-24
11	'10c7ff5f-162e-4971-b4...	533123...	...	53...	.	533123...	女	198...	本县区	HIV	2015-09-01	2015-09-09
12	'114b9cd5-281c-4564-9...	460105...	...	46...	.	460105...	男	199...	其他省	HIV	2015-03-23	2015-04-03
13	'11acfe1f-fa05-490b-80...	533124...	...	53...	.	533124...	男	197...	本县区	HIV	2015-02-12	2015-02-13
14	'125c9763-8288-4ee5-b...	533123...	...	53...	.	533123...	女	195...	本县区	HIV	2015-09-10	2015-09-18
15	'15926f13-0876-4917-af...	533123...	...	53...	.	533123...	女	197...	本县区	HIV	2015-06-11	2015-06-18

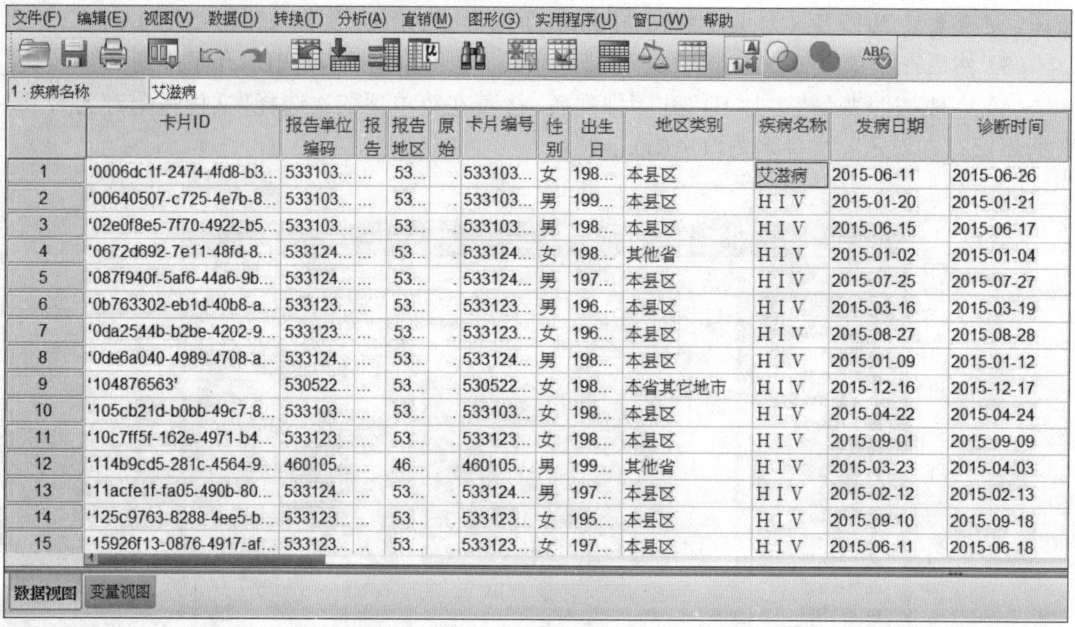

图 9-6　数据库整理

2．另一种方法操作方法　在语法窗口，选中如下程序，然后在菜单项依次选择“运行—选择”，运行如下程序，完成某县 2015 年 1 月 1 日至 12 月 31 日新报告的病例的筛选。

```
/*card 数据库进行整理，保留某县 2015 年 1 月 1 日至 12 月 31 日新报告的病例的全部语法程序 */
FILTER OFF.
USE ALL.
SELECT IF( 审核标志 = ' 已终审卡 ' & 终审日期 <= '2015-12-17 23:59:59').
SELECT IF( 病例类型 = ' 确诊病例 ' | 病例类型 = ' 临床诊断病例 ').
SELECT IF( 地区类别 ~= ' 港澳台 ' & 地区类别 ~= ' 外籍 ').
SELECT IF( 疾病名称 = 'HIV'& 终审日期 >='2015-01-01' & 终审日期 <= '2015-12-31 23:59:59').
SELECT IF( 疾病名称 = ' 艾滋病 '& 终审日期 >='2015-01-01' & 终审日期 <= '2015-12-31 23:59:59' &
录入日期 >= '2015-01-01').
EXECUTE.
SORT CASES BY
  卡片 ID(A).
SAVE OUTFILE= 'D:\CARDnew.sav'
 /COMPRESSED.
```

三、逐步对 flw 数据库进行整理，分别筛选出“查无此人”的随访表和首次“CD4 检测结果”的随访表。

（一）首先，对 flw 数据库中的病例进行“查无此人”随访表筛选。筛选条件为随访状态 =‘ 查无此人 ’。

1．首先，在打开的 flw 数据库中，在菜单项依次选择“数据—选择个案”，在选择项中勾选“如果条件满足”项，点击“如果(I)”。

2．然后，在左侧变量框中找到变量“随访状态”选入右侧的表达式中，在**中间的数学**

运算符号中选入"="，在"="后面录入 ' 查无此人 '（**切记查无此人的引号一定要在英文状态下**），如图9-7所示。

3．点击"继续"按钮，如图9-8所示界面，在"输出"选项中，勾选"删除未选定个案"。

4．然后点击"确定"按钮，就完成了找出"查无此人"的个案随访表的操作，如图 9-9 所示。

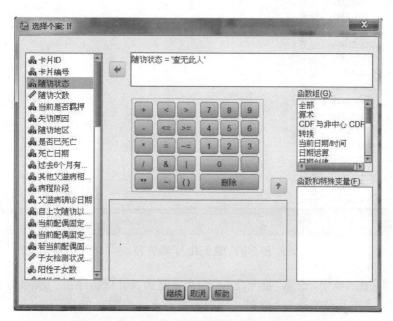

图 9-7　查找"查无此人"随访表

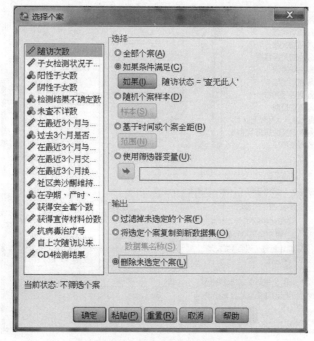

图 9-8　查找"查无此人"随访表

	卡片ID	卡片编号	随访状态	随访次数	当前	失访原因	随访地区	是否	死亡日期	过去6个月有无以下临	其他艾滋病相…	病程阶段
1	'3007…	532925001-…	查无…	1								
2	'2976…	652201001-…	查无…	1								
3	'2105…	440106024-…	查无…	1								
4	'2139…	532621000-…	查无…	1								
5	'2979…	370112024-…	查无…	1								
6	'2139…	532621000-…	查无…	2								
7	'1945…	532624000-…	查无…	1								
8	'3003…	440305001-…	查无…	1								
9	'2902…	440183001-…	查无…	2								
10	'2791…	510105001-…	查无…	1								
11	'2980…	450721034-…	查无…	1								
12	'2198…	533423000-…	查无…	5								
13	'5486…	310104007-…	查无…	1								
14	'6357…	110101031-…	查无…	1								
15	'7262…	532501001-…	查无…	1								

数据视图 变量视图

图 9-9 "查无此人"随访表

（二）继续在图 9-9 中，查重"查无此人"的个案随访表并保留最后一次随访表。

1. 首先，在菜单项依次选择"数据—标识重复个案"，如图 9-10 所示。

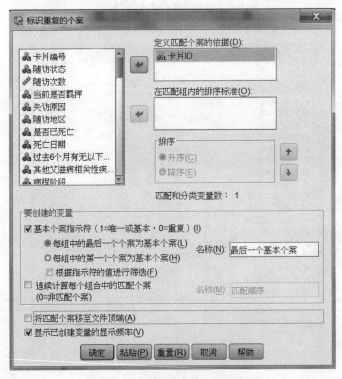

图 9-10 查重"查无此人"随访表

2. 然后，在图 9-10 中，在"定义匹配个案的依据"中，将左侧的"卡片 ID"选入，因为随访表中所有的个案的标识变量是"卡片 ID"号；"排序"选择默认的升序；"要创建的变量"中的"基本个案指示符"以默认的每组中的最后一个个案为基本个案，"要创建的变量"名称默认为"最后一个基本个案"（**请注意：大家可以根据自己的喜好或者便于识别自行定义变量名称**）；其他均为默认选择。

3. 点击"确定"按钮，完成对"查无此人"随访表的查重。

4. 然后，在菜单项依次选择"数据—排序个案"，按照变量"卡片 ID"升序排列。

5. 最后保存"查无此人"数据库，在菜单项依次选择"文件—另存为"，保存在"D:\"，文件名为"FLWcha.sav"。

```
/**** 筛选并查重"查无此人"个案随访表的语法程序 *****/
FILTER OFF.
USE ALL.
SELECT IF( 随访状态 = ' 查无此人 ').
EXECUTE.


* Identify Duplicate Cases.
SORT CASES BY 卡片 ID(A).
MATCH FILES /FILE = * /BY 卡片 ID
 /FIRST = PrimaryFirst /LAST = PrimaryLast.
DO IF(PrimaryFirst).
COMPUTE MatchSequence = 1 - PrimaryLast.
ELSE.
COMPUTE MatchSequence = MatchSequence + 1.
END IF.
LEAVE MatchSequence.
FORMAT MatchSequence(f7).
COMPUTE InDupGrp = MatchSequence > 0.
SORT CASES InDupGrp(D).
MATCH FILES /FILE = * /DROP = PrimaryFirst InDupGrp MatchSequence.
VARIABLE LABELS PrimaryLast 'Indicator of each last matching case as Primary'.
VALUE LABELS PrimaryLast 0 'Duplicate Case' 1 'Primary Case'.
VARIABLE LEVEL PrimaryLast(ORDINAL).
FREQUENCIES VARIABLES = PrimaryLast.
EXECUTE.
FILTER OFF.
USE ALL.
SELECT IF(PrimaryLast = 1).
EXECUTE.
SORT CASES BY 卡片 ID(A).
SAVE OUTFILE='D:\FLWcha.sav'
   /COMPRESSED.
```

（三）接下来，对 flw 数据库进行整理，筛选出首次"CD4 检测结果"的随访表。

1. 首先，在打开的 flw 数据库中，在菜单项依次选择"数据—选择个案"，在选择项中勾选"如果条件满足"项，点击"如果（I）"。

2. 然后，在左侧变量框中找到变量"CD4 检测结果"选入右侧的表达式中，在中间的数学运算符号中选入">="，在">="后面录入数值 0（**切记不需要加引号**）。

3. 继续在中间的数学运算符号中选入"&"，然后，在左侧变量框中找到变量"CD4 检测日期"选入右侧的表达式中，在中间的数学运算符号中选入"～="（表示不等于），在"～="后面录入空格 ''（**切记需要加引号，一定要在英文状态下**），如图 9-11 所示。

4. 点击"继续"按钮，如图 9-12 所示界面，在"输出"选项中，勾选"删除未选定个案"。

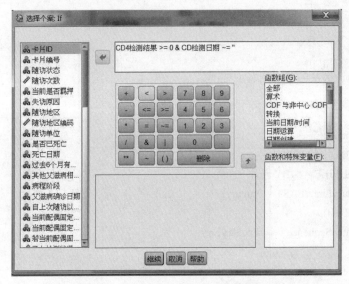

图 9-11　筛选有 CD4 检测结果的随访表

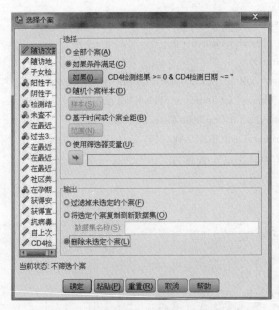

图 9-12　筛选有 CD4 检测结果的随访表

5. 点击"确定"按钮，完成对有 CD4 检测结果随访表的筛选，如图 9-13 所示。

| 文件(F) | 编辑(E) | 视图(V) | 数据(D) | 转换(T) | 分析(A) | 直销(M) | 图形(G) | 实用程序(U) | 窗口(W) | 帮助 |

1：随访日期　2011-05-19

	卡片ID	卡片编号	随访状态	随访次数	当前	失访原因	CD4检测结果	CD4检测日期	随访日期
1	'-100000'	-100000	随访	26	否		147	2011-06-14	2011-05-19
2	'-100000'	-100000	随访	27	否		147	2011-06-14	2011-08-04
3	'-100024'	-100024	随访	1			708	2008-07-02	2008-07-04
4	'-100024'	-100024	随访	2			708	2008-07-02	2009-04-13
5	'-100030'	-100030	随访	1			155	2006-04-17	2006-10-09
6	'-100030'	-100030	随访	2			155	2006-04-17	2006-11-07
7	'-100031'	-100031	随访	1			545	2006-09-26	2006-11-07
8	'-100031'	-100031	随访	2			545	2006-09-26	2006-11-07
9	'-100138'	-100138	随访	6			302	2008-08-18	2008-05-28
10	'-100138'	-100138	随访	7			302	2008-08-18	2008-08-28
11	'-100162'	-100162	随访	7			171	2008-09-20	2008-12-08
12	'-100162'	-100162	随访	8			171	2008-09-20	2009-03-05
13	'-100162'	-100162	随访	9			289	2009-04-14	2009-06-05
14	'-100162'	-100162	随访	10			289	2009-04-14	2009-09-05
15	'-100162'	-100162	随访	12			301	2009-12-15	2009-12-24

数据视图　变量视图

图 9-13　筛选有 CD4 检测结果的随访表

（四）继续在图 9-13 中，查重有 CD4 检测结果的个案随访表并保留最早一次随访表。

1．首先，在菜单项依次选择"数据—排序个案"，在弹出的对话框"排序依据"的空白框，从左侧变量列表框中选入变量"卡片 ID"和变量"CD4 检测日期"如图 9-14 所示，完成排序后，如图 9-15 所示。

2．然后，在图 9-15 的菜单项依次选择"数据—标识重复个案"，如图 9-16 所示。

3．然后，在图 9-16 中，在"定义匹配个案的依据"中，将左侧的变量"卡片 ID"和变量"CD4 检测日期"选入；"排序"选择默认的升序；"要创建的变量"中的"基本个案指示符"以默认的每组中的最早一个个案为基本个案，"要创建的变量"名称默认为"最早一个基本个案"（**请注意：大家可以根据自己的喜好或者便于识别自行定义变量名称**）；其他均为默认选择。

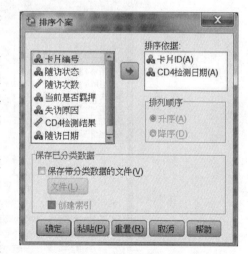

图 9-14　排序有 CD4 检测结果的随访表

4．点击"确定"按钮，获得标识最早一次 CD4 检测结果的个案随访表。

5．然后，在图 9-17 的菜单项依次选择"数据—选择个案"，勾选"如果条件满足"，点击"如果"按钮，如图 9-18 所示，将左侧变量框中的变量"第一个基本个案"选入右侧空白框中，从**中间的数学运算符号**中，选中"="，然后录入数值 1。

文件(F) 编辑(E) 视图(V) 数据(D) 转换(T) 分析(A) 直销(M) 图形(G) 实用程序(U) 窗口(W) 帮助

6 :

	卡片ID	卡片编号	随访状态	随访次数	当前是否羁押	失访原因	CD4检测结果	CD4检测日期	随访日期
160	'-100031'	-100031	随访	6			492	2008-09-23	2008-09-24
161	'-100031'	-100031	随访	7			417	2009-03-27	2009-03-31
162	'-100031'	-100031	随访	10	否		292	2010-06-23	2010-06-25
163	'-100031'	-100031	随访	12	否		321	2011-02-22	2011-02-26
164	'-100031'	-100031	随访	13	否		293	2011-04-26	2011-05-01
165	'-100031'	-100031	随访	14	否		453	2011-07-26	2011-07-30
166	'-100031'	-100031	随访	15	否		403	2011-10-18	2011-10-30
167	'-100031'	-100031	随访	16	否		467	2011-12-20	2012-01-30
168	'-100031'	-100031	随访	18	否		478	2012-07-23	2012-07-30
169	'-100031'	-100031	随访	20	否		530	2012-12-18	2012-12-24
170	'-100031'	-100031	随访	22	否		720	2013-04-24	2013-04-26
171	'-100031'	-100031	随访	24	否		359	2013-10-30	2013-10-30
172	'-100031'	-100031	随访	26	否		725	2014-04-30	2014-04-30
173	'-100031'	-100031	随访	30	否		623	2015-04-29	2015-04-30

数据视图 变量视图

图 9-15 排序有 CD4 检测结果的随访表

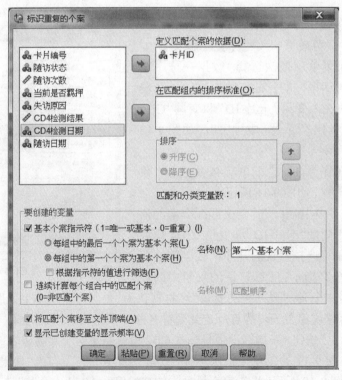

图 9-16 查重有 CD4 检测结果的随访表

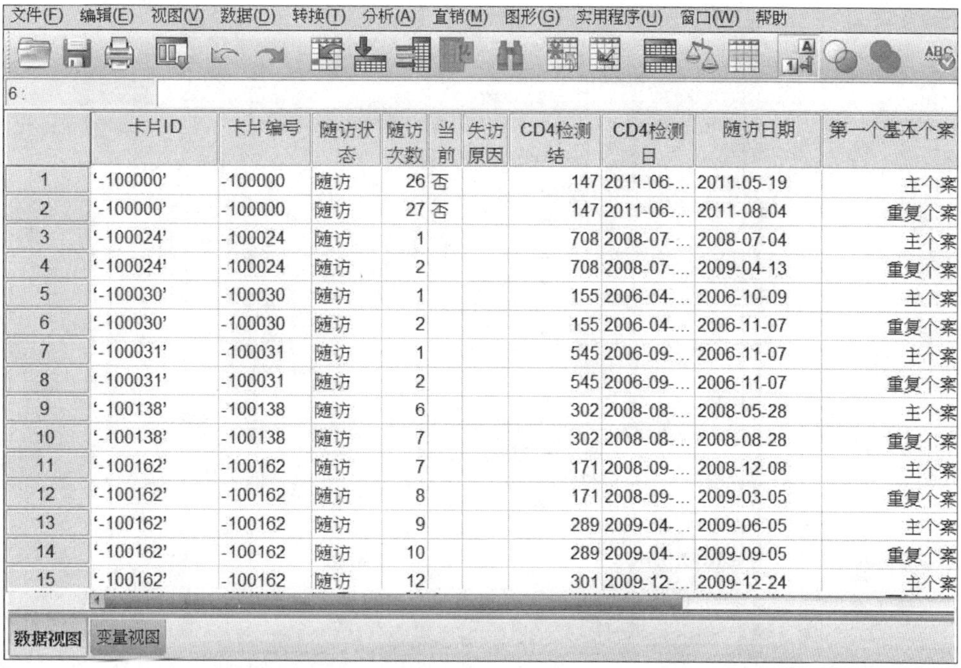

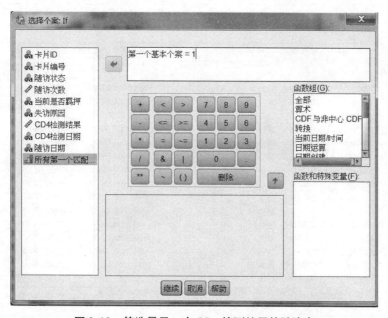

图 9-17　筛选有 CD4 检测结果的随访表

图 9-18　筛选最早一次 CD4 检测结果的随访表

6. 完成后, 点击"继续"按钮, 如图 9-19 所示, 在"输出"项勾选"删除未选定个案"。

7. 点击"确定"按钮, 完成筛选最早一次 CD4 结果, 并保存在"D:\", 文件名为"firstCD4", 如图 9-20 所示。

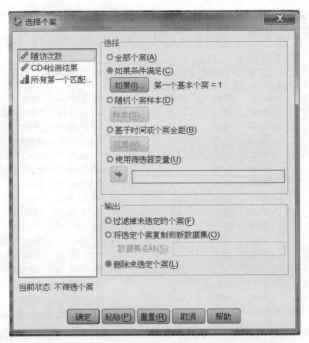

图 9-19　筛选最早一次 CD4 检测结果的随访表

文件(F)　编辑(E)　视图(V)　数据(D)　转换(T)　分析(A)　直销(M)　图形(G)　实用程序(U)　窗口(W)　帮助

	卡片ID	卡片编号	随访状态	随访次数	当前是否羁押	失访原因	CD4检测结果	CD4检测日期	随访日期	第一个基本个案
1	'-100000'	-100000	随访	3			56	2005-07-19	2005-07-19	主个案
2	'-100004'	-100004	随访	1			29	2005-03-25	2009-04-28	主个案
3	'-100006'	-100006	随访	3			588	2009-01-06	2009-01-07	主个案
4	'-100015'	-100015	随访	1			57	2007-08-31	2007-08-31	主个案
5	'-100016'	-100016	随访	2			284	2005-09-07	2005-09-07	主个案
6	'-100019'	-100019	随访	3			387	2007-09-11	2007-10-08	主个案
7	'-100024'	-100024	随访	1			708	2008-07-02	2008-07-04	主个案
8	'-100030'	-100030	随访	1			155	2006-04-17	2006-10-09	主个案
9	'-100031'	-100031	随访	1			545	2006-09-26	2006-11-07	主个案
10	'-100037'	-100037	随访	8	否		15	2008-04-15	2008-05-25	主个案
11	'-100040'	-100040	随访	1			9	2004-11-17	2004-11-22	主个案
12	'-100044'	-100044	随访	1	是		890	2011-07-29	2011-08-05	主个案
13	'-100050'	-100050	随访	2			308	2008-09-02	2008-09-02	主个案
14	'-100051'	-100051	随访	1			644	2005-09-19	2007-03-10	主个案
15	'-100057'	-100057	随访	5			36	2008-03-11	2008-03-15	主个案

数据视图　变量视图

图 9-20　筛选最早一次 CD4 检测结果的随访表

GET
　FILE='F:\移动盘\数据管理\病例数据\2015\AIDS201512\flw.sav'.
DATASET NAME 数据集 6 WINDOW=FRONT.

```
FILTER OFF.
USE ALL.
SELECT IF(CD4 检测结果 >= 0 & CD4 检测日期 ～= '').
EXECUTE.
SORT CASES BY 卡片 ID(A)CD4 检测日期 (A).
DATASET ACTIVATE 数据集 6.
* 标识重复的个案 .
SORT CASES BY 卡片 ID(A).
MATCH FILES
  /FILE=*
  /BY 卡片 ID
  /FIRST= 第一个基本个案
  /LAST= 最后一个基本个案 .
DO IF( 第一个基本个案 ).
COMPUTE    匹配顺序 =1- 最后一个基本个案 .
ELSE.
COMPUTE    匹配顺序 = 匹配顺序 +1.
END IF.
LEAVE    匹配顺序 .
FORMATS    匹配顺序 (f7).
COMPUTE    InDupGrp= 匹配顺序 >0.
SORT CASES InDupGrp(D).
MATCH FILES
  /FILE=*
  /DROP= 最后一个基本个案 InDupGrp 匹配顺序 .
VARIABLE LABELS    第一个基本个案 ' 所有第一个匹配个案的指示符为主个案 '.
VALUE LABELS    第一个基本个案 0 ' 重复个案 ' 1 ' 主个案 '.
VARIABLE LEVEL    第一个基本个案 (ORDINAL).
FREQUENCIES VARIABLES= 第一个基本个案 .
EXECUTE.
FILTER OFF.
USE ALL.
SELECT IF( 第一个基本个案 = 1).
EXECUTE.
SAVE OUTFILE='F:\ 移动盘 \ 数据分析 \ 临时分析 \SPSS 在艾滋病领域的应用 \ 数据库 \firstCD4.sav' /
COMPRESSED.
```

四、将"查无此人"和首次 CD4 检测结果的随访表分别与某县 2015 年 1 月 1 日至 12 月 31 日新报告的病例进行关联，获得排除"查无此人"后且有首次 CD4 检测结果信息的新报告病例。

1. 首先，打开新报告病例数据库"CARDnew.sav"，在打开的 SPSS 软件中，在菜单项依次选择"文件—打开—数据"，找到该数据库所在的路径，本例"CARDnew.sav"保存在"D:\"，选中该文件，点击"打开"按钮，如图 9-21 所示。

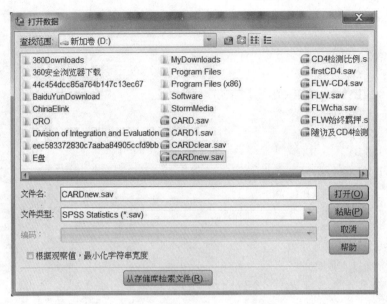

图 9-21 打开 "cardnew.sav" 数据库

2. 然后，在打开的数据库的菜单项依次选择"数据—合并文件—添加变量"，打开如图 9-22 所示界面，勾选"外部 SPSS Statistics 数据文件"，点击"浏览"按钮，找到查无此人数据库"FLWcha.sav"，选中后，点击"继续"按钮，如图 9-23 所示。

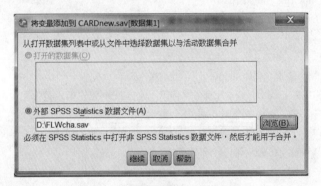

图 9-22 关联"查无此人"数据库

3. 继续在图 9-23 中，将变量"卡片 ID"选为"关键变量"，依次勾选"匹配关键变量的个案""两个数据集中的个案都是按照关键变量的顺序进行排序"（请注意：**两个数据库关联之前一定要按照关键变量进行了同一方向的排序**。）"非活动数据集为基于关键字的表"。

4. 点击"确定"按钮，完成查无此人数据库与新报告病例数据的关联。

5. 继续在关联后的数据库的菜单项，依次选择"数据—选择个案"，在弹出的对话框如图 9-24 中，在"选择"选项中，勾选"如果条件满足"，点击"如果"后，如图 9-25 所示界面，从左侧变量列表中找到变量"随访状态"，选入右侧空白框中，在中间的数学运算符号中选入"～="，在"～="后面录入'查无此人'（**切记查无此人的引号一定要在英文状态下**）。

6. 点击"继续"按钮，回到图 9-24 所示界面，在"输出"选项中，勾选"删除未选定个案"。

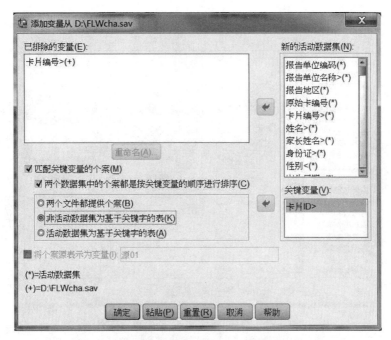

图 9-23 关联"查无此人"数据库

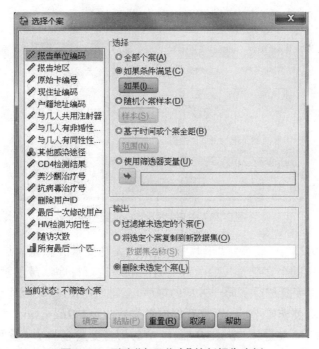

图 9-24 删除"查无此人"的新报告病例

7.点击"确定"按钮，完成将"查无此人"病例从新报告病例中删除。

8.继续在排除查无此人的新报告病例数据库中，在打开的数据库的菜单项依次选择"数据—排序个案"，在打开的对话框中，按照变量"卡片 ID"进行升序排列。

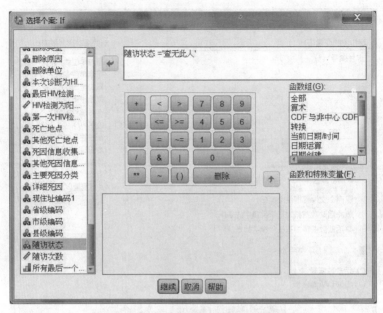

图 9-25　删除"查无此人"的新报告病例

9．然后，在数据库的菜单项依次选择"数据—合并文件—添加变量"，在打开如图 9-26 所示界面，勾选"外部 SPSS Statistics 数据文件"，点击"浏览"按钮，找到首次 CD4 数据库"firstCD4.sav"，选中后，点击"继续"按钮，如图 9-27 所示。

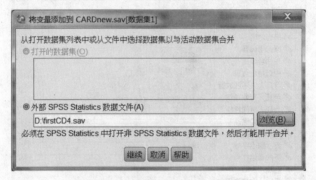

图 9-26　关联"首次 CD4"数据库

10．继续在图 9-27 中，将变量"卡片 ID"选为"关键变量"，依次勾选"匹配关键变量的个案""两个数据集中的个案都是按照关键变量的顺序进行排序"（**请注意：两个数据库关联之前一定要按照关键变量进行了同一方向的排序**）。"非活动数据集为基于关键字的表"。

● **请注意，一定要非常小心，因为新报告数据库"CARDnew.sav"中已有变量名"CD4检测结果"与首次 CD4 数据库"firstCD4.sav"中的同名变量名"CD4 检测结果"重名，在关联之前，已将首次 CD4 数据库"firstCD4.sav"中的同名变量名"CD4 检测结果"作为排除变量，而恰恰需要利用的变量就是首次 CD4 数据库"firstCD4.sav"中的"CD4 检测结果"，而新报告数据库"CARDnew.sav"中的"CD4 检测结果"记录的是最后一次 CD4 结果，只需从"新的活动数据集"中找到新报告数据库"CARDnew.sav"中的变量"CD4 检测结果"，从图9-27 左下侧的标识中可以看到，变量名后面带有（＊）是新报告数据库中的变量，变量名后面**

带有(+)是首次 **CD4** 数据库中的变量；找到"**CD4** 检测结果(＊)"，选入左侧"已排除的变量"中，将左侧"已排除的变量"中的"**CD4** 检测结果(＋)"选入右侧"新的活动数据集"中。

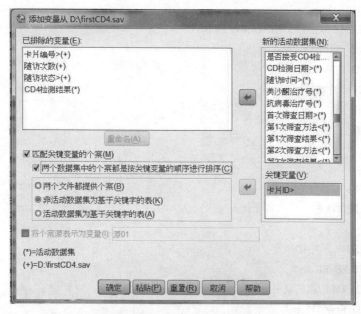

图 9-27 关联"首次 CD4"数据库

11. 点击"确定"按钮，完成首次 CD4 检测数据库与新报告病例数据的关联，如图 9-28 所示。保存数据库，并命名为"case.sav"。当然，也可以将以上操作作为语法程序进行保存，以便后续重复使用。

	卡片ID	报告	CD4检测日期	随访日期	第一个基本个案	CD4检测结果
1	'0006dc1f-2474-4fd...		2015-06-26	2015-06-16	主个案	8
2	'00640507-c725-4e...		2015-01-20	2015-01-27	主个案	470
3	'02e0f8e5-7f70-492...		2015-06-15	2015-06-17	主个案	524
4	'0672d692-7e11-48...		2015-01-04	2015-01-04	主个案	708
5	'087f940f-5af6-44a...		2015-07-27	2015-07-27	主个案	434
6	'0b763302-eb1d-40...		2015-03-16	2015-03-16	主个案	213
7	'0da2544b-b2be-42...		2015-08-27	2015-08-27	主个案	395
8	'0de6a040-4989-47...		2015-01-09	2015-01-14	主个案	243
9	'104876563'		2015-12-17	2015-12-17	主个案	990
10	'105cb21d-b0bb-49...		2015-04-23	2015-04-24	主个案	666
11	'10c7ff5f-162e-497...		2015-09-02	2015-09-01	主个案	345
12	'114b9cd5-281c-45...		2015-05-13	2015-05-13	主个案	322
13	'11acfe1f-fa05-490...		2015-02-13	2015-02-13	主个案	310
14	'125c9763-8288-4e...		2015-09-10	2015-09-10	主个案	349
15	'15926f13-0876-49...		2015-06-10	2015-06-19	主个案	291

图 9-28 关联"首次 CD4"数据库

```
/**** 排除 " 查无此人 " 病例并关联首次 CD4 的语法程序 *****/
GET
    FILE='D:\CARDnew.sav'.
DATASET NAME 数据集 5 WINDOW=FRONT.
MATCH FILES /FILE=*
    /TABLE='D:\FLWcha.sav'
    /RENAME( 卡片编号 = d0)
    /BY 卡片 ID
    /DROP= d0.
EXECUTE.
FILTER OFF.
USE ALL.
SELECT IF( 随访状态    ～=' 查无此人 ').
EXECUTE.
SORT CASES BY 卡片 ID(A).
    MATCH FILES /FILE=*
    /RENAME(CD4 检测结果 = d0)
    /TABLE='D:\firstCD4.sav'
    /RENAME( 卡片编号 随访次数 随访状态 = d1 d2 d3)
    /BY 卡片 ID
    /DROP= d0 d1 d2 d3.
EXECUTE.
SAVE OUTFILE='D:\case.sav'
    /COMPRESSED.
```

五、将对新报告病例中的一些变量进行处理，产生新的分析变量。

（一）分别将字符型变量"出生日期""诊断日期""录入日期""CD4 检测日期"和"死亡终审日期"全部转换为日期型变量（**这个在前面的章节中已详细介绍过，要熟练掌握**）。

1. 在打开的数据库"case.sav"中，通过菜单项依次选择"转换—日期和时间向导"，如图 9-29 所示界面，勾选"从包括日期或时间的字符串创建日期 / 时间变量"，点击"下一步"按钮。

2. 如图 9-30 中，在左侧变量中选中"出生日期"，在"模式"中选中"yyyy/mm/dd"，完成后点击"下一步"按钮。

3. 如图 9-31 中，在"结果变量"中输入新的变量名"出生日期 1"，在"模式"中选中"yyyy/mm/dd"，在"执行"中勾选"立即创建变量"。

4. 然后点击"完成"，新的日期型变量"出生日期 1"生成。

5. 后续字符型变量"诊断日期""录入日期""CD4 检测日期"和"死亡终审日期"依此方法操作，分别生成日期型变量"诊断日期 1""录入日期 1""CD4 检测日期 1"和"死亡终审日期 1"。

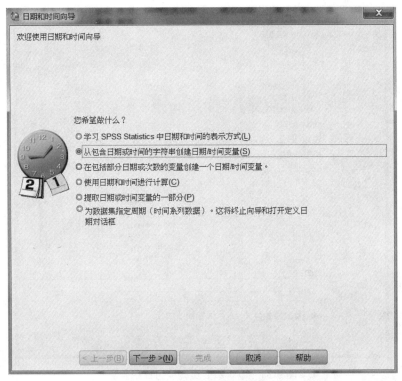

图 9-29　字符串变量转换为日期变量

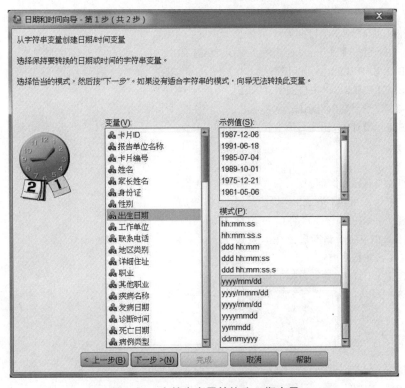

图 9-30　字符串变量转换为日期变量

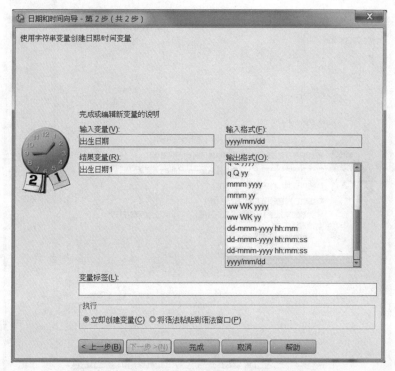

图 9-31　字符串变量转换为日期变量

/**** 从包括日期或时间的字符串创建日期 / 时间变量的语法程序 *****/

* 日期和时间向导：出生日期 1.
COMPUTE 出生日期 1=number(出生日期，SDATE10).
VARIABLE LABELS 出生日期 1 ''.
VARIABLE LEVEL　 出生日期 1(SCALE).
FORMATS 出生日期 1(SDATE10).
VARIABLE WIDTH　 出生日期 1(10).
EXECUTE.

* 日期和时间向导：诊断日期 1.
COMPUTE 诊断日期 1=number(诊断时间，SDATE10).
VARIABLE LABELS 诊断日期 1 ''.
VARIABLE LEVEL　 诊断日期 1(SCALE).
FORMATS 诊断日期 1(SDATE10).
VARIABLE WIDTH　 诊断日期 1(10).
EXECUTE.

* 日期和时间向导：录入日期 1.
COMPUTE 录入日期 1=number(录入日期，SDATE10).
VARIABLE LABELS 录入日期 1 ''.
VARIABLE LEVEL　 录入日期 1(SCALE).

FORMATS 录入日期 1(SDATE10).

VARIABLE WIDTH 录入日期 1(10).

EXECUTE.

* 日期和时间向导：CD4 检测日期 1.

COMPUTE CD4 检测日期 1=number(CD4 检测日期，SDATE10).

VARIABLE LABELS CD4 检测日期 1 ".

VARIABLE LEVEL CD4 检测日期 1(SCALE).

FORMATS CD4 检测日期 1(SDATE10).

VARIABLE WIDTH CD4 检测日期 1(10).

EXECUTE.

* 日期和时间向导：死亡终审时间 1.

COMPUTE 死亡终审时间 1=number(死亡终审时间，SDATE10).

VARIABLE LABELS 死亡终审时间 1 ".

VARIABLE LEVEL 死亡终审时间 1(SCALE).

FORMATS 死亡终审时间 1(SDATE10).

VARIABLE WIDTH 死亡终审时间 1(10).

EXECUTE.

（二）计算年龄并分组

1. 在上述数据库"case.sav"中，通过菜单项依次选择"转换—计算变量"，如图 9-32 所示界面，在"目标变量"的空白框中录入变量名"年龄"，在"类型与标签"中默认数值型；在"函数组"中选中"日期运算"，在"函数和特殊变量"中双击"Datediff"选入"数字表达式"中。

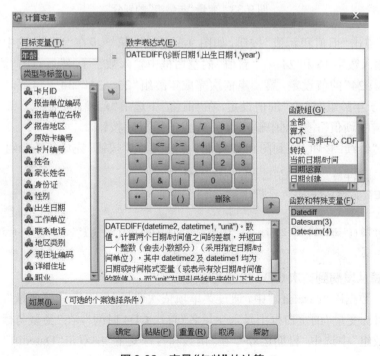

图 9-32 变量"年龄"的计算

2．然后依次从左侧的变量中列表选中变量"诊断日期1"和变量"出生日期1"分别替换 "DATEDIFF（?，?，?）"中的第一个"?"和第二个"?"，因为前两个变量值的差值以年统计变量"年龄"，所以"DATEDIFF（?，?，?）"中的第三个"?"用"'year'"替换（*请注意：一定要用英文的year，并且要加英文状态下的引号*）。

3．完成后点击"确定"按钮，完成年龄的计算。

4．接着对年龄进行分组，"15～24""25～34""34～44""45～54"和"55～"。

（1）在上述数据库"case.sav"中，通过菜单项依次选择"转换—重新编码为不同变量"，打开如图9-33所示界面，在"输出变量"的"名称"空白框中输入新变量名"年龄组"，点击"更改"按钮，在"数字变量 -> 输出变量"空白框中可以看到从"年龄 -> 年龄组"转换。

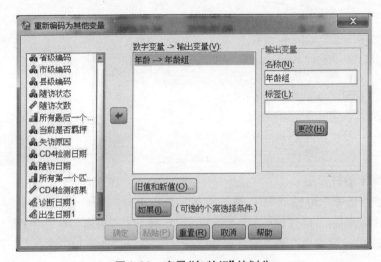

图9-33　变量"年龄组"的划分

（2）然后点击"旧值和新值"按钮，如图9-34所示，第一步在"旧值"选中"范围"，两个空白框分别输入数字15和24，在"新值"的空白框中输入数字1，然后点击"添加"按钮，完成年龄组"15～24"的值设定，第二步依次完成年龄组"25～34""34～44"和"45～54"值的设定，最后对于年龄组"55～"的值设定，在"旧值"中选中"范围，从值到最高"，在空白框中输入数字55，在"新值"空白框中输入数字5，点击"添加"按钮。

（3）点击"继续"按钮，回到图9-33界面，点击"确定"按钮，完成年龄分组。

```
/******** 计算年龄及年龄组的语法程序 *******/
COMPUTE 年龄 =DATEDIFF( 诊断日期 1, 出生日期 1, 'year').
EXECUTE.
RECODE 年龄 (15 thru 24=1) (25 thru 34=2) (35 thru 44=3) (45 thru 54=4) (55 thru Highest=5)INTO 年龄组 .
EXECUTE.
```

（三）计算从发病到首次CD4检测的时间

1．在上述数据库"case.sav"中，通过菜单项依次选择"转换—计算变量"，如图9-35所示界面，在"目标变量"的空白框中录入变量名"首次CD4时间"，在"类型与标签"中默认数值型；在"函数组"中选中"日期运算"，在"函数和特殊变量"中双击"Datediff"选入"数字表达式"中。

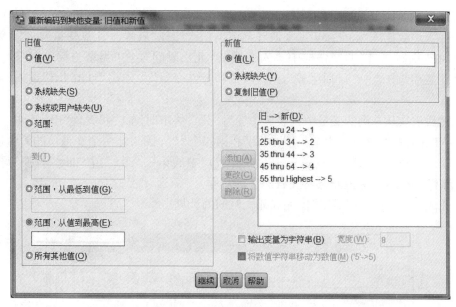

图 9-34　变量"年龄组"的划分

2．然后依次从左侧的变量中列表选中变量"CD4检测日期1"和变量"诊断日期1"分别替换"DATEDIFF（？，？，？）"中的第一个"？"和第二个"？"，因为前两个变量值的差值以"天"统计变量"首次 CD4 时间"，所以"DATEDIFF（？，？，？）"中的第三个"？"用"'day'"替换（***请注意：一定要用英文的 day，并且要加英文状态下的引号***）。

3．完成后，点击"确定"按钮，完成首次 CD4 检测时间的计算。

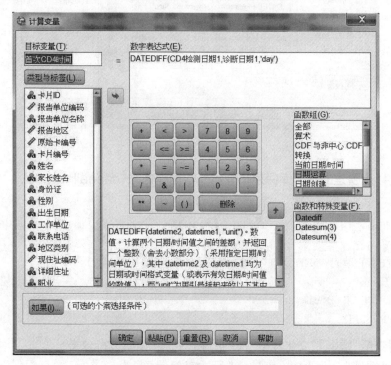

图 9-35　计算首次 CD4 时间

（四）计算从发病到死亡的时间

1. 在上述数据库"case.sav"中，通过菜单项依次选择"转换—计算变量"，如图 9-36 所示界面，在"目标变量"的空白框中录入变量名"死亡时间"，在"类型与标签"中默认数值型；在"函数组"中选中"日期运算"，在"函数和特殊变量"中双击"Datediff"选入"数字表达式"中。

2. 然后依次从左侧的变量中列表选中变量"死亡终审时间 1"和变量"出生日期 1"分别替换"DATEDIFF（?, ?, ?）"中的第一个"?"和第二个"?"，因为前两个变量值的差值以"天"统计变量"死亡时间"，所以"DATEDIFF（?, ?, ?）"中的第三个"?"用"'day'"替换（**请注意：一定要用英文的 day，并且要加英文状态下的引号**）。

3. 完成后，点击"确定"按钮，完成死亡时间的计算。

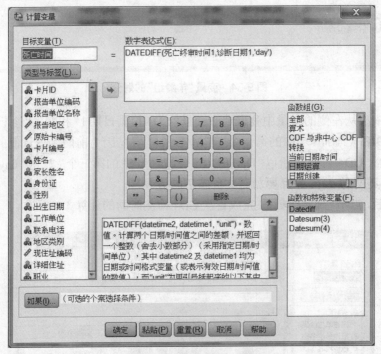

图 9-36　计算死亡时间

（五）将以上整理的数据库保存在"D:\"，数据库名为"caseallnew.sav"

```
/******** 计算时间短及保存数据的语法程序 ********/
COMPUTE 首次 CD4 时间 =DATEDIFF(CD4 检测日期 1，诊断日期 1，'day').
EXECUTE.
COMPUTE 死亡时间 =DATEDIFF( 死亡终审时间 1，诊断日期 1，'day').
EXECUTE.
  SAVE OUTFILE='D:\caseallnew.sav'
  /COMPRESSED.
```

（六）对变量"婚姻""文化程度""职业"和"民族"重新进行分类

1. 变量"婚姻"分为两类，变量值"已婚有配偶"归为一类"已婚有配偶"，变量值"未婚"和"离异或丧偶"归为另一类"未婚/无配偶"。打开数据库"caseallnew.sav",从菜单项依次选择"转换—重新定义为不同变量",如图9-37所示,在"输出变量"的"名称"空白框中输入新变量"婚姻1",点击"更改"按钮;然后点击"旧值和新值"按钮,如图9-38所示,先在"旧值"空白框输入"已婚有配偶",在"新值"空白框输入数值1,点击"添加"按钮;接着在"旧值"下勾选"所有其他值",在"新值"空白框输入数值0,点击"添加"按钮;完成后点击"继续"按钮,回到图9-37界面,点击"确定"按钮,完成对变量"婚姻"的变量值的重新分类。

● *请注意：新值也可以设置为字符变量！*

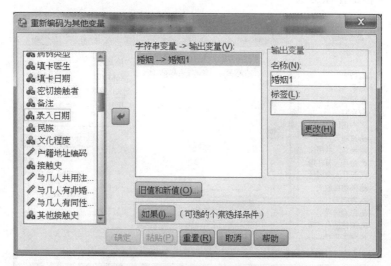

图9-37　重新定义变量"婚姻"的分类

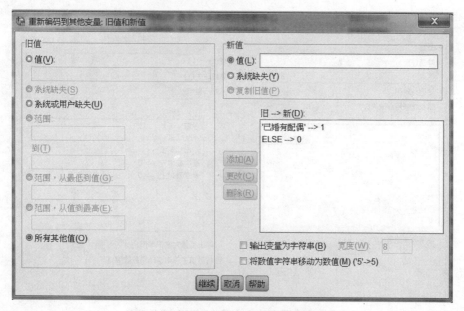

图9-38　重新定义变量"婚姻"的分类

2. 变量"文化程度"分为两类，变量值"文盲"和"小学"归为一类"小学及以下"，变量值"初中""高中或中专"和"大专及以上"归为另一类"初中及以上"；在打开的数据库"caseallnew.sav"中，从菜单项依次选择"转换—重新定义为不同变量"，如图 9-39 所示，在"输出变量"的"名称"空白框中输入新变量"文化程度 1"，点击"更改"按钮；然后点击"旧值和新值"按钮，如图 9-40 所示，先在"旧值"空白框输入"文盲"，在"新值"空白框输入数值 1，点击"添加"按钮，接着同样方法设置变量值"小学"；接着在"旧值"空白框输入"初中"，在"新值"空白框输入数值 0，点击"添加"按钮，接着同样方法设置变量值高中或中专和"大专及以上"；完成后点击"继续"按钮，回到图 9-39 界面，点击"确定"按钮，完成对变量"文化程度"的变量值的重新分类。

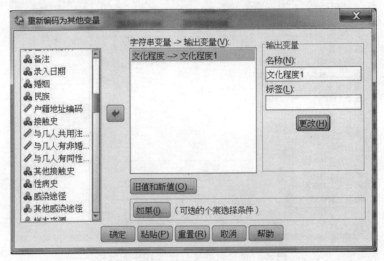

图 9-39 重新定义变量"文化程度"的分类

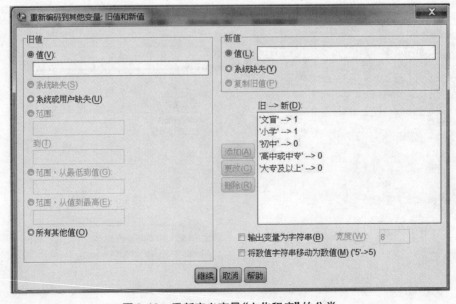

图 9-40 重新定义变量"文化程度"的分类

3. 变量"职业"分为两类，变量值"农民"和"民工"归为一类"农民"，其他变量值均归为另一类"其他"。在打开的数据库"caseallnew.sav"，从菜单项依次选择"转换—重新定义为不同变量"，如图 9-41 所示，在"输出变量"的"名称"空白框中输入新变量"职业 1"，点击"更改"按钮；然后点击"旧值和新值"按钮，如图 9-42 所示，先在"旧值"空白框输入"农民"，在"新值"空白框输入数值 1，点击"添加"按钮，同样方法完成对变量值"民工"的设置；接着在"旧值"下勾选"所有其他值"，在"新值"空白框输入数值 0，点击"添加"按钮；完成后点击"继续"按钮，回到图 9-41 界面，点击"确定"按钮，完成对变量"职业"的变量值的重新分类。

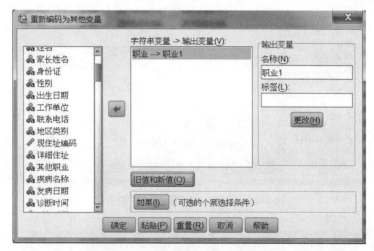

图 9-41　重新定义变量"职业"的分类

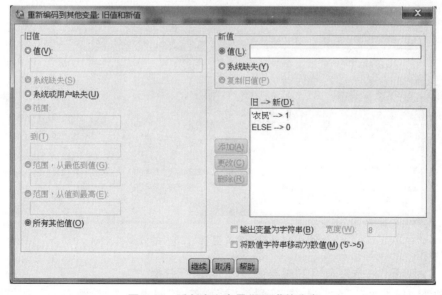

图 9-42　重新定义变量"职业"的分类

4. 变量"民族"分为两类，变量值"汉族"归为一类"汉族"，其他民族均归为另一类"其他"；在打开的数据库"caseallnew.sav"，从菜单项依次选择"转换—重新定义为不同变量"，如图 9-43 所示，在"输出变量"的"名称"空白框中输入新变量"民族 1"，点击"更改"按钮；

然后点击"旧值和新值"按钮，如图 9-44 所示，先在"旧值"空白框输入"汉族"，在"新值"空白框输入数值 1，点击"添加"按钮；接着在"旧值"下勾选"所有其他值"，在"新值"空白框输入数值 0，点击"添加"按钮；完成后点击"继续"按钮，回到图 9-43 界面，点击"确定"按钮，完成对变量"民族"的变量值的重新分类。

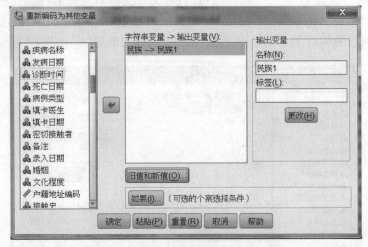

图 9-43 重新定义变量"民族"的分类

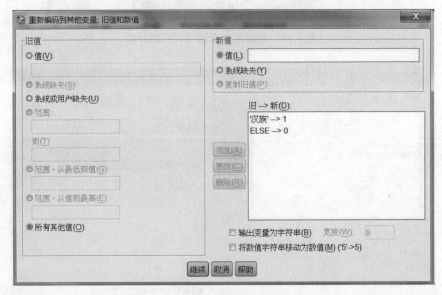

图 9-44 重新定义变量"民族"的分类

（七）对变量"样本来源"和"感染途径"重新进行分类

1. 变量"样本来源"分为 4 类，变量值"检测咨询"归为一类"检测咨询"，变量值"其他就诊者检测""受血（制品）前检测""术前检测""性病门诊"和"孕产期检查"归为一类"医疗机构"，变量值"妇教所 / 女劳收教人员检""其他羁押人员体检"和"强制 / 劳教戒毒人员检测"归为一类"羁押场所"，其他的样本来源归为一类"其他"。在打开的数据库"caseallnew. sav"中，从菜单项依次选择"转换—重新定义为不同变量"，如图 9-45 所示，在"输出变量"

的"名称"空白框中输入新变量"样本来源1"，点击"更改"按钮；然后点击"旧值和新值"按钮，如图9-46所示，先在"旧值"空白框输入"检测咨询"，在"新值"空白框输入"检测咨询"（**请注意：输入之前务必勾选"输出变量为字符串"，否则无法输入字符串**）；接着在"旧值"空白框输入"其他就诊者检测"，在"新值"空白框输入"医疗机构"，点击"添加"按钮，接着同样方法设置变量值"受血（制品）前检测""术前检测""性病门诊"和"孕产期检查"为"医疗机构"；接着在"旧值"空白框输入"妇教所/女劳收教人员检"，在"新值"空白框输入"羁押场所"，点击"添加"按钮，接着同样方法设置变量值"其他羁押人员体检"和"强制/劳教戒毒人员检测"为"羁押场所"；然后在"旧值"中勾选"所有其他值"，在"新值"空白框输入"其他"，点击"添加"按钮，完成后点击"继续"按钮，回到图9-45界面，点击"确定"按钮，完成对变量"样本来源"的变量值的重新分类。

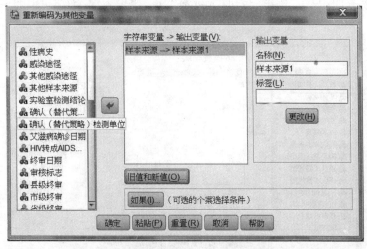

图9-45　重新定义变量"样本来源"的分类

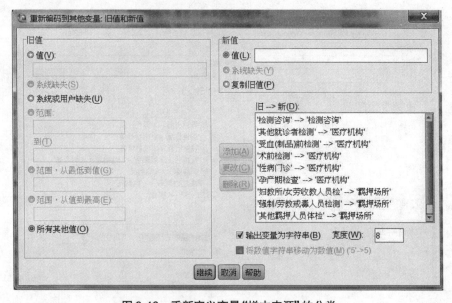

图9-46　重新定义变量"样本来源"的分类

2. 变量"感染途径"分为 6 类，变量值"异性传播""同性传播""注射毒品""性接触 + 注射毒品"不变，将"采血（浆）"和"输血 / 血制品"归为一类"血制品"，其他的传播归为一类"其他"。在打开的数据库"caseallnew.sav"中，从菜单项依次选择"转换—重新定义为不同变量"，如图 9-47 所示，在"输出变量"的"名称"空白框中输入新变量"感染途径 1"，点击"更改"按钮；然后点击"旧值和新值"按钮，如图 9-48 所示，先在"旧值"空白框输入"采血（浆）"，在"新值"空白框输入"血制品"（**请注意：输入之前务必勾选"输出变量为字符串"，否则无法输入字符串**），接着同样方法设置变量值"输血 / 血制品"为"血制品"；接着依次在"旧值"中空白框输入"异性传播""同性传播""注射毒品""性接触 + 注射毒品"，在"新值"空白框依次输入"异性传播""同性传播""注射毒品""性接触 + 注射毒品"，每次点击"添加"按钮；然后在"旧值"中勾选"所有其他值"，在"新值"空白框输入"其他"，点击"添加"按钮，完成后点击"继续"按钮，回到图 9-47 界面，点击"确定"按钮，完成对变量"感染途径"的变量值的重新分类。

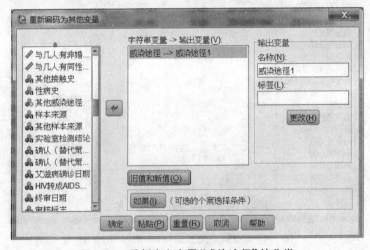

图 9-47　重新定义变量"感染途径"的分类

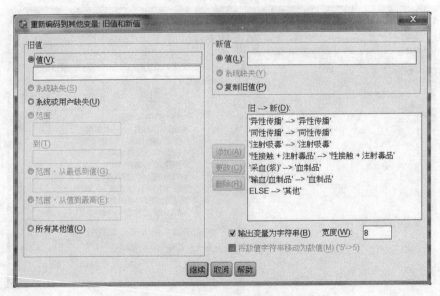

图 9-48　重新定义变量"感染途径"的分类

/******** 变量转换的语法程序 *******/

RECODE 婚姻 (' 已婚有配偶 '=1)(ELSE=0)INTO 婚姻 1.
EXECUTE.
STRING 文化程度 1(A25).
RECODE 文化程度 (' 文盲 '=' 小学及以下 ')(' 小学 '=' 小学及以下 ')(ELSE=' 初中及以上 ')INTO 文化程度 1.
EXECUTE.

STRING 职业 1(A25).
RECODE 职业 (' 农民 '=' 农民 ')(' 民工 '=' 农民 ')(ELSE=' 其他 ')INTO 职业 1.
EXECUTE.

STRING 民族 1(A25).
RECODE 民族 (' 汉族 '=' 汉族 ')(ELSE=' 其他 ')INTO 民族 1.
EXECUTE.

STRING 样本来源 1(A25).
RECODE 样本来源 (' 受血 (制品) 前检测 '=' 医疗机构 ')(' 术前检测 '=' 医疗机构 ')(' 性病门诊 '=' 医疗机构 ')(' 孕产期检查 '=' 医疗机构 ')(' 妇教所 / 女劳收教人员检 '=' 羁押场所 ')(' 其他羁押人员体检 '=' 羁押场所 ')(' 强制 / 劳教戒毒人员检测 '=' 羁押场所 ')(' 检测咨询 '=' 检测咨询 ')(ELSE=' 其他 ')INTO 样本来源 1.
EXECUTE.

STRING 感染途径 1(A25).
RECODE 感染途径 (' 采血 (浆)'=' 血制品 ')(' 输血 / 血制品 '=' 血制品 ')(' 异性传播 '=' 异性传播 ')(' 同性传播 '=' 同性传播 ')(' 注射毒品 '=' 注射毒品 ')(' 性接触 + 注射毒品 '=' 性接触 + 注射毒品 ')(ELSE=' 其他 ')INTO 感染途径 1.

SAVE OUTFILE='D:\\caseallnew.sav'
　/COMPRESSED.

（八）计算以"从发病到首次 CD4 检测的时间"在一个月内为及时检测

1. 在打开的数据库"caseallnew.sav"中，从菜单项依次选择"转换—计算变量"，如图 9-49 所示界面，在"目标变量"的空白框中录入变量名"CD4 及时检测"，在"类型与标签"中默认数值型；在"数学表达式"的空白框填写数值 1。

2. 点击"如果（If）"按钮，如图 9-50 所示，勾选"如果个案条件满足则包括（F）"，从左侧变量列表中选择变量"首次 CD4 时间"至在空白框中，在中间的数学运算符号中选入数字和符号，完成表达式"0=< 首次 CD4 时间 <=30"。

3. 然后点击"继续"按钮，如图 9-51 所示，点击"确定"按钮完成变量"CD4 及时检测"设置，如图 9-52 所示。

4. 此时从图 9-52 所示可以看出，变量"CD4 及时检测"的值中，对于没有在 3 个月内完成检测的为缺失值，这时，需要将缺失值以另外一个变量值来表示，如用数值 0 表示，在

图 9-53 所示数据库中，通过菜单项依次选择"转换—重新编码为相同变量"，如图 9-53 所示，将左侧变量列表中的变量"CD4 及时检测"选入右侧"数字变量"空白框中，点击"旧值和新值"按钮，如图 9-54 所示，旧值选择"系统或用户缺失"，新值输入数值 0，点击"添加"按钮，完成后点击"继续"按钮，回到图 9-53 所示界面，点击"确定"按钮，最终完成变量"CD4 及时检测"设置。

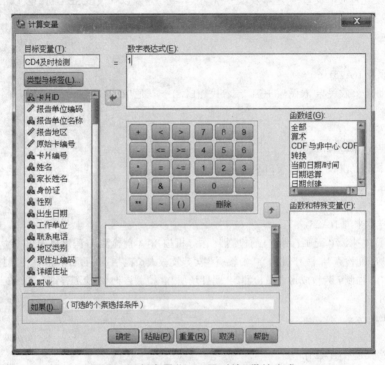

图 9-49　新变量"CD4 及时检测"的生成

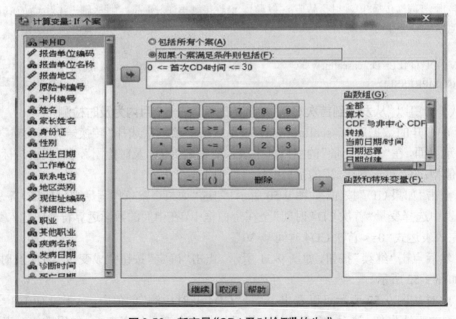

图 9-50　新变量"CD4 及时检测"的生成

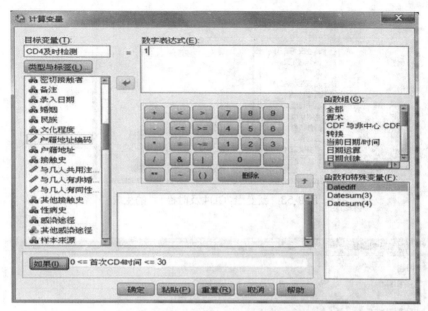

图 9-51 新变量"CD4 及时检测"的生成

	信息收集来源	主要死因分类	详细死因	CD检测日期1	诊断时间1	首次CD4时间	出生日期	录入日期1	死亡终审时间1	CD4及时检测
1				2015/06/11	2015/06/16	.00	1993/02/06	2015/06/17		1.00
2				2015/06/23	2015/02/16	127.00	1967/11/10	2015/02/16		.00
3				2015/11/04	2015/10/19	16.00	1951/09/02	2015/10/19		1.00
4				2015/05/12	2015/01/15	117.00	1977/08/15	2015/01/15		.00
5				2015/11/09	2015/11/23	.00	1987/07/25	2015/11/23		1.00
6				2015/03/19	2015/01/09	69.00	1979/05/22	2015/01/09		.00
7				2015/02/10	2015/02/11	.00	1988/04/20	2015/02/11		1.00
8				2015/09/10	2015/03/18	176.00	1971/12/17	2015/03/18		.00
9				2015/07/07	2015/01/30	158.00	1965/04/30	2015/01/30		.00
10					2015/09/23		1980/08/10	2015/09/23		.00
11				2015/09/25	2015/09/24	1.00	1967/04/27	2015/09/24		1.00
12				2015/11/19	2015/11/12	7.00	1967/06/16	2015/11/12		1.00
13				2015/12/16	2015/10/29	48.00	1995/03/05	2015/10/29		.00
14				2015/11/18	2015/05/27	175.00	1945/11/08	2015/05/27		.00
15				2015/08/19	2015/08/03	16.00	1945/02/24	2015/08/03		1.00

数据视图 变量视图

图 9-52 新变量"CD4 及时检测"的生成

```
/******* 产生新变量的语法程序 *******/
IF   (首次 CD4 时间 >= 0 & 首次 CD4 时间 < 30)CD4 及时检测 =1.
EXECUTE.
RECODE CD4 及时检测 (1=1)(MISSING=0).
EXECUTE.
SAVE OUTFILE='D:\\caseallnew.sav'
   /COMPRESSED.
```

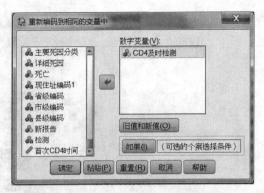

图 9-53 新变量"CD4 及时检测"的生成

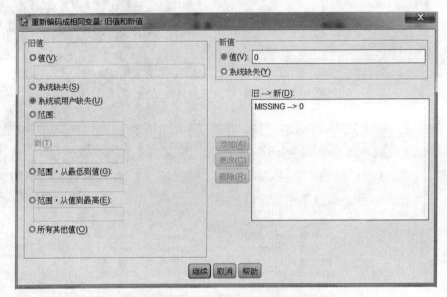

图 9-54 新变量"CD4 及时检测"的生成

第三节 数 据 分 析

首先，描述 2015 年某县新报告艾滋病病毒感染者 / 艾滋病病人的一般人口学特征等，并与 CD4 及时检测情况进行交叉分析，采用构成比、卡方检验等描述性统计方法。

一、具体分析指标包括：性别、年龄、婚姻状况、民族、文化程度、样本来源、传播途径等

1. 在打开的数据库"caseallnew.sav"中，从菜单项依次选择"分析—描述统计—交叉表"，如图 9-55 所示界面。

2. 然后，在图 9-56 所示界面中，在"行"的空白框中，从左侧的变量列表框中选入变量"性别""agegroup""职业 1""文化程度 1""婚姻 1""民族 1"；在"列"的空白框中，从左侧的变量列表框中选入变量"CD4 及时检测"。

	新报告	检测	首次CD4时间				职业1	民族1	婚烟1
1	1.00	是	251.00				其他	汉族	已婚有配偶
2	1.00	是	202.00				其他	汉族	未婚/无配偶
3	1.00	是	.00				农民	汉族	未婚/无配偶
4	1.00	是	207.00				其他	汉族	未婚/无配偶
5	1.00	是	104.00			2.00 初中及以上	其他	汉族	未婚/无配偶
6	1.00	是	174.00			3.00 初中及以上	农民	汉族	未婚/无配偶
7	1.00	是	26.00			5.00 小学及以下	农民	汉族	未婚/无配偶
8	1.00	是	86.00			2.00 初中及以上	农民	汉族	未婚/无配偶
9	1.00	是	27.00			2.00 小学及以下	农民	汉族	已婚有配偶
10	1.00	是	102.00			3.00 初中及以上	农民	汉族	未婚/无配偶
11	1.00	是	70.00			1.00 初中及以上	农民	汉族	未婚/无配偶
12	1.00	是	51.00			3.00 小学及以下	农民	其他	已婚有配偶
13	1.00	是	56.00			4.00 初中及以上	农民	汉族	已婚有配偶
14	1.00	是	.00			1.00 初中及以上	其他	汉族	未婚/无配偶
15	1.00	是	174.00			2.00 初中及以上	农民	汉族	未婚/无配偶
16	1.00		.00			5.00 小学及以下	农民	汉族	已婚有配偶
17	1.00	是	348.00			2.00 小学及以下	农民	其他	未婚/无配偶
18	1.00	是	150.00			3.00 初中及以上	其他	汉族	已婚有配偶
19	1.00	是	223.00			3.00 初中及以上	农民	汉族	未婚/无配偶
20	1.00	是	271.00			5.00 小学及以下	农民	汉族	已婚有配偶
21	1.00	是	222.00			5.00 小学及以下	农民	汉族	未婚/无配偶

文件(F) 编辑(E) 视图(V) 数据(D) 转换(T) 分析(A) 直销(M) 图形(G) 实用程序(U) 窗口(W) 帮助

报告
描述统计 — 频率(F)...
表(T) — 描述(D)...
比较均值(M) — 探索(E)...
一般线性模型(G) — 交叉表(C)...
广义线性模型 — 比率(R)...
混合模型(X) — P-P 图(P)...
相关(C) — Q-Q 图(Q)...
回归(R)
对数线性模型(O)
神经网络
分类(F)
降维
度量(S)
非参数检验(N)
预测(T)
生存函数(S)
多重响应(U)
缺失值分析(Y)...
多重归因(T)
复杂抽样(L)
模拟(I)...
质量控制(Q)
ROC 曲线图(V)...

数据视图 变量视图

图 9-55 交叉分析

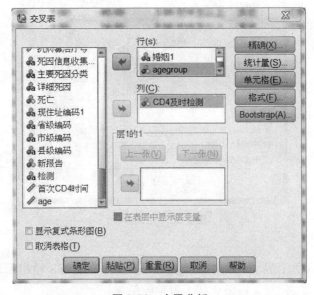

图 9-56 交叉分析

3. 点击"统计量"按钮，如图 9-57 所示，勾选"卡方"检验，然后点击"继续"按钮。

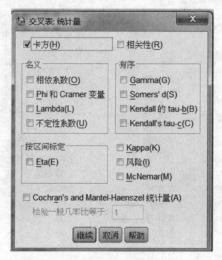

图 9-57　交叉分析

4. 点击"单元格"按钮，如图 9-58 所示，在计数项中勾选"观察值"，在百分比项中勾选"行"，点击"继续"按钮。

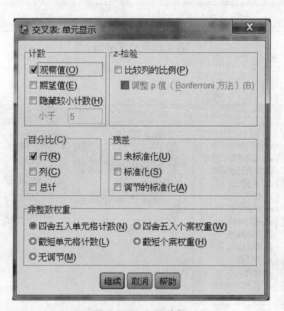

图 9-58　交叉分析

5. 回到图 9-56 所示界面，点击"确定"按钮，结果在 SPSS 输出窗口展示。表 9-1 和表 9-2 展示了变量"性别"交叉四格表和卡方检验结果。

6. 根据表 9-1 和表 9-2 整理成符合一般论文要求的格式，如表 9-3。

表 9-1　交叉表

			CD4 及时检测		合计
			0	1	
性别	男	计数	33 358	30 512	63 870
		性别中的 %	52.20%	47.80%	100.00%
	女	计数	9304	8522	17 826
		性别中的 %	52.20%	47.80%	100.00%
合计		计数	42 662	39 034	81 696
		性别中的 %	52.20%	47.80%	100.00%

表 9-2　卡方检验

	值	df	渐进 Sig.（双侧）	精确 Sig.（双侧）	精确 Sig.（单侧）
Pearson 卡方	0.007[a]	1	0.935		
连续校正[b]	0.005	1	0.942		
似然比	0.007	1	0.935		
Fisher 的精确检验				0.939	0.471
有效案例中的 N	81 696				

表 9-3　性别与 CD4 及时检测交叉分析

性别	人数	CD4 及时检测情况		χ^2 值	P 值
		人数	比例（%）		
男	63 870	30 512	47.8	0.007	0.935
女	17 826	8522	47.8		
合计	81 696	39 034	47.8		

以此类推，分别对年龄构成、婚姻状况、民族、文化程度、样本来源、感染途径等进行交叉分析并作卡方检验（表 9-4～表 9-12）。

表 9-4　交叉表

			CD4 及时检测		合计
			0.00	1.00	
年龄组	1.00	计数	7595	7789	15 384
		年龄组中的 %	49.4%	50.6%	100.0%
	2.00	计数	11 792	11 488	23 280
		年龄组中的 %	50.7%	49.3%	100.0%
	3.00	计数	8645	7553	16 198
		年龄组中的 %	53.4%	46.6%	100.0%
	4.00	计数	6441	5544	11 985
		年龄组中的 %	53.7%	46.3%	100.0%
	5.00	计数	8189	6660	14 849
		年龄组中的 %	55.1%	44.9%	100.0%
合计		计数	42 662	39 034	81 696
		年龄组 中 %	52.2%	47.8%	100.0%

表9-5 卡方检验

	值	df	渐进 Sig.（双侧）
Pearson 卡方	143.779[a]	4	0.000
似然比	143.841	4	0.000
线性和线性组合	136.673	1	0.000
有效案例中的 N	81 696		

表9-6 年龄组与CD4及时检测交叉分析

年龄组（岁）	人数	CD4 及时检测		χ^2 值	P 值
		人数	比例（%）		
15～24	15 384	7789	50.6		
25～34	23 280	11 488	49.3		
35～44	16 198	7553	46.6	143.78	<0.01
45～54	11 985	5544	46.3		
55～	14 849	6660	44.9		
合计	81 696	39 034	47.8		

表9-7 婚姻状况与CD4及时检测交叉分析

婚姻状况	人数	CD4 及时检测		χ^2 值	P 值
		人数	比例（%）		
未婚 / 丧偶	48 692	23 840	49.0	67.40	<0.01
已婚有配偶	33 004	15 194	46.0		
合计	81 696	39 034	47.8		

表9-8 文化程度与CD4及时检测交叉分析

文化程度	人数	CD4 及时检测		χ^2 值	P 值
		人数	比例（%）		
初中及以上	55 917	27 700	49.5	219.53	<0.01
小学及以下	25 779	11 334	44.0		
合计	81 696	39 034	47.8		

表9-9 职业与CD4及时检测交叉分析

职业	人数	CD4 及时检测		χ^2 值	P 值
		人数	比例（%）		
农民	32 987	14 706	44.6	226.84	<0.01
其他	48 709	24 328	49.9		
合计	81 696	39 034	47.8		

表 9-10　民族与 CD4 及时检测交叉分析

| 民族 | 人数 | CD4 及时检测 | | χ^2 值 | P 值 |
		人数	比例（%）		
汉族	65 400	31 293	47.8	0.63	0.43
其他	16 296	7741	47.5		
合计	81 696	39 034	47.8		

表 9-11　样本来源与 CD4 及时检测交叉分析

| 样本来源 | 人数 | CD4 及时检测 | | χ^2 值 | P 值 |
		人数	比例（%）		
羁押场所	3783	1474	39.0	699.29	<0.01
检测咨询	24 981	13 604	54.5		
其他	36 407	16 494	45.3		
医疗机构	16 525	7462	45.2		
合计	81 696	39 034	47.8		

表 9-12　感染途径与 CD4 及时检测交叉分析

| 感染途径 | 人数 | CD4 及时检测 | | χ^2 值 | P 值 |
		人数	比例（%）		
其他	1282	509	39.7	608.26	<0.01
同性传播	25 287	13 535	53.5		
血制品	28	10	35.7		
异性传播	51 181	23 515	45.9		
注射毒品	3918	1465	37.4		
合计	81 696	39 034	47.8		

二、对 CD4 及时检测的影响因素进行 Logistic 回归分析，对单因素卡方检验中，差别有统计学意义的变量纳入多因素 Logistic 回归模型进行分析（*此处特别注意：有些变量尽管在单因素分析时差别没有统计学意义，但从专业上看意义，也可以强行纳入模型进行分析*）。

1. 多因素分析：在打开的数据库"caseallnew.sav"中，从菜单项依次选择"分析—回归—二元 Logistic 回归"，如图 9-59 所示界面。

2. 打开后如图 9-60 所示界面，从左侧的变量列表框中，选中因变量"CD4 及时检测"至因变量的空白框中；从左侧的变量列表框中，依次选中协变量"婚姻 1""文化程度 1""职业 1""样本来源 1"和"感染途径"至协变量的空白框中。在自变量的筛选方法方面，在"方法"后的下拉框中选择默认"输入"，即单因素分析中有统计学意义的变量同时纳入模型进行分析。

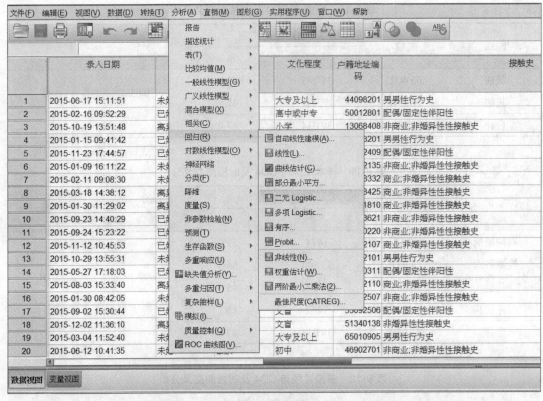

图 9-59　CD4 及时检测的多因素 Logistic 回归分析

3. 协变量中，有部分变量是多分类变量，需要设置哑变量，SPSS 软件中提供哑变量的设置，在图 9-60 中点击右上角的"分类"。

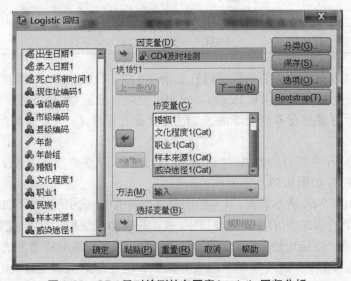

图 9-60　CD4 及时检测的多因素 Logistic 回归分析

4. 打开后如图 9-61 所示界面，将分类变量中需要设置哑变量的协变量从左侧的"协变量"列表中，选入右侧的"分类协变量"中，此例中选入全部的分类变量。在"更改对比"的对比，选择默认"指示符"（**用于指定某一分类变量的参照水平。这时计算出来的参数 β 是以该变量的最后一个或第一个水平作为参照水平，取决于下面的"参考类别"中选择的是"最后一个"还是"第一个"**）。本例以分类变量中的"最后一个"值作为参照，完成后点击"继续"。

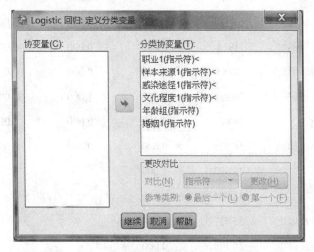

图 9-61 CD4 及时检测的多因素 Logistic 回归分析

● **请注意，在设置哑变量时，默认分类变量中"最后一个"值作为对照，如果想改以"第一个"最为对照，除勾选参考类别中"第一个"，同时要点击"更改（H）"按钮才能生效！**

5. 点击"确定"按钮，运行结果在"输出"窗口显示。

6. 表 9-13 所示，为各分类变量哑变量的分类编码。变量"年龄组"是以分类"5"（即 55 岁及以上年龄组）为参照组，感染途径以"注射毒品"为参照组，样本来源以"医疗机构"为参照组，婚姻状况以"未婚 / 丧偶"为参照组，文化程度以"小学及以下"为参照组，职业以"其他"为参照组。

◇ 多因素 Logistic 回归分析结果如表 9-14 所示界面。表中的 exp（B）即 OR，exp（B）的 95%CI 即 OR 的 95% 置信区间。表 9-15 为 CD4 及时检测的多因素 Logistic 回归分析结果的整理。

表 9-13 分类变量编码

		频率	参数编码			
			（1）	（2）	（3）	（4）
年龄组	1.00	15 384	1.000	0.000	0.000	0.000
	2.00	23 280	0.000	1.000	0.000	0.000
	3.00	16 198	0.000	0.000	1.000	0.000
	4.00	11 985	0.000	0.000	0.000	1.000
	5.00	14 849	0.000	0.000	0.000	0.000

续表

		频率	参数编码			
			（1）	（2）	（3）	（4）
感染途径 1	其他	1282	1.000	0.000	0.000	0.000
	同性传播	25 287	0.000	1.000	0.000	0.000
	血制品	28	0.000	0.000	1.000	0.000
	异性传播	51 181	0.000	0.000	0.000	1.000
	注射毒品	3918	0.000	0.000	0.000	0.000
样本来源 1	羁押场所	3783	1.000	0.000	0.000	
	检测咨询	24 981	0.000	1.000	0.000	
	其他	36 407	0.000	0.000	1.000	
	医疗机构	16 525	0.000	0.000	0.000	
婚姻 1	0.00	48 692	1.000			
	1.00	33 004	0.000			
文化程度 1	初中及以上	55 917	1.000			
	小学及以下	25 779	0.000			
职业 1	农民	32 987	1.000			
	其他	48 709	0.000			

表 9-14　方程中的变量

	B	S.E	Wald	df	Sig.	exp（B）	exp（B）的95%CI	
							下限	上限
年龄组			9.403	4	0.052			
年龄组（1）	0.059	0.027	4.808	1	0.028	1.061	1.006	1.118
年龄组（2）	0.059	0.024	6.294	1	0.012	1.061	1.013	1.111
年龄组（3）	0.014	0.024	0.322	1	0.570	1.014	0.967	1.063
年龄组（4）	0.018	0.025	0.491	1	0.484	1.018	0.969	1.070
婚姻 1（1）	0.008	0.016	0.269	1	0.604	1.008	0.977	1.041
职业 1（1）	−0.092	0.017	29.583	1	0.000	0.913	0.883	0.943
样本来源 1			377.446	3	0.000			
样本来源 1（1）	−0.067	0.043	2.398	1	0.122	0.936	0.860	1.018
样本来源 1（2）	0.323	0.020	248.170	1	0.000	1.381	1.327	1.438
样本来源 1（3）	0.032	0.019	2.881	1	0.090	1.033	0.995	1.072

续表

	B	S.E	Wald	df	Sig.	exp（B）	exp（B）的95%CI	
							下限	上限
感染途径1			160.321	4	0.000			
感染途径1（1）	0.006	0.069	0.008	1	0.931	1.006	0.878	1.153
感染途径1（2）	0.443	0.043	106.373	1	0.000	1.557	1.431	1.694
感染途径1（3）	−0.159	0.397	0.161	1	0.688	0.853	0.391	1.857
感染途径1（4）	0.288	0.040	50.928	1	0.000	1.334	1.232	1.444
文化程度1（1）	0.030	0.018	2.612	1	0.106	1.030	0.994	1.068
常量	−0.539	0.048	126.448	1	0.000	0.583		

表 9-15　CD4 及时检测的多因素 Logistic 回归分析

变量	B值	标准误	Wald卡方	P值	OR	95%CI	
年龄组（岁）							
15～24（55～对照组）	0.06	0.03	4.81	0.03	1.06	1.01	1.12
25～34（55～对照组）	0.06	0.02	6.29	0.01	1.06	1.01	1.11
35～44（55～对照组）	0.01	0.02	0.32	0.57	1.01	0.97	1.06
45～54（55～对照组）	0.02	0.03	0.49	0.48	1.02	0.97	1.07
婚姻状况							
已婚有配偶（未婚/丧偶为对照组）	0.01	0.02	0.27	0.60	1.01	0.98	1.04
职业							
农民（其他职业为对照组）	−0.09	0.02	29.58	0.00	0.91	0.88	0.94
样本来源			377.45	0.00			
羁押场所（医疗机构为对照组）	−0.07	0.04	2.40	0.12	0.94	0.86	1.02
检测咨询（医疗机构为对照组）	0.32	0.02	248.17	0.00	1.38	1.33	1.44
其他（医疗机构为对照组）	0.03	0.02	2.88	0.09	1.03	1.00	1.07
感染途径			160.32	0.00			
其他（注射毒品为对照组）	0.01	0.07	0.01	0.93	1.01	0.88	1.15
同性传播（注射毒品为对照组）	0.44	0.04	106.37	0.00	1.56	1.43	1.69
血制品（注射毒品为对照组）	−0.16	0.40	0.16	0.69	0.85	0.39	1.86
异性传播（注射毒品为对照组）	0.29	0.04	50.93	0.00	1.33	1.23	1.44
文化程度							
初中及以上（小学及以下为对照组）	0.03	0.02	2.61	0.11	1.03	1.01	1.07

```
/******** 二分类非条件 Logistic 回归模型分析的语法程序 *******/
LOGISTIC REGRESSION VARIABLES CD4 及时检测
    /METHOD=FSTEP(LR) 年龄组 婚姻 i 文化程度 1 职业 1 样本来源 1 感染途径 1
    /CONTRAST( 文化程度 1)=Indicator
    /CONTRAST( 职业 1)=Indicator
    /CONTRAST( 样本来源 1)=Indicator
    /CONTRAST( 感染途径 1)=Indicator
    /CONTRAST( 年龄组 )=Indicator
    /CONTRAST( 婚姻 1)=Indicator
    /PRINT=CI(95)
    /CRITERIA=PIN(0.05)POUT(0.10)ITERATE(20)CUT(0.5).
```

第十章 实战案例分析三：实战技巧

本章主要介绍在实际工作经常遇到的一些实用技巧，特地写出来与读者分享，以便大家更加方便地使用 SPSS 软件解决数据整理和统计分析问题。

第一节 外部数据导入技巧

在日常工作中，最常用到的外部数据一种就是 Epidata 软件录入的数据，另一种就是以 Oracle 数据管理平台开发的".csv"格式数据。

一、在流行病现场调查工作中，经常通过 Epidata 软件录入调查问卷内容，录入完毕后，Epidata 软件提供了 6 种数据导出格式，如图 10-1 所示界面，其中之一就是导出为 SPSS 文件。

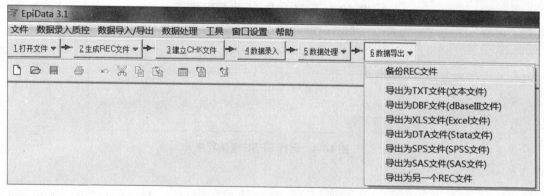

图 10-1 Epidata 数据导出格式

1. 选中"导出为 SPS 文件（SPSS 文件）"，如图 10-2 所示，找到 Epidata 录入的数据库文件（.rec）所在文件夹，找到后，点击"打开"按钮，如图 10-3 所示，导出至需要保存的 SPSS 语法程序所在文件夹位置，选择后［默认为与 Epidata 录入的数据库文件（.rec）在同一文件夹下］，点击"确定"按钮。

2. 找到与 Epidata 录入的数据库文件同

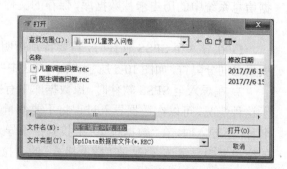

图 10-2 Epidata 数据导出 SPS 格式

名的 SPSS 语法程序文件，点击打开，如图 10-4 所示，在程序的最后一行，将保存文件前的"*"删除后，运行全部程序，即完成 SPSS 数据文件的导入。

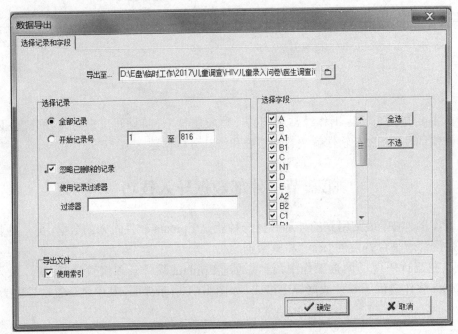

图 10-3　Epidata 数据导出 SPS 格式

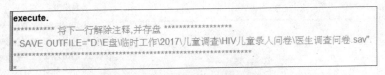

图 10-4　运行 SPSS 语法程序

二、另外一种情况就是从".csv"格式的数据库文件的导入，如国家艾滋病综合防治数据信息系统中的历史卡片数据库，保存的文件格式为".csv"格式，这种格式数据以","作为各变量之间的分隔。

1. 在导入至 SPSS 软件时，需要特别指明导入数据库时，各变量之间是以"逗号"作为变量之间分隔符，如图 10-5 所示界面，仅选中"逗号"。

2. 在导入至 SPSS 软件时，原数据库中有些变量不需要导入至 SPSS 数据库文件中，对于这种情况，可以在数据导入过程将不要变量直接排除，如图 10-6 所示，如变量"报告单位名称"不导入时，在"数据预览"中找到拟不导入的变量名，选中该变量，自动在"变量名称"的空白框中显示该变量，在"数据格式"的下拉框中选择"不导入"即可。如果对多个变量不导入，重复上述操作即可。

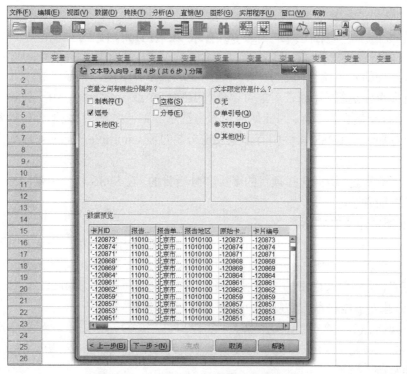

图 10-5　CSV 格式数据导入 SPSS 格式

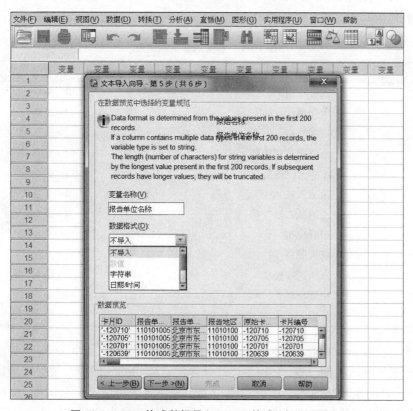

图 10-6　CSV 格式数据导入 SPSS 格式（变量不导入）

第二节 多选题录入和分析技巧

在日常开展的各类调查问卷中，多项选择题应用十分普遍。多项选择题是指对同一个问题可能有多个候选答案，调查对象可以选择其中一个或多个答案。由于被调查者的态度千差万别，组合类型更是多样，因此如何录入多选题和如何精确、有效地分析经常成为比较棘手的一个难题。在 SPSS 软件中有多重反应分析过程（multiple response），即多项选择题处理过程。

对于多项选择题，根据选择项目的多少和分析目的，在 SPSS 软件中常用的 2 种数据编码和变量设置的方法。

（一）变量的定义方式

1. 多重二分法（multiple dichotomy method） 多项选择题的每一个选项都看作一个变量来定义。0 代表没有被选中，1 代表被选中。这样，多项选择题中有几个选项，就会变成几个单选变量，这些单选变量的选项都有两个，就是未选和选中，即 0 或 1。如某个调查的问题"您认为患儿不能接种下列疫苗中的哪几种？"（多选题）

①乙肝疫苗；②卡介苗；③口服糖丸；④百白破三联疫苗；⑤A 群流脑疫苗；⑥ 流脑 A+C 疫苗；⑦乙脑减毒活疫苗；⑧甲肝疫苗；⑨麻风腮疫苗；⑩麻疹风疹疫苗；⑪白破疫苗；⑫其他二类疫苗

对以上 12 个选项定义成 12 个变量，每个变量选中即为 1，未选中即为 0。如果某个调查对象选择了 1、3、5、8。

表 10-1 多项二分类编码表

变量名	变量标签	编码方案
F1	乙肝疫苗	1= 是 0= 否
F2	卡介苗	1= 是 0= 否
F3	口服糖丸	1= 是 0= 否
F4	百白破三联疫苗	1= 是 0= 否
F5	A 群流脑疫苗	1= 是 0= 否
F6	流脑 A+C 疫苗	1= 是 0= 否
F7	乙脑减毒活疫苗	1= 是 0= 否
F8	甲肝疫苗	1= 是 0= 否
F9	麻风腮疫苗	1= 是 0= 否
F10	麻疹风疹疫苗	1= 是 0= 否
F11	白破疫苗	1= 是 0= 否
F12	其他二类疫苗、自费疫苗	1= 是 0= 否

2. 多重分类法（multiple category method） 多项选择题中有几个选项，就定义几个单选变量。每个变量的选项都一样，都和多项选择题的选项相同。每个变量代表被调查者的一次选择，即记录的是被选中的选项的代码。由于被调查者可能不会全部都选，在数据录入时，一般从这些变量的靠左边的变量开始录入，右边的变量自然就是缺失值。当被调查者

对多项选择题中的选项全部选择时，这些变量中都有一个选项代码，此时没有缺失值。因此，应该估计该问题最多被选择的可能性，并给每一种选择建立一个新的变量。从最终要分析的结果来看，两种定义方式具有相同的功能。

如某个调查的问题"您认为患儿不能接种下列疫苗中的哪几种？"（多选题）①乙肝疫苗；②卡介苗；③口服糖丸；④百白破三联疫苗；⑤A群流脑疫苗；⑥流脑A+C疫苗；⑦乙脑减毒活疫苗；⑧甲肝疫苗；⑨麻风腮疫苗；⑩麻疹风疹疫苗；⑪白破疫苗；⑫其他二类疫苗。

（二）编码与录入

1. 使用二分编码情况　定义12个变量，变量名分别为F1、F2、F3、F4、F5、F6、F7、F8、F9、F10、F11、F12，值标签分别定义为0="未选"，1="选中"；例如某个调查对象选择了1、3、5、8四个选项以上被调查者的数据录入为：１０１０１０００１０００。

2. 使用分类法编码　因为在全部选择情况下，被调查者会选择12个选项，因此，仍需建立12个新变量，仍分别定义为F1、F2、F3、F4、F5、F6、F7、F8、F9、F10、F11、F12，每一变量下的值标签定义为：1="乙肝疫苗"，2="卡介苗"，3="口服糖丸"……12="其他二类疫苗"，9="未选或缺省"。以上被调查者的数据录入为：１９３９５９９８９９９９。

（三）定义多重响应

所有有效数据录入完毕后就可以进行统计分析。打开SPSS，依次选择"分析—多重响应—定义变量集"，如图10-7所示，在出现的"定义多重响应集"对话框里，把多选变量选中放入中间的"集合中的变量"文本框里。

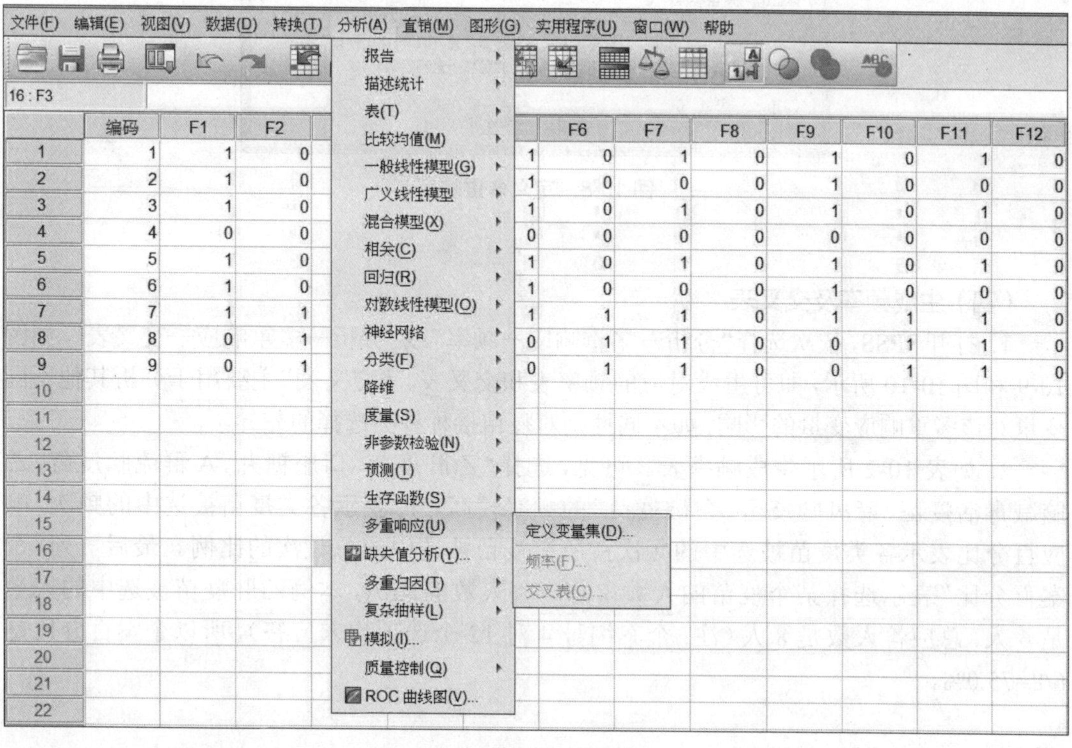

图10-7　定义多重响应

1．采用多重二分法　选中上述二分法编码下的 12 个变量，如图 10-8 所示，将变量编码设置为"二分法"，计数值为"1"（表示统计选中的情况），多响应集名称定义为"immunization"，标签为"疫苗接种种类"，添加到"多响应集"中即可，生成后的多响应集会在其名称前自动加"$"符号，此处即为"$immunization"，完成后点击"关闭"按钮。

2．采用多重分类法　选中上述分类法编码下的 12 个变量，如图 10-8 所示，将变量编码设置为"分类"，范围 1-12（根据分类定义情况），多响应集名称定义为"immunization1"，标签为"疫苗接种种类 1"，添加到"多响应集"中即可，生成后的多响应集会在其名称前自动加"$"符号，此处即为"$immunization1"，完成后点击"关闭"按钮。

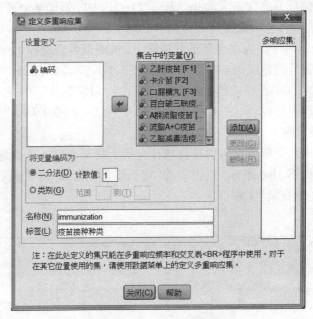

图 10-8　定义多重响应

（四）生成频率及交叉表

1．打开 SPSS，依次选择"分析—多重响应—频率"或"分析—多重响应—交叉表"，如图 10-9 和图 10-10 所示，即可生成对应的频率表和交叉表。"交叉表"主要用于分析其他不同变量对该多重响应变量的影响，如不同性别对疫苗接种种类选择的差异。

2．如表 10-2 所示生成频率表。可见，选择"乙肝疫苗、口服糖丸、A 群流脑疫苗、乙脑减毒活疫苗、麻风腮疫苗、白破疫苗"的频率较高。N 表示各类疫苗被选中的频次，响应百分比表示各类疫苗被选中的频次占所有疫苗被选中的总频次的比例。最后一列"个案百分比"表示选择某个疫苗的人数占总应答人数的比例，本例乙肝疫苗被选中的人数是 6 人，总应答人数是 8 人（注：个案编号 4 对 12 个选项均未应答），所以个案百分比是 6/8=75.0%。

文件(F)	编辑(E)	视图(V)	数据(D)	转换(T)	分析(A)	直销(M)	图形(G)	实用程序(U)	窗口(W)	帮助

	编码	F1	F2	报告 ▶		F6	F7	F8	F9	F10	F11	F12
1	1	1	0	描述统计 ▶	1	0	1	0	1	0	1	0
2	2	1	0	表(T) ▶	1	0	0	0	1	0	0	0
3	3	1	0	比较均值(M) ▶	1	0	1	0	1	0	1	0
4	4	0	0	一般线性模型(G) ▶	0	0	0	0	0	0	0	0
5	5	1	0	广义线性模型 ▶	1	0	1	0	1	0	1	0
6	6	1	0	混合模型(X) ▶	1	0	0	0	1	0	0	0
7	7	1	1	相关(C) ▶	1	1	1	0	1	1	1	0
8	8	0	1	回归(R) ▶	0	1	1	0	1	1	1	0
9	9	0	1	对数线性模型(O) ▶	0	1	1	0	0	1	1	0
10				神经网络 ▶								
11				分类(F) ▶								
12				降维 ▶								
13				度量(S) ▶								
14				非参数检验(N) ▶								
15				预测(T) ▶	定义变量集(D)...							
16				生存函数(S) ▶	频率(F)...							
17				多重响应(U) ▶	交叉表(C)...							
18				缺失值分析(Y)...								
19				多重归因(T) ▶								
20				复杂抽样(L) ▶								
21				模拟(I)								
22				质量控制(Q) ▶								
				ROC 曲线图(V)...								

图 10-9 生成多重响应频数表

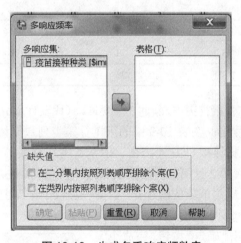

图 10-10 生成多重响应频数表

表 10-2 多重响应频数表

		响应		个案百分比（%）
		N	百分比（%）	
疫苗接种种类[a]	乙肝疫苗	6	13.30	75.00
	卡介苗	3	6.70	37.50
	口服糖丸	6	13.30	75.00

续表

		响应		个案百分比（%）
		N	百分比（%）	
疫苗接种种类[a]	A群流脑疫苗	6	13.30	75.00
	流脑A+C疫苗	3	6.70	37.50
	乙脑减毒活疫苗	6	13.30	75.00
	麻风腮疫苗	6	13.30	75.00
	麻疹风疹疫苗	3	6.70	37.50
	白破疫苗	6	13.30	75.00
总计		45	100.00	562.50

第三节　四格表和列联表数据录入技巧

在实际工作中经常遇到的数据是以四格表或列联表格式呈现。举例某CDC欲比较A乙肝疫苗（试验组）和B乙肝疫苗（对照组）接种后抗体阳性率的差异。将200例儿童随机分为两组分别接种这两种疫苗。问两组疫苗接种后抗体阳性率有无差别？数据结果如表10-3所示。

表10-3　两组疫苗接种后抗体阳性率的比较

组别	阳性	阴性	合计	有效率（%）
A疫苗	99	5	104	95.20
B疫苗	75	21	96	78.13
合计	174	26	200	87.00

1. 打开SPSS软件，在变量视图中，新建3个变量，a（代表行）、b（代表列）、f（代表频数）。

2. 然后，在数据视图界面，在表10-3中的第1行第1列数据读取（即：A疫苗、阳性、99例），接着第1行第2列数据读取（即：A疫苗、阴性、5例），继续第2行第1列数据读取（即：B疫苗、阳性、75例），最后第2行第2列数读取（即：B疫苗、阴性、21例）。

3. 数据读取完成后，从菜单项依次选择"数据—加权个案"，打开如图10-11所示，选中"加权个案"，将左侧变量列表中的变量"f"选入"频数变量"的空白框中。点击"确定"按钮，完成个案加权。

4. 然后就可以对数据进行分析。从菜单项依次选择"分析—描述统计—交叉表"，如图10-12所示，分别将a和b选入"行"和"列"，然后点击"统计量"按钮，勾选"卡方"，如果四格表数据展示的是配对或两种方法的一致性，同时勾选"McNemar"（配对）或"Kappa"（一致性），点击"继续"按钮，点击"确定"按钮，如图10-13所示。

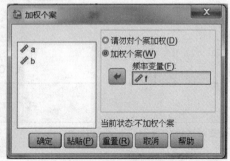

图10-11　四格表数据录入

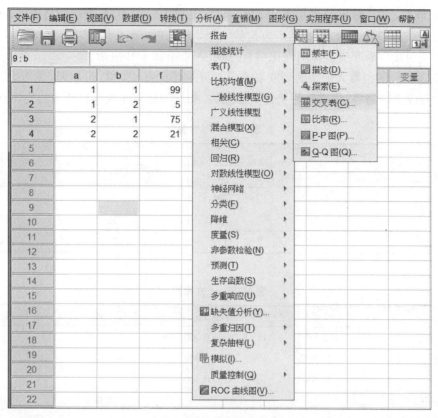

图 10-12 四格表数据分析

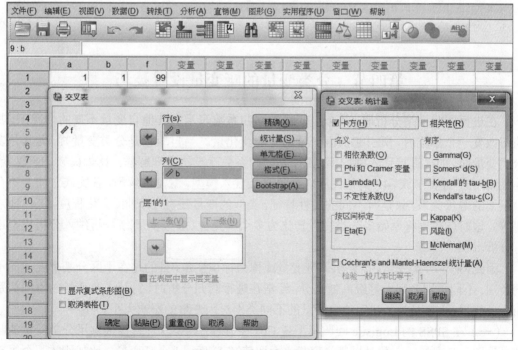

图 10-13 四格表数据分析

5. 完成后，统计分析结果呈现在 SPSS 输出窗口中。表 10-4 表示四格表的原始数据，可以与原表进行核对。表 10-5 是卡方检验结果，本例 Pearson 卡方等于 12.857，$P<0.001$。说明两种疫苗接种后产生抗体阳性比例有差别，A 疫苗高于 B 疫苗。

6. 对于行列的组数大于 2 的列联表的录入与四格表录入类似，分析时，要考虑行或列是否存在上升或下降趋势，可进行趋势性卡方检验，相应勾选有序统计栏目中的统计方法。

表 10-4　四格表

		b		合计
		1	2	
a	1	99	5	104
	2	75	21	96
合计		174	26	200

表 10-5　卡方检验

	值	df	渐进 Sig.（双侧）	精确 Sig.（双侧）	精确 Sig.（双侧）
Pearson 卡方	12.857[a]	1	0.000		
连续校正[b]	11.392	1	0.001		
似然比	13.588	1	0.000		
Fisher 的精确检验				0.001	0.000
线性和线性组合	12.793	1	0.000		
有效案例中的 N	200				

a. 0 单元格（0.0%）的期望计数少于 5。最小期望计数为 12.48

b. 仅对 2×2 表计算

第四节　分类变量的哑变量设置技巧

在进行回归模型分析时，某个自变量的回归系数表示在其他自变量不变的情况下，其值每改变一个单位时，所引起的因变量的平均变化量。当自变量是分类变量时，尤其是多分类变量时，如果直接代入回归模型中，其回归系数就没法合理解释。比如民族：1= 汉族、2= 回族、3= 维吾尔族、4= 其他民族。如果直接代入模型，就没法解释，各民族之间并不存数量上的等级关系，只是有不同的属性特征，类似的变量还有如职业、文化程度、工作地点等等。这时就需要将原始多分类变量转化为多个哑变量（虚拟变量）后，再纳入分析模型进行分析。

因此，对于分类变量，需要引入哑变量或称为标识变量，目的是在于区分某个变量的不同类别，不同类别之间无等级高低之分，经常在进行回归分析时，对某个自变量的不同类别引入哑变量，主要是为了说明该自变量的不同类别对因变量的影响大小。

（一）在 SPSS 的 Logistic 回归模型或 Cox 生存模型中，软件直接提供了分类变量的哑变量设置。哑变量的个数是以某个变量 n 个取值减 1，即 n-1 个哑变量。比如刚才那个民族有 4 个取值，那么哑变量的个数就是 3 个。软件中默认以第 n 水平（即最后一个取值）作为参照水平。其他各取值均是以此作为参照进行比较。

1. 图 10-14 所示，对变量"感染途径 1"进行哑变量设置；表 10-6 分类变量编码，显示以变量"感染途径 1"的取值"注射毒品"为参照水平，其他各水平与之对比。

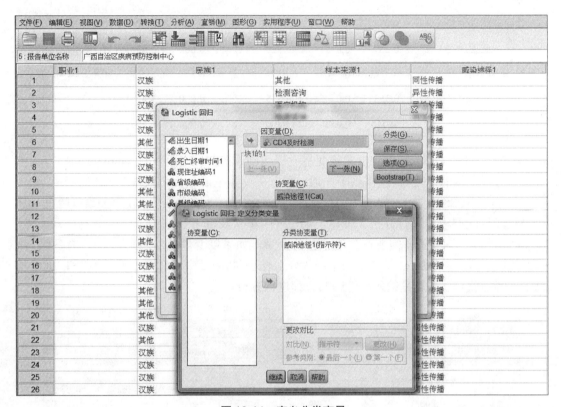

图 10-14　定义分类变量

表 10-6　分类变量编码

		频率	参数编码			
			（1）	（2）	（3）	（4）
感染途径 1	其他	1282	1	0	0	0
	同性传播	25 287	0	1	0	0
	血制品	28	0	0	1	0
	异性传播	51 181	0	0	0	1
	注射毒品	3918	0	0	0	0

2. 表 10-7 所示，方程中的变量，给出了变量"感染途径 1"的各个哑变量与参照水平比较的回归分析结果，结果给出了 B 值、标准误、Wald 检验、自由度、显著性、exp（B）（OR 或 RR）、exp（B）的 95%CI。例如本例仅从感染途径看，感染途径为异性传播的对象及时接受 CD4 检测是感染途径为注射毒品的对象的 1.423 倍（95%CI：1.331～1.522）。

表 10-7　方程中的变量

		B	S.E	Wald	df	Sig.	exp（B）	exp（B）的 95%*CI*	
								下限	上限
步骤 1[a]	感染途径 1			603.868	4	0.000			
	感染途径 1（1）	0.098	0.066	2.192	1	0.139	1.103	0.969	1.255
	感染途径 1（2）	0.657	0.035	345.229	1	0.000	1.928	1.799	2.067
	感染途径 1（3）	−0.072	0.396	0.033	1	0.855	0.93	0.428	2.021
	感染途径 1（4）	0.353	0.034	106.535	1	0.000	1.423	1.331	1.522
	常量	−0.515	0.033	243.700	1	0.000	0.597		

（二）SPSS 线性回归分析中的哑变量设置不同于图 10-14 所示在 Logistic 回归方程中直接进行哑变量的设置，而是需要事先通过将分类变量生成分类个数减 1 个新的变量。

1. 打开 SPSS 数据库，如图 10-15 所示，变量“学历”为多分类变量，需要设置哑变量然后进入线性回归模型进行分析。变量“学历”有“小学及以下”“初中及中专”“高中及大专”和“大学及以上”4 个值，需要产生 3 个新的变量。如果以变量值“小学及以下”为参照，那么产生 3 个新变量学历 1、学历 2 和学历 3 分别表示“初中及中专”“高中及大专”和“大学及以上”，最后将这 3 个变量纳入线性回归方程进行分析。

	x	y	年龄	性别	学历	学历1	学历2	学历3
1	13.00	3.54	23	男	小学及以下	.00	.00	.00
2	11.00	3.01	34	女	小学及以下	.00	.00	.00
3	9.00	3.09	54	女	初中及中专	1.00	.00	.00
4	6.00	2.48	35	女	初中及中专	1.00	.00	.00
5	8.00	2.56	26	男	高中及大专	.00	1.00	.00
6	10.00	3.36	43	男	高中及大专	.00	1.00	.00
7	12.00	3.18	16	女	高中及大专	.00	1.00	.00
8	7.00	2.65	29	女	本科及以上	.00	.00	1.00
9	13.00	3.54	44	女	本科及以上	.00	.00	1.00
10	11.00	3.01	36	男	初中及中专	1.00	.00	.00

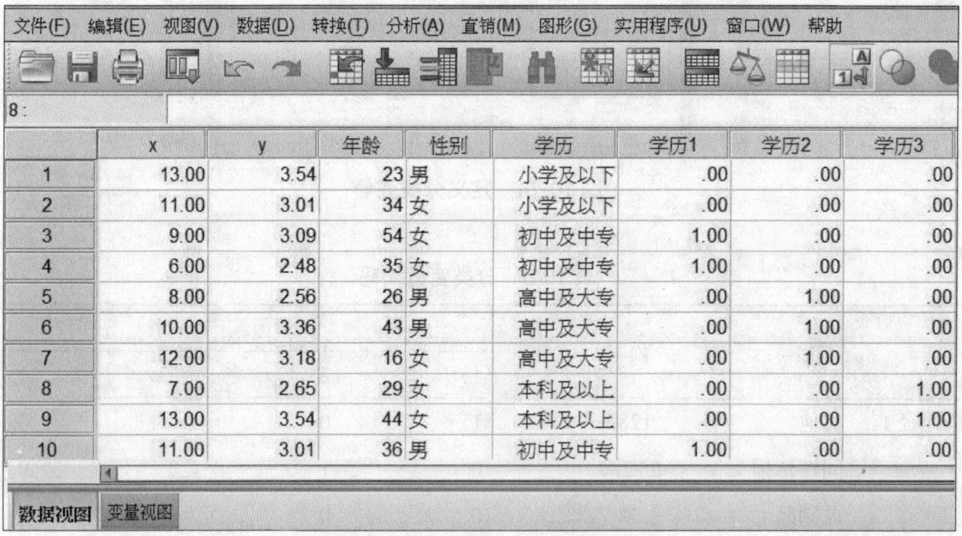

图 10-15　线性回归分析数据

2. 通过菜单项依次选择“转换—重新编码为不同变量”，如图 10-16 所示，选中变量“学历”进入“数字变量 -> 输入变量”，输出变量“学历 3”，然后点击“旧值新值”，在“旧值”输入数字 4，在“新值”输入数字 1，点击“添加”按钮；然后继续选中“所有其他值”，“新值”输入数字 0；依此类推，将学历 1 和学历 2 定义完毕。

3. 点击“继续”、点击“完成”按钮。完成变量“学历”的哑变量设置。

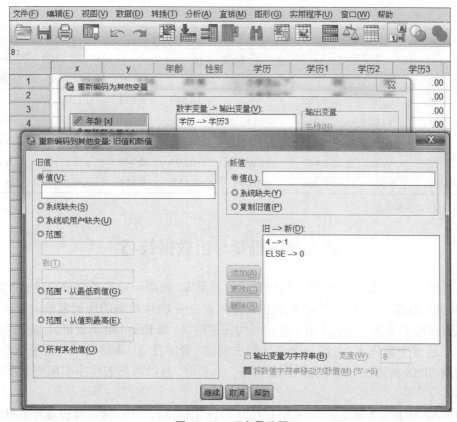

图 10-16　哑变量设置

4. 通过菜单项依次选择"分析—回归—线性"，如图 10-17 所示，将哑变量学历 1、学历 2 和学历 3 选入自变量中进行线性回归分析，结果如表 10-8 所示。

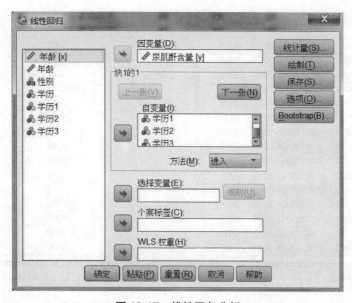

图 10-17　线性回归分析

表 10-8 线性回归分析系数

模型		非标准化系数		标准系数	t	Sig.	B 的 95%CI	
		B	标准误差	试用版			下限	上限
1	（常量）	1.706	0.160		10.649	0.000	1.381	2.031
	年龄	0.135	0.014	0.852	9.577	0.000	0.106	0.164
	学历 1	−0.028	0.088	−0.035	−0.316	0.754	−0.207	0.151
	学历 2	−0.006	0.081	−0.008	−0.075	0.940	−0.171	0.159
	学历 3	0.044	0.106	0.041	0.417	0.679	−0.171	0.259

a. 因变量：尿肌酐含量

第五节 批量导出数据技巧

在日程工作中，经常需要将一批处理后的数据库，按照一定的类别分别导出发给特定的对象。比如：某个省或市 CDC 需要按月将尚未完成 CD4 检测的病例名单，按县（区）为单位从数据库中分别导出，并保存为需要的文件格式（如 Excel 电子表格）。如果在 SPSS 数据库中通过个案筛选，一次一个县区的去筛选，费时费力，事倍功半。对于这种情况，可以借助 SPSS 的语法程序，实现批量操作。必要时，可以增加宏程序实现更简单的批量操作。

如图 10-18 所示，某地市 2017 年 6 月份 CD4 未检测的病例，现需要将这些名单分发给各个县区。

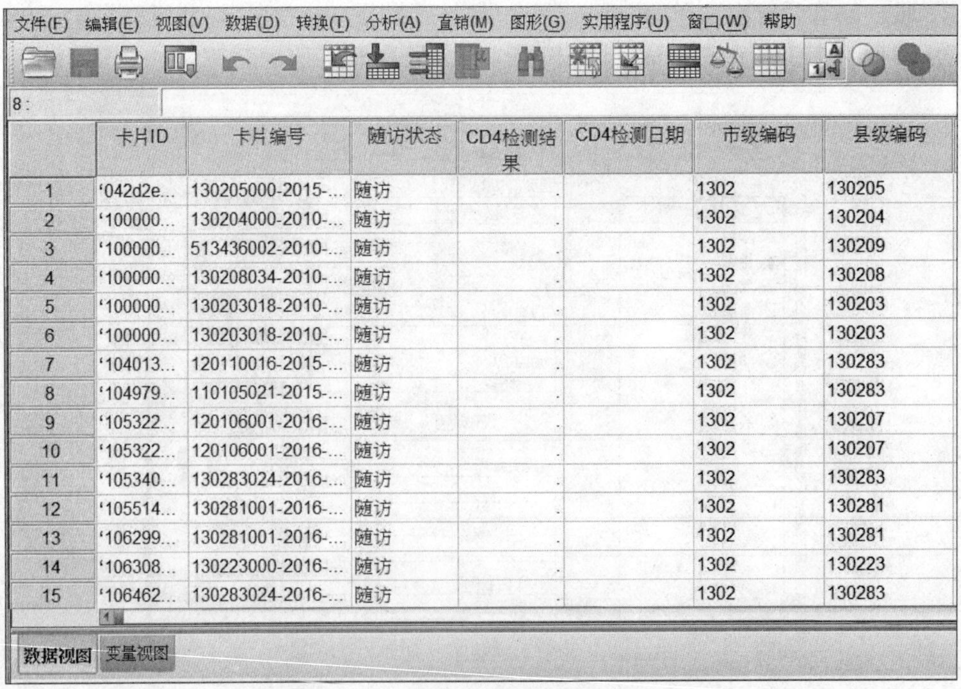

图 10-18 打开需要批量处理的 SPSS 数据库

1. 首先，打开如图 10-18 所示的 SPSS 数据库，通过菜单项依次选择"数据—选择个案"，在打开的界面，勾选"如果条件满足"，点击"如果"按钮；在打开的界面，从左侧的变量列表框中，将变量"县级编码"选入右侧的表达式中，表达式为"县区编码='130202'"，完成后点击"继续"按钮，如图 10-19 所示。

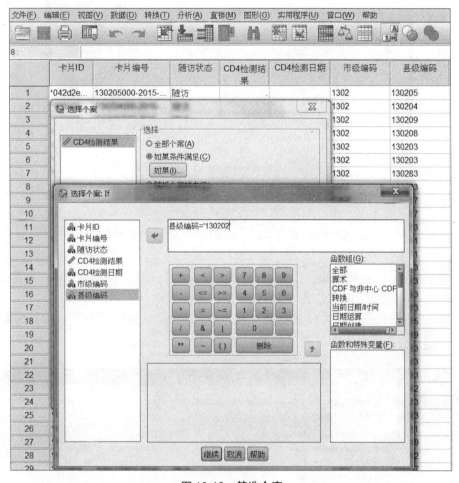

图 10-19　筛选个案

2. 在"输出"部分勾选"删除未选定个案"，然后点击"粘贴"按钮，将语法程序保存在SPSS"语法窗口"。

3. 刚才如果点击"确定"按钮或者运行"语法窗口"的程序，完成第一个县区的数据筛选。

4. 接下来将筛选后的数据库转出为 Excel 文件并保存。通过菜单项依次选择"文件—另存为"，打开如图 10-20 所示界面。保存文件路径选为"D:\"，文件名为"路南区 CD4 未检测名单"（路南区县级编码为"130202"），保存类型在下拉框中选择"Excel2007 至 2010（.xlsx）"（根据使用者电脑中的 Excel 版本进行选择），完成后点击"粘贴"按钮，将语法程序自动粘贴到语法程序窗口。

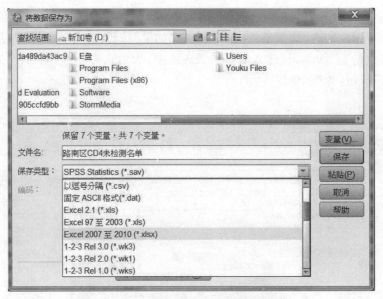

图 10-20　另存为 Excel 数据文件

5．在语法程序窗口运行以上程序，完成将第一个县区的名单的导出并保存为 Excel 数据文件。

6．接下来，只需要在语法程序窗口，拷贝第一个县区的程序，然后修改"县级编码"和保存文件名，依此类推，完成对所有县区的语法程序设置。

7．最后，在 SPSS 语法窗口运行所有程序，实现对批量数据的处理。结果如图 10-21 所示。

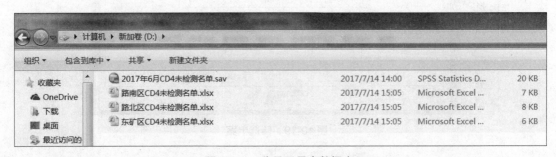

图 10-21　分县区导出数据库

● *请注意，以上的操作尽管很方便了，但是还有没有更简单的呢？那就是采用宏程序，*
***SPSS** 软件也提供了宏程序来自动实现多个任务一次完成，上述操作可以通过编制宏程序完成，更加简洁明了！（详见"批量处理的语法程序—宏程序语句"）。*

```
/************** 批量处理的语法程序 ***********/
GET
  FILE='D:\2017 年 6 月 CD4 未检测名单 .sav'.
DATASET NAME 数据集 1 WINDOW=FRONT.
FILTER OFF.
```

```
USE ALL.
SELECT IF( 县级编码 ='130202').
EXECUTE.
DATASET ACTIVATE    数据集 1.

SAVE TRANSLATE OUTFILE='D:\路南区 CD4 未检测名单 .xlsx'
  /TYPE=XLS
  /VERSION=12
  /MAP
  /REPLACE
  /FIELDNAMES
  /CELLS=VALUES.

GET
  FILE='D:\2017 年 6 月 CD4 未检测名单 .sav'.
DATASET NAME 数据集 1 WINDOW=FRONT.

FILTER OFF.
USE ALL.
SELECT IF( 县级编码 ='130203').
EXECUTE.
DATASET ACTIVATE    数据集 1.

SAVE TRANSLATE OUTFILE='D:\路北区 CD4 未检测名单 .xlsx'
  /TYPE=XLS
  /VERSION=12
  /MAP
  /REPLACE
  /FIELDNAMES
  /CELLS=VALUES.

GET
  FILE='D:\2017 年 6 月 CD4 未检测名单 .sav'.
DATASET NAME 数据集 1 WINDOW=FRONT.

FILTER OFF.
USE ALL.
SELECT IF( 县级编码 ='130204').
EXECUTE.
DATASET ACTIVATE    数据集 1.

SAVE TRANSLATE OUTFILE='D:\东矿区 CD4 未检测名单 .xlsx'
  /TYPE=XLS
```

根据县区编码修改县区名

根据县区编码修改县区名

根据县区编码修改县区名

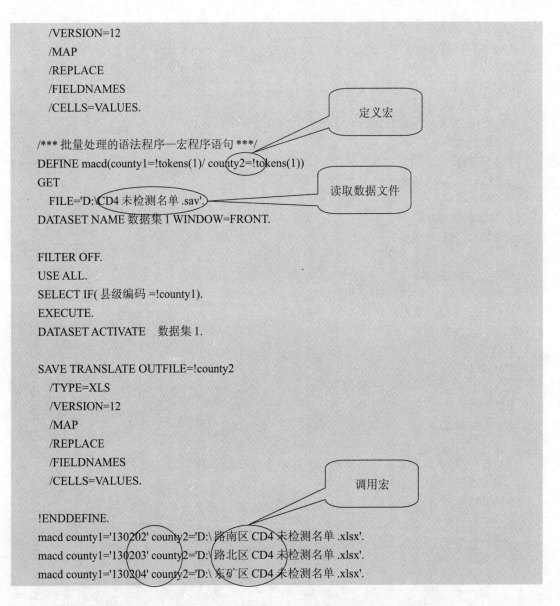

```
/VERSION=12
/MAP
/REPLACE
/FIELDNAMES
/CELLS=VALUES.

/*** 批量处理的语法程序—宏程序语句 ***/
DEFINE macd(county1=!tokens(1)/ county2=!tokens(1))
GET
  FILE='D:\CD4 未检测名单 .sav'.
DATASET NAME 数据集 1 WINDOW=FRONT.

FILTER OFF.
USE ALL.
SELECT IF( 县级编码 =!county1).
EXECUTE.
DATASET ACTIVATE   数据集 1.

SAVE TRANSLATE OUTFILE=!county2
  /TYPE=XLS
  /VERSION=12
  /MAP
  /REPLACE
  /FIELDNAMES
  /CELLS=VALUES.

!ENDDEFINE.
macd county1='130202' county2='D:\ 路南区 CD4 未检测名单 .xlsx'.
macd county1='130203' county2='D:\ 路北区 CD4 未检测名单 .xlsx'.
macd county1='130204' county2='D:\ 东矿区 CD4 未检测名单 .xlsx'.
```

定义宏

读取数据文件

调用宏

第六节　配对 Logistic 回归模型的分析技巧

在探索一些罕见病或病例数不太多的疾病的影响因素时，为了提高研究效率，往往采取 1∶1 或 1∶n 配比的研究方法来选择对照，通过匹配一个或几个混杂因素（如：年龄、性别等可能的混杂因素），达到病例和对照在一个或几个混杂因素方面基本相同，对于这种研究设计数据的分析往往采取配对 Logistic 回归模型，也称为条件 Logistic 回归模型。但是常用 SPSS 和 SAS 软件没有专门针对配对 Logistic 回归模型提供直接的模型拟合方法。但是，通过数据的简单变换，可以通过 SPSS 软件提供的 Cox 回归模型进行拟合，以达到分析目的。

1. 打开如图 10-22 所示整理后的 SPSS 数据库，图中几个关键变量是利用 Cox 回归模型拟合配对 Logistic 回归模型必需的变量。本例是艾滋病单阳家庭配偶阳转 1∶2 配对研究，即 1 个配偶阳转家庭，按同性别和同年龄匹配 2 个配偶阴性家庭。

（1）配对的对子号：本例是 1∶2 配对，变量"match"是配对的对子号。

（2）生存时间：变量"outcome"是虚拟的生存时间，1 表示病例，2 表示对照。

（3）生存状态：变量"status"是虚拟的生存状态，1 表示病例（事件发生），0 表示对照（事件未发生）；注意：选入变量后，需要点击"定义事件"，在打开的窗口"表示事件已发生的值"勾选"单值"并在空白栏填入"1"。

（4）分析（协）变量：变量"ethn"为民族（1= 汉族，0= 其他民族），变量"edu"为学历（1= 小学及以下，0= 初中及以上），变量"occupation"为职业（1= 农民，0= 其他职业），变量"art"为抗病毒治疗（1= 是，0= 否）。

	id	match	case	ethn	edu	occupation	art	status	outcome
1	64280547	1	1	1	1	1	0	1	1
2	27459141	1	2	1	0	0	0	0	2
3	41542227	1	2	0	0	0	0	0	2
4	19155091	2	1	0	0	0	1	1	1
5	1E+15	2	2	1	0	0	1	0	2
6	2E+15	2	2	1	0	0	1	0	2
7	2E+15	3	1	0	0	1	1	1	1
8	33430589	3	2	0	1	0	1	0	2
9	2E+15	3	2	0	1	0	1	0	2
10	92230	4	1	0	1	1	1	1	1
11	173413	4	2	0	1	1	1	0	2
12	1E+14	4	2	1	0	0	0	0	2
13	64749464	5	1	1	1	1	0	1	1
14	1E+15	5	2	1	0	0	1	0	2
15	20748300	5	2	1	0	0	1	0	2

图 10-22　配对 Logistic 回归分析数据库

2．通过菜单项依次选择"分析—生存函数—Cox 回归"，如图 10-23 所示界面，将变量"outcome"选入"时间"空白框中，将变量"status"选入"状态"空白框中，将协变量"ethn""edu""occupation""art"选入"协变量"空白框中，将变量"match"选入"层"空白框中。

3．完成后点击"粘贴"按钮，将以上程序保存到语法程序窗口，点击"确定"按钮，将模型拟合结果呈现在结果窗口。如表 10-9 所示就是对回归方程各参数的点值估计及 95%CI。

4．从结果中可以看出，调查对象的职业、文化程度和抗病毒治疗的单阳家庭配偶阳转的差异有统计学意义；接受艾滋病抗病毒治疗的单阳家庭，其配偶发生阳转的风险是未接受抗病毒治疗的单阳家庭的 0.335 倍（95%CI: 0.118～0.949）；职业为农民的单阳家庭，其配偶发生阳转的风险是其他职业单阳家庭的 14.642 倍（95%CI: 1.513～141.695）；文化程度为小学及以下的单阳家庭，其配偶发生阳转的风险是初中及以上单阳家庭的 3.639 倍（95%CI: 1.088～12.178）。

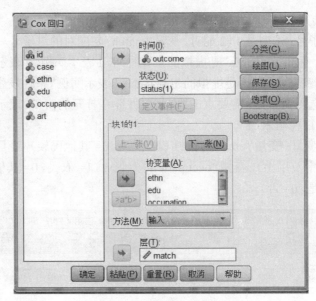

图 10-23 拟合 Cox 回归模型

表 10-9 方程中的变量

	B	SE	Wald	df	Sig.	exp（B）	95%CI 用于 exp（B） 下部	上部
ethn	0.822	0.904	0.826	1	0.363	2.274	0.387	13.375
edu	1.292	0.616	4.395	1	0.036	3.639	1.088	12.178
occupation	2.684	1.158	5.371	1	0.02	14.642	1.513	141.695
art	−1.095	0.532	4.24	1	0.039	0.335	0.118	0.949

```
/*************** 配对 Logistic 回归模型的语法程序 ***********/
GET
  FILE='D:\ 匹配 logitstic 回归 .sav'
DATASET NAME 数据集 1 WINDOW=FRONT.
COXREG outcome
  /STATUS=status(1)
  /STRATA=match
  /METHOD=ENTER ethn edu occupation art
  /PRINT=CI(95)
  /CRITERIA=PIN(.05)POUT(.10)ITERATE(20).
```

第七节 生存曲线及生存率分析技巧

作为一名医疗卫生系统的工作人员，经常会接触来自慢性传染病（艾滋病、结核病等）或慢性非传染病（高血压、糖尿病和肿瘤等）的数据，这些病例的特征是长期处于带病状态，可以存活多年。不同的病例的存活时间有差异，所收集的数据也是这些病例多年的随访数据。有时需要分析了解这些病例的 5 年、10 年甚至更长时间的生存率并比较不同特征的病例之间的生存率的差异。这时就需要用到统计学上的生存分析。

生存分析时对生存时间进行分析的统计方法，需要经常用到的 3 个变量即事件、生存时间和删失。**事件**即生存结局，事件发生即出现了研究者规定的生存结局如死亡等；**生存时间**即从某一个规定的观察时间起点开始到事件发生或失访前最后一次随访时间等所持续的时间；**删失**即观察对象终止随访，无法得知随访对象的确切生存时间，包括中途失访、退出、死于与研究原因无关的疾病以及研究结束时仍存活等。

生存函数是描述生存时间分布主要工具之一，估计生存函数的两个最常用的方法为 Kaplan-Meier 法（也简称 K-M 法）和寿命表法，两种分析方法可以实现不同特征的生存时间组间比较。评估影响因素对生存时间分布的影响可以用 Cox 回归模型进行分析。

K-M 法主要针对小样本资料，寿命表法常用于大样本资料。SPSS 软件提供了两种方法估计生存率。接下来分别举例说明这两种方法的应用。

一、K-M 法

某县 2010 年新报告了 30 例某病感染者及其随访记录，图 10-24 所示为这些病例观察至 2015 年最后一次随访生存时间（月）。

	卡片ID	卡片编号	性别	诊断时间	死亡日期	最后一次随访时间	生存时间	是否删失
1	'00001bc7...	44011105...	女	2010/06/16	2014/07/16	2014/12/29	49	1
2	'00022c70...	50012001...	女	2010/02/16		2015/12/21	70	0
3	'0007289d...	13068400...	男	2010/10/19		2013/11/06	36	0
4	'00088f37...	41010302...	男	2010/01/15	2010/10/15	2010/11/23	9	1
5	'000bbb04...	45010303...	女	2010/11/23		2015/11/23	60	0
6	'000d2dac...	65400201...	男	2010/01/09		2012/06/24	29	0
7	'000d2f1e...	33028300...	男	2010/02/11	2015/02/11	2015/08/27	60	1
8	'000f22e0...	23108400...	女	2010/03/18		2015/12/09	68	0
9	'0010b32a...	50011803...	女	2010/01/30		2014/07/29	53	0
10	'0011771e...	51343600...	女	2010/09/23		2015/12/14	62	0
11	'00134105...	53050200...	女	2010/09/24		2015/09/21	59	0
12	'0016e465...	45020305...	男	2010/11/12	2014/03/11	2014/11/12	39	1
13	'0017624 7...	51010801...	男	2010/10/29		2015/12/30	62	0
14	'0017baa5...	41080300...	女	2010/05/27		2015/11/27	66	0
15	'001a04dd...	52032103...	女	2010/08/03		2015/11/03	63	0

图 10-24 病例随访生存时间数据

1．生存时间（月） 以最后一次随访时间与诊断时间之间的时间间隔，其中死亡病例是以死亡日期与诊断时间之间的时间间隔。

2．是否删失 1表示事件发生，即病例发生了死亡。0表示事件未发生或失访。

3．通过菜单项依次选择"分析—生存分析—Kaplan-Meier"，如图10-25所示界面，将变量"生存时间"选入"时间"空白框中，将变量"是否删失"选入"状态"空白框中，然后点击"定义事件"按钮，在"说明已发生事件的设置"勾选"单值"，录入数字1；如果要分组进行Kaplan-Meier分析，就将组的因素选入"因子"，本例看一下性别是否有差异，将变量"性别"选入"因子"空白框中。

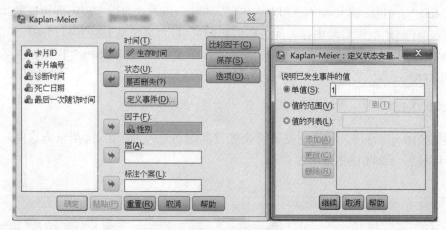

图10-25 Kaplan-Meier法

4．然后点击"比较因子"按钮，如图10-26所示界面，在"检验统计量"下勾选全部3个检验方法即对数秩、Breslow法和Tarone-Ware法，完成点击"继续"按钮。

5．然后继续点击"选项"按钮，如图10-27所示界面，在"统计量"下勾选"生存分析表"和"均数和中位数生存时间"，在"图"下勾选"生存函数"，完成后点击"继续"按钮。

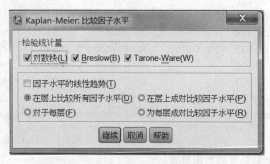

图10-26 Kaplan-Meier：比较因子水平

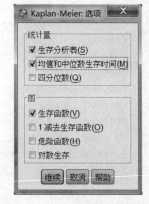

图10-27 Kaplan-Meier：统计量和图

6. 完成后点击"粘贴"按钮，将以上操作保存在语法程序窗口，点击"确定"按钮完成操作将运行结果在结果窗口展示。表10-10给出了不同性别的生存情况包括总数、事件数和删失数；表10-11给出了不同性别的生存表；图10-28给出了各组的生存曲线；表10-12给出了性别对感染者生存时间的影响的差异没有统计学意义。

表10-10 个案处理摘要

性别	总数	事件数	删失	
			N	百分比(%)
男	15	4	11	73.30
女	15	3	12	80.00
整体	30	7	23	76.70

表10-11 生存表

性别		时间(月)	状态	此时生存的累积比例		累积事件数	剩余个案数
				估计	标准误		
男	1	2	0	0.933	0.064	1	14
	2	3	1	—	—	1	13
	3	9	0	0.862	0.091	2	12
	4	24	1	—	—	2	11
	5	29	1	—	—	2	10
	6	36	1	—	—	2	9
	7	39	0	0.766	0.121	3	8
	8	53	1	—	—	3	7
	9	60	0	0.656	0.145	4	6
	10	60	1	—	—	4	5
	11	60	1	—	—	4	4
	12	61	1	—	—	4	3
	13	62	1	—	—	4	2
	14	66	1	—	—	4	1
	15	67	1	—	—	4	0
女	1	14	0	0.933	0.064	1	14
	2	20	1	—	—	1	13
	3	29	0	0.862	0.091	2	12

续表

性别	时间（月）	状态	此时生存的累积比例		累积事件数	剩余个案数
			估计	标准误		
女 4	49	0	0.790	0.108	3	11
5	59	1	—	—	3	10
6	60	1	—	—	3	9
7	60	1	—	—	3	8
8	60	1	—	—	3	7
9	60	1	—	—	3	6
10	62	1	—	—	3	5
11	62	1	—	—	3	4
12	63	1	—	—	3	3
13	66	1	—	—	3	2
14	68	1	—	—	3	1
15	70	1	—	—	3	0

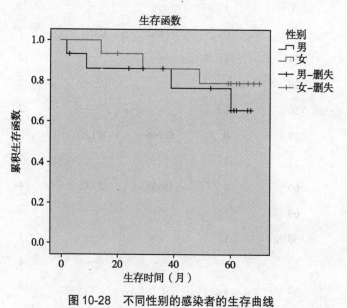

图 10-28 不同性别的感染者的生存曲线

表 10-12 整体比较

	χ^2	df	Sig.
Log Rank（Mantel-Cox）	0.463	1	0.496
Breslow（Generalized Wilcoxon）	0.434	1	0.510

```
/*********** Kaplan-Meier 法 *******************/
DATASET ACTIVATE 数据集 1.
KM 生存时间 BY 性别
  /STATUS= 是否删失 (0)
  /PRINT TABLE MEAN
  /PLOT SURVIVAL
  /TEST LOGRANK BRESLOW TARONE
  /COMPARE OVERALL POOLED.
```

二、寿命表法

某县从 2010 年累计报告了 150 例某病感染者及其随访记录，图 10-29 所示为这些病例观察至 2015 年最后一次随访生存时间（月）。

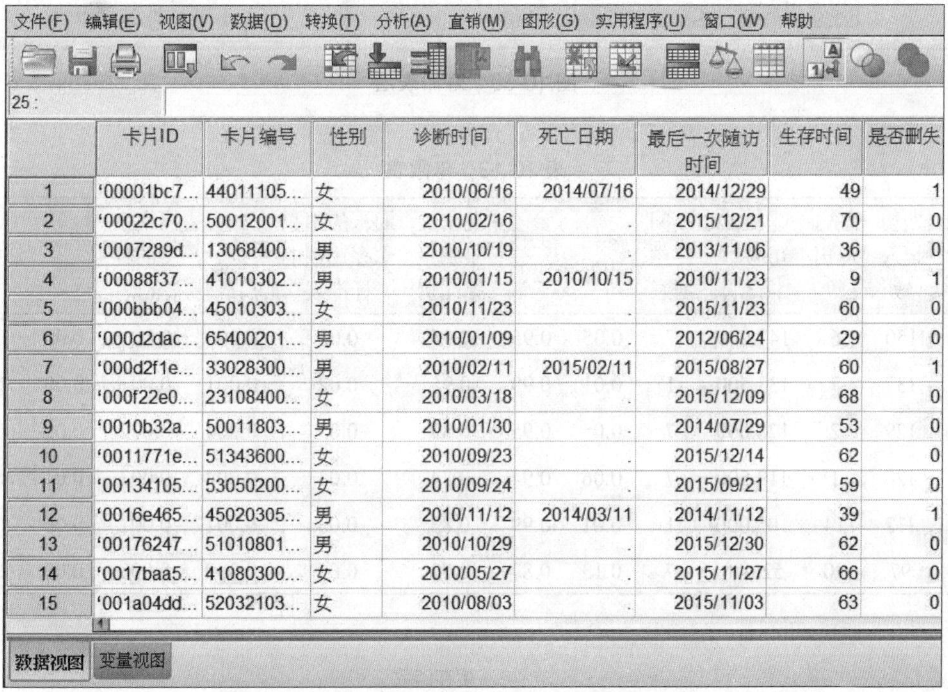

图 10-29　病例随访生存时间数据

1. 通过菜单项依次选择"分析—生存分析—寿命表"，如图 10-30 所示界面，将变量"生存时间"选入"时间"空白框中，在"显示时间间隔"输入数字 60，步长输入 12；将变量"是否删失"选入"状态"空白框中，然后点击"定义事件"按钮，在"说明已发生事件的设置"勾选"单值"，录入数字 1。

2. 然后继续点击"选项"按钮，如图 10-30 所示界面，勾选"寿命表"，在"图"下勾选"生存函数"，完成后点击"继续"按钮。

3. 完成后点击"粘贴"按钮，将以上操作保存在语法程序窗口，点击"确定"按钮完成操作将运行结果在结果窗口展示。表 10-13 给出了寿命表法的生存率以及中位生存时间；图 10-31 给出了生存率的曲线。

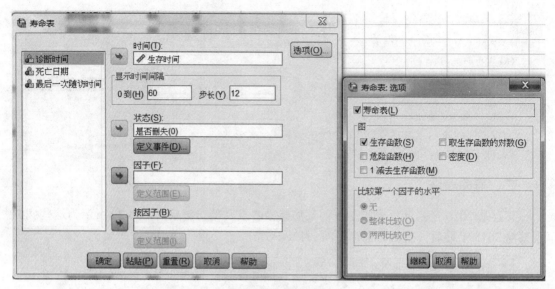

图 10-30　寿命表法

表 10-13　年限表

期初时间（月）	期初记入数	期内退出数	历险数	期间终结数	终结比例	生存比例	期末的累积生存比例	期末的累积生存比例的标准误	概率密度	概率密度的标准误	风险率	风险率的标准误
0	150	6	147.000	7	0.05	0.95	0.95	0.02	0.004	0.001	0.00	0.00
12	137	7	133.500	1	0.01	0.99	0.95	0.02	0.001	0.001	0.00	0.00
24	129	2	128.000	7	0.05	0.95	0.89	0.03	0.004	0.002	0.00	0.00
36	120	1	119.500	7	0.06	0.94	0.84	0.03	0.004	0.002	0.01	0.00
48	112	14	105.000	1	0.01	0.99	0.83	0.03	0.001	0.001	0.00	0.00
60	97	90	52.000	7	0.13	0.87	0.72	0.05	0.000	0.000	0.00	0.00

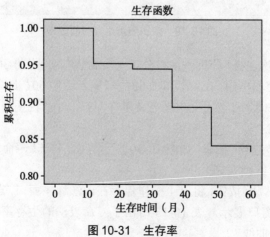

图 10-31　生存率

4. 寿命表法也可以对不同因素对生存时间的影响进行分析检验，采用 Wilcoxon 法进行检验。

● **请注意：寿命表法在计算期间删失时，将删失的个案观察时间按时间间隔的一半进行统计。**

```
/*********** 寿命表法 ********************/
DATASET ACTIVATE 数据集 1.
SURVIVAL TABLE= 生存时间
    /INTERVAL=THRU 60 BY 12
    /STATUS= 是否删失 (1)
    /PRINT=TABLE
    /PLOTS(SURVIVAL)= 生存时间 .
```

第十一章 论文常见错误分析

大家经常在一些国内外期刊包括核心期刊中看到,发表的学术论文中采用的统计方法存在错误应用或者在使用 SPSS 软件时没有考虑到软件各统计分析模块的适用条件,强行将变量代入到模型中导致分析结果有误。本章将结合近年来部分期刊发表的论文进行阐述,发现存在的问题及解决的方法,以便大家今后在分析类似的数据时,不再犯同样的错误。

第一节 多个样本率的多重比较问题

大家一般在作各个样本率比较的 $R \times 2$ 表资料的 χ^2 检验结果反映的是各总体率之间总体上有差别,但不能说明任何两个总体率之间有差别。如果进一步推断哪些两两总体率有差别,如果直接用四格表资料 χ^2 检验进行多重比较,将会加大犯 I 型错误(假阳性)的概率。

问题: 表 11-1 是一篇公开发表的学术论文,作者直接用四格表资料 χ^2 检验进行多重比较,用空腹血糖 A 处理组、空腹血糖 B 处理组分别与空腹血糖正常组进行四格表资料 χ^2 检验。本例按照检验水准 $\alpha=0.05$ 水准,其犯 I 型错误(假阳性)的概率为 $1-(1-0.05)^2=0.0975 > 0.05$。

因此,样本率间的多重比较不能直接用四格表资料 χ^2 检验,多个样本率间的多重比较的方法可采用 χ^2 分割法,置信区间法和 SNK 法,本节给大家介绍一下常用的 χ^2 分割法。

表 11-1 空腹血糖水平和单核细胞计数增高关系

组别	单核细胞计数正常	单核细胞计数增高	χ^2 值	P 值
空腹血糖正常组	683	53		
空腹血糖 A 处理组	147	73	130.04	<0.01
空腹血糖 B 处理组	18	18	630.85	<0.01
合计	848	144		

一、χ^2 分割法的检验水准(α')

需要重新规定检验水准,目的是标准检验假设中 I 型错误的概率不变,有关医学统计学书籍有专门介绍。通常多个样本率的比较次数不同,重新规定的检验水准的估计方法也有所不同。

1．第一种情况　多个组间的两两比较，任何两组的率均进行比较，比较次数为 $\binom{k}{2} = k$

$(k-1)/2$，k 为组数。那么调整后的检验水准为 $\alpha' = \alpha / [\binom{k}{2} + 1]$。

2．第二种情况　多个实验组与对照组比较，为各实验组的率与对照组的率进行比较，各实验组之间不比较。那么调整后的检验水准为 $\alpha' = \alpha / 2(k-1)$，$k$ 为组数。

二、SPSS 软件实现

表 11-1 是比较两个处理组与一个对照组的总体率有无差别是属于第二种情况，共有 3 组，分别是空腹血糖 A 处理组、空腹血糖 B 处理组和空腹血糖正常组。需要统计检验的是空腹血糖 A 处理组（实验组 1）和空腹血糖 B 处理组（实验组 2）分别与空腹血糖正常组（对照组）进行比较。

1．根据调整后的检验水准公式，本例计算调整后的检验水准 $\alpha' = 0.05 / 2(3-1) = 0.0125$。

2．分别计算空腹血糖 A 处理组（实验组 1）和空腹血糖 B 处理组（实验组 2）分别与空腹血糖正常组（对照组）比较的 χ^2 统计量。

（1）打开 SPSS 软件，录入表 11-1 中空腹血糖正常组和空腹血糖 A 处理组数据，如图 11-1 所示界面，然后通过菜单项依次选择"数据—加权个案"给组别"group"和单核细胞计数"cell"加权，如图 11-2 所示，将变量"f"选入"频率变量"下的空白框中，点击"确定"。

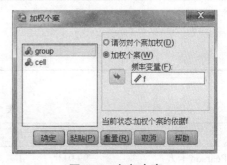

图 11-1　录入数据　　　　　图 11-2　加权个案

（2）然后在图 11-1 中，通过菜单项依次选择"分析—描述统计—交叉表"，如图 11-3 所示，点击"统计量"，勾选"卡方"，点击"继续"，点击"确定"按钮，完成卡方统计量计算。

（3）表 11-4 和表 11-5 分别给出了进行卡方检验的交叉表和卡方检验结果。本例比较的是空腹血糖正常组和空腹血糖 A 处理组，表 11-2 中的数值与表 11-1 中一致，说明数据录入没有问题。表 11-3 给出的 Pearson 卡方统计量为 99.911>6.24（$v=1$，$P=0.0125$ 的 χ^2 界值，可查阅有关书籍），$P<0.0125$，所以本例，空腹血糖 A 处理组的单核细胞增高比例与空腹血糖正常组之间有差别，空腹血糖 A 处理组的单核细胞增高比例高于空腹血糖正常组。**请注意，表 11-1 的原作者论文中的卡方统计量计算有误！**

（4）同理，采用上述同样过程比较空腹血糖正常组和空腹血糖 B 处理组的结果，Pearson 卡方统计量为 75.281>6.24，有兴趣的读者可以自己计算一下。

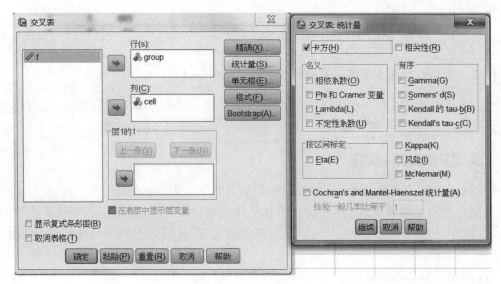

图 11-3　卡方检验

表 11-2　交叉表

		cell		合计
		1	2	
group	1	683	53	736
	2	147	73	220
合计		830	126	956

表 11-3　卡方检验

	值	df	渐进 Sig.（双侧）	精确 Sig.（双侧）	精确 Sig.（单侧）
Pearson 卡方	99.911[a]	1	0.000		
连续校正[b]	97.653	1	0.000		
似然比	84.714	1	0.000		
Fisher 的精确检验				0.000	0.000
线性和线性组合	99.806	1	0.000		
有效案例中的 N	956				

a. 0 单元格（0.0%）的期望计数少于 5。最小期望计数为 29.00；b. 仅对 2×2 表计算

第二节　多因素回归分析模型中的自变量设置问题

在工作中经常要研究一些二分类观察结果与多个影响因素之间的关系，比如分析某种疾病的发生与各危险因素之间的关系，经常会用到 Logistic 回归模型，分析某种疾病生存时

间与各影响因素之间的关系,经常会用到 Cox 比例风险回归模型。这些危险因素或称影响因素,其意义是在进行回归模型分析时,某个自变量的回归系数表示在其他自变量不变的情况下,其值每改变一个单位时,所引起的因变量的平均变化量。当自变量是分类变量时,尤其是多分类变量时,如果直接代入回归模型中,其回归系数就没法合理解释,这时需要将原始多分类变量转化为多个哑变量(虚拟变量)后,再纳入分析模型进行分析。

问题 1: 表 11-4 和表 11-5 是一篇公开发表的论文的统计分析结果,其统计分析典型错误是将多分类自变量直接纳入了多因素 Logistic 回归模型进行分析,导致结果解释是错误的,不合乎逻辑。譬如变量"婚姻状况"其 OR 等于 1.022(未婚 =1,已婚 =2,其他 =3),根本无法合理解释,这 3 个值之间根本不是数量上的大小关系。这种现象在国内好多公开发表的论文中经常出现,有兴趣的读者可以去找些文献看看,一定要搞清楚多分类变量如何纳入统计模型进行分析。对此,应该这样去处理:

在 SPSS 的 Logistic 回归模型分析模块中,软件提供了分类变量的哑变量设置方法。哑变量的个数是以某个变量 n 个取值减 1,即 n-1 个哑变量。比如本例表 11-4 中,变量"年龄组""婚姻状况"和"文化程度"均为多分类自变量。这就需要在进行多因素 Logistic 回归分析时,将这些变量转换哑变量后再进入模型。

1. 首先,考虑将表 11-4 中变量"年龄组""婚姻状况"和"文化程度"在单因素分析时均有统计学意义($P<0.05$,原文作者设定的检验水准),均纳入多因素分析模型。

表 11-4　不同特征调查对象在购买食品时对营养素标签的参考情况

变量	知晓		不知晓		χ^2 值	P 值
	人数	比例(%)	人数	比例(%)		
性别					36.984	0.00
男	232	13.66	1466	86.34		
女	446	21.27	1651	78.73		
年龄组					82.818	0.00
18～39	397	24.10	1250	75.90		
40～59	226	14.25	1360	85.75		
60～	55	9.79	507	90.21		
城郊					30.184	0.00
城区	171	25.18	508	74.82		
郊区	507	16.27	2609	83.73		
婚姻状况					19.647	0.00
未婚	112	25.45	328	74.55		
已婚	546	16.91	2682	83.09		
其他	20	15.75	107	84.25		
文化程度					78.64	0.00
初中及以下	271	12.97	1819	87.03		
高中 / 中专 / 技校	234	22.67	798	77.33		
大专 / 大学及以上	173	25.71	500	74.29		

表 11-5　对影响知晓营养标签的多因素 Logistic 回归分析结果

影响因素	β	$S.E$	Wald χ^2	P 值	OR	95%CI
性别	−0.420	0.084	24.984	0.000	0.657	0.557~0.775
年龄组	0.457	0.074	38.297	0.000	1.579	1.366~1.825
城郊	0.566	0.097	33.73	0.000	1.761	1.455~2.131
婚姻状况	0.022	0.112	0.0370	0.847	1.022	0.820~1.273
文化程度	−0.332	0.060	30.624	0.000	0.718	0.638~0.807

2. 然后，通过菜单项依次选择"分析—回归—二分 Logistic"，在打开的界面，将变量单因素有统计学意义的变量选入"协变量"列表中，如图 11-4 所示。

3. 在图 11-4 中继续点击"分类"按钮，将需要进行哑变量设置的协变量选入"分类协变量"，本例将多分类变量"年龄组""婚姻状况"和"文化程度"选入。也可以使用默认对比，以每个变量的最后一个水平作为对照。

4. 完成后，点击"继续"按钮，点击"确定"按钮，完成多因素 Logistic 回归分析。

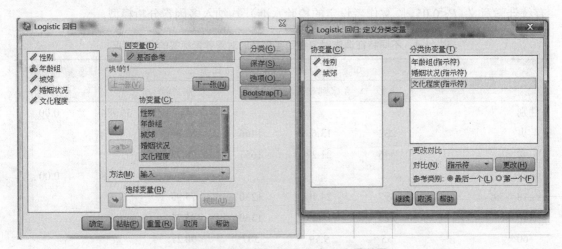

图 11-4　多因素 Logistic 回归哑变量设置

问题 2：表 11-6 是也一篇公开发表的论文中的统计分析结果，原文中对各变量的赋值进行了说明，该文作者有意识地将各变量均设置成为二分变量，这样就避免了多分类变量需要设置哑变量问题，但是也会损失一些重要信息，本来是多分类变量且可能不同分类的构成是不同的，强行合并部分分类会损失信息，可能发现不了该自变量的某个分类对结局变量的影响。另外，该文作者没有在表 11-6 中对变量分类结果进行展示。譬如变量"文化程度"，根据原文对文化程度的二分类，应该是"大专及以上 vs 初高中及以下"，这样就比较清晰，也就是说，在控制其他因素的影响下，母亲为大专及以上文化程度者所生围生儿患先天心脏病的风险是母亲为初高中及以下文化程度者的 0.741 倍（95%CI:0.551~0.996）。

表 11-6　先天性心脏病影响因素的多因素 Logistic 回归分析

变量	β	S.E	Wald χ^2	OR	95%CI
服促排卵药	2.853	1.054	7.327	17.333	2.197～136.751
居屋装修	2.724	0.480	32.164	15.240	5.945～39.068
接触化学因素	2.201	1.067	4.254	9.033	1.116～73.129
饮酒	2.134	1.067	3.997	8.448	1.043～68.432
染发	1.109	0.308	12.925	3.030	1.656～5.546
异常生育史	1.108	0.308	12.930	3.028	1.655～5.538
接触宠物	0.985	0.459	4.601	2.679	1.089～6.593
感冒	0.480	0.155	9.612	1.616	1.193～2.189
丈夫吸烟	0.290	0.144	4.048	1.336	1.008～1.772
文化程度	−0.300	0.151	3.942	0.741	0.551～0.996
服用叶酸	−0.638	0.184	12.070	0.528	0.368～0.757
胎数	−1.656	0.427	15.054	0.191	0.083～0.441

● *请注意：给大家一个核对 OR 及其置信区间值的正确与否的技巧，在一些公开发表的学术论文中出现 OR 及其置信区间值不相符的结果，给大家提供的技巧可以很方便地核对，OR 等于置信区间的左侧值和右侧值相乘的平方根。例如表 11-6 中变量"服促排卵药"的 OR 等于 17.333，95% 置信区间左侧值和右侧值分别为 2.197 和 136.751，其乘积的平方根为 17.33326，两者结果一致。*

第三节　卡方检验应用问题

卡方检验是用途非常广泛的一种假设检验方法，主要用于分类资料统计推断。主要包括两个率或两个构成比比较的卡方检验，多个率或多个构成比比较的卡方检验等。前面章节已经介绍过这类数据的卡方检验方法。本节给大家筛选了一些在学术期刊公开发表的学术论文中的卡方检验的错误用法。

问题 1： 表 11-7 是作者对不同人口学特征的男男同性性行为人群（MSM）HIV 及梅毒感染状况的卡方检验结果，其错误是将两个不同类别事件的构成比进行卡方检验。譬如从表中可以看出，变量"年龄"分为 3 组，分别为"≤20""21～49"和"≥50"，作者比较不同年龄组的 MSM 人群的 HIV 阳性率和梅毒阳性率的构成差别，这种比较结果只能反映的是不同年龄组的 HIV 阳性率和梅毒阳性率总体构成有无差别，这种分析结果无法解释。

一、此例可以从两个方面进行分析，一方面，根据 HIV 和梅毒进行分层，分别进行卡方检验，分别反映的是不同人口学特征的 MSM 人群的 HIV 的构成有无差别以及不同人口学特征的 MSM 人群的梅毒的构成有无差别；另一方面，可以在同一人口学特征不同水平下，HIV 阳性率和梅毒阳性率有无差别。

表 11-7 不同人口学特征的 MSM 人群 HIV 及梅毒感染情况

人口学特征	调查人数（名）	HIV 阳性人数（例）	梅毒阳性人数（例）	χ^2 值	P 值
年龄（岁）				1.84	0.4
≤20	991（31.8）	53（5.3）	76（7.7）		
21～49	2010（64.5）	129（6.4）	155（7.7）		
≥50	117（3.7）	9（7.7）	10（8.5）		
婚姻				0.56	0.77
未婚	1725（55.3）	102（5.9）	153（8.9）		
已婚	1246（40.0）	81（6.5）	79（6.3）		
离异或丧偶	147（4.7）	8（5.4）	9（6.1）		
户籍				13.72	<0.01
本地	2576（82.6）	139（5.4）	159（6.2）		
外地	542（17.4）	52（9.6）	82（15.1）		
文化程度				6.31	0.09
小学及以下	107（3.4）	6（5.6）	11（10.3）		
初中	583（18.7）	48（8.2）	42（7.2）		
高中	1244（39.9）	65（5.2）	59（4.7）		
大学及以上	1184（38.0）	72（6.1）	129（10.9）		
职业				19.26	<0.01
学生	337（10.8）	20（5.9）	19（5.6）		
工人	698（22.4）	39（5.6）	45（6.4）		
干部	199（6.4）	10（5.0）	11（5.5）		
农民	284（9.1）	20（7.0）	13（4.6）		
商业服务	936（30.0）	42（4.5）	61（6.5）		
医务人员	45（1.4）	1（2.2）	3（6.7）		
其他	619（19.9）	59（9.5）	89（14.4）		

（一）第一种情况的 SPSS 软件实现

以年龄为例，打开 SPSS 软件，录入数据，如图 11-5 所示界面：

1. 首先，对个案进行加权，通过菜单项依次选择"数据—加权个案"给组别"年龄"和 HIV 是否阳性人数"HIV"加权，将变量"f"选入"频率变量"下的空白框中，点击"确定"。

2. 然后，在图 11-5 中，通过菜单项依次选择"分析—描述统计—交叉表"，如图 11-6 所示，点击"统计量"，勾选"卡方"，点击"继续"，点击"确定"按钮，完成卡方统计量计算。

3. 表 11-8 和表 11-9 分别给出了进行卡方检验的交叉表和卡方检验结果，年龄组的 1、2、3 水平分别表示≤20 岁、21～49 岁和≥50 岁年龄组，HIV 的 1 和 2 分别表示 HIV 阳性人数和阴性人数。表 11-8 中的数值与表 11-7 中一致，说明数据录入没有问题。Pearson χ^2 值为 1.840，P=0.399，说明不同年龄组 MSM 的 HIV 阳性率差别没有统计学意义。

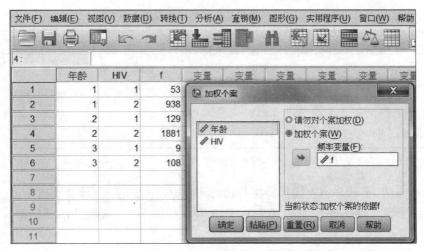

图 11-5　录入数据并加权个案

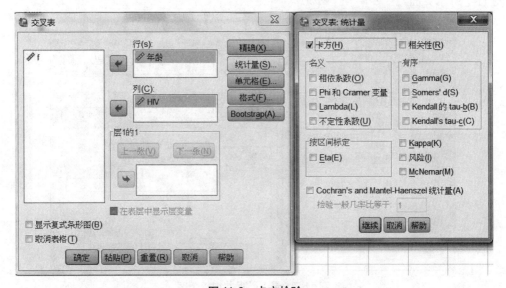

图 11-6　卡方检验

表 11-8　年龄组与 HIV 感染情况的交叉表

		HIV		合计
		1	2	
年龄组	1	53	938	991
	2	129	1881	2010
	3	9	108	117
合计		191	2927	3118

表 11-9　年龄组与 HIV 感染情况的卡方表

	值	df	渐进 Sig.（双侧）
Pearson 卡方	1.840[a]	2	0.399
似然比	1.844	2	0.398
线性和线性组合	1.833	1	0.176
有效案例中的 N	3118		

a. 0 单元格（0.0%）的期望计数少于 5。最小期望计数为 7.17

4. 同样方法，再计算出不同年龄组与梅毒阳性率之间的差别（此处不再列出，有兴趣的读者可自行计算），Pearson χ^2 值为 0.116，$P=0.944$，说明不同年龄组 MSM 的梅毒阳性率差别没有统计学意义。

（二）第二种情况的 SPSS 软件实现

以年龄为例，打开 SPSS 软件，先录入年龄组≤20 岁 MSM 的 HIV 和梅毒感染的数据，如图 11-7 所示界面。

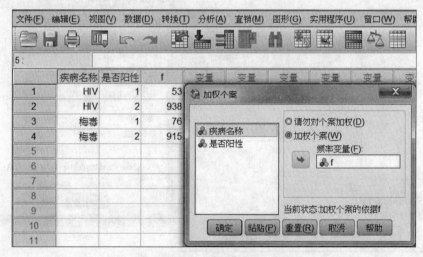

图 11-7　录入数据并加权个案

1. 首先，对个案进行加权，通过菜单项依次选择"数据—加权个案"给 HIV 是否阳性人数"HIV"和梅毒是否阳性人数"梅毒"加权，将变量"f"选入"频率变量"下的空白框中，点击"确定"。

2. 然后在图 11-7 中，通过菜单项依次选择"分析—描述统计—交叉表"，如图 11-8 所示，点击"统计量"，勾选"卡方"，点击"继续"，点击"确定"按钮，完成卡方统计量计算。

3. 表 11-10 和表 11-11 分别给出了进行卡方检验的交叉表和卡方检验结果，是否阳性的 1 和 2 分别表示检测阳性人数和阴性人数。图 11-10 中的数值与表 11-7 中一致，说明数据录入没有问题。Pearson χ^2 值为 4.386，$P=0.036$，说明年龄≤20 的 MSM 的 HIV 阳性率和梅毒阳性率差别有统计学意义，梅毒阳性率高于 HIV 阳性率。

4. 同样方法，再分别计算 21～49 岁和≥50 岁年龄组的 MSM 的 HIV 阳性率与梅毒阳性率之间的差别(此处不再列出,有兴趣读者可自行计算),Pearson χ^2 值分别为 2.561,P=0.11 和 0.057,P=0.811,说明 21~49 岁和≥50 岁年龄组的 MSM 的 HIV 阳性率与梅毒阳性率之间的差别没有统计学意义。

5. 余下其他人口学特征参考以上步骤进行 HIV 阳性率和梅毒阳性率的卡方检验。

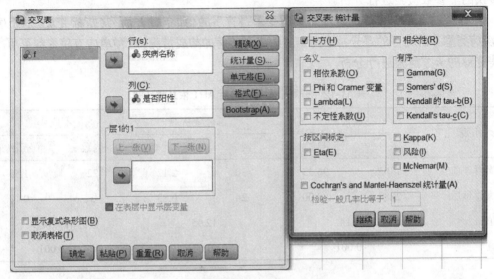

图 11-8　卡方检验

表 11-10　疾病名称与感染情况的交叉表

		是否阳性		合计
		1	2	
疾病名称	HIV	53	938	991
	梅毒	76	915	991
合计		129	1853	1982

表 11-11　疾病名称与感染情况的卡方表

	值	df	渐进 Sig.(双侧)	精确 Sig.(双侧)	精确 Sig.(单侧)
Pearson 卡方	4.386[a]	1	0.036		
连续校正[b]	4.013	1	0.045		
似然比	4.408	1	0.036		
Fisher 的精确检验				0.045	0.022
线性和线性组合	4.384	1	0.036		
有效案例中的 N	1982				

a. 0 单元格(0.0%)的期望计数少于 5。最小期望计数为 64.50。b. 仅对 2×2 表计算

问题 2: 表 11-12 是作者 2×R 表的卡方检验采取每项均进行四格表的卡方检验,作者是将 2×R 单向有序资料进行两两的四格表卡方检验,增加了犯 I 类错误的概率。此例是典型的分组变量是无序的(个案管理前、个案管理后)的,测量的指标(ART 依从性)是有序的,其研究的目的是个案管理前后的 ART 依次性,这种单向有序资料不适宜用卡方检验,宜用秩转换的非参数检验进行分析。

● *提醒注意另一种情况是行即分组变量是有序的(如年龄),而列(指标变量)是无序的(如疾病类型),研究目的是分析不同年龄组各种疾病的构成情况,这种单向有序资料可用行×列表资料的卡方检验进行分析。*

表 11-12 开展个案管理前后 ART 依从性比较

组别	完全依从		部分依从		不依从	
	例数	百分比(%)	例数	百分比(%)	例数	百分比(%)
个案管理前	1363	96.33	30	2.12	22	1.55
个案管理后	2880	99.00	24	0.83	5	0.17
χ^2 值	34.14		12.95		29.34	
P 值	<0.001		<0.001		<0.001	

二、此例采用秩转换的非参数检验重新进行分析

SPSS 软件实现

首先,将表 11-12 中的数据整理为表 11-13 秩转换后的数据。在整理过程中,需要求出检验统计量 T 值;按 ART 依从性从不依从—部分依从—完全依从重新排序,然后把个案管理前和个案管理后数据混合从小到大编秩序,每项取平均秩次;然后,根据两个独立样本比较的 Wilcoxon 秩和检验公式进行检验。

1. 首先,将表 11-13 数据录入 SPSS 数据视图中,通过菜单项依次选择"数据—加权个案",将变量"频数"选入,如图 11-9 所示。

表 11-13 原始数据的秩转换

ART 依从性	个案管理前	个案管理后	合计	秩范围	平均秩
不依从	22	5	27	1~27	14
部分依从	30	24	54	28~81	54.5
完全依从	1363	2880	4243	82~4324	2203
合计	1415	2909	4324		

2. 然后,通过菜单项依次选择"分析—非参数检验—独立样本",分别将变量"b"选入"检验变量列表"和变量"a"选入"分组变量"并指定分组,如图 11-10 所示。

3. 经过设置检验字段和分组,点击"确定"运行后如表 11-14 和表 11-15 所示,Wilcoxon 秩和检验 $Z=-6.114$,$P<0.01$,个案管理前和个案管理后的 ART 依从性的差别统计学意义。

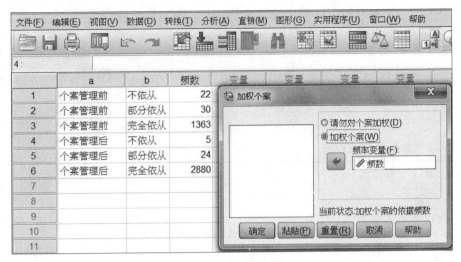

图 11-9　加权个案

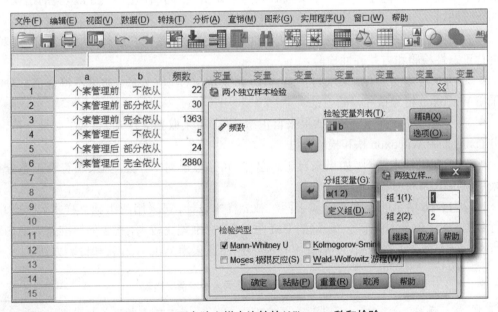

图 11-10　两个独立样本比较的 Wilcoxon 秩和检验

表 11-14　两个独立样本比较的 Wilcoxon 秩和检验的秩

a	N	秩均值	秩和
个案管理前	1415	2123.41	3 004 632
个案管理后	2909	2181.51	6 346 018
总数	4324		

表 11-15 两个独立样本比较的 Wilcoxon 秩和检验统计量 [a]

	b
Mann-Whitney U	2 002 812
Wilcoxon W	3 004 632
Z	−6.114
渐近显著性（双侧）	0

a. 分组变量：a

第四节 t 检验应用问题

t 检验在用途非常广泛的一种假设检验方法，主要用于计量资料统计推断。主要包括单样本 t 检验、两组独立样本 t 检验和配对样本 t 检验。前面章节已经介绍过这类数据的检验方法。本节给大家筛选了一些在中文核心期刊公开发表的学术论文中的 t 检验的错误用法及纠正方法。

● t 检验适用条件是符合独立性、正态性和方差齐性，首先在进行 t 检验之前，要对资料进行正态性检验和方差齐性检验。

● 对于单样本资料，如果来自正态总体，可采取单样本 t 检验；如果不符合正态分布，应采用 Wilcoxon 符号秩和检验方法。

● 对于两组独立样本资料，如果来自正态总体，可采取独立样本 t 检验；如果不符合正态分布，应采用 Wilcoxon 秩和检验方法。

● 对于配对样本资料，如果来自正态总体，可采取配对 t 检验；如果不符合正态分布，应采用 Wilcoxon 符号秩和检验方法。

1. 表 11-16 所示的数据实际属于两组独立样本设计，可采用两组独立样本 t 检验方法进行数据分析，但是本例变量"剔除的 UM 重量"的标准差比较大，其 3 倍标准差大于均数，初步看数据不符合正态分布，不适宜用 t 检验方法，应采用 Wilcoxon 秩和检验方法。

表 11-16 两种子宫肌瘤病人手术情况比较

组别	例数	术中出血量（ml）	手术时间（分钟）	住院时间（天）	剔除的 UM 重量（g）
观察组	58	163.6±36.4	74.7±9.0	4.9±1.1	137.5±72.2
对照组	58	254.9±55.3	97.1±11.2	6.8±1.4	314.5±152.1
t 值		7.136	9.259	5.715	8.149
P 值		0.029	0.017	0.035	0.023

2. 表 11-17 所示的数据实际属于有对照的重复测量设计资料，但是作者采取的是每个时间点的干预组（溶栓组）与对照组的比较，不适宜用 t 检验方法，应采用重复测量资料的方差分析方法。

表 11-17 溶栓组与对照组各时段 NIHSS 评分比较（分）

组别	例数	治疗前评分	治疗后 24 小时评分	治疗后 7 天评分
溶栓组	45	14±4	11±6	9±5
对照组	48	13±4	13±5	11±6
t 值		1.091	−1.833	−1.821
P 值		0.279	0.071	0.076

3. 对于计量资料是否符合正态分布：第一可以通过 P-P 图（概率图）和 Q-Q 图（分位数图）直观看出数据是否符合正态分布，这两种图都是通过图示方法进行正态性检验，如果图中的散点几乎在一条直线上，可认为该资料服从正态分布；第二通过峰度系数和偏度系数进行判断，峰度系数和偏度系数均为 0 即符合对称和正态峰，可认为该资料服从正态分布。

4. 针对表 11-16，将数据导入 SPSS 文件中，P-P 图（概率图）和 Q-Q 图（分位数图）判断数据是否符合正态分布，通过菜单项依次选择"分析—描述统计—P-P 图"和"分析—描述统计—Q-Q 图"，如图 11-11 和图 11-12 所示。将分析变量"剔除的 UM 重量"选入变量空白框中，检验分布类型选择"正态"，完成点击"确定"按钮完成操作（**注：本例没有原始数据，仅给大家提供分析方法**）。

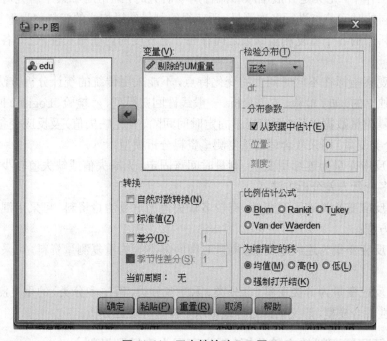

图 11-11 正态性检验 P-P 图

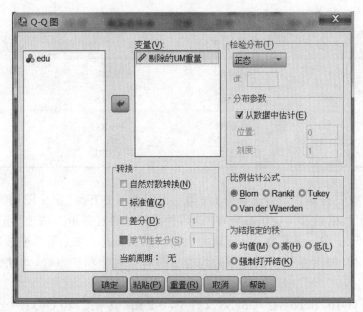

图 11-12　正态性检验 Q-Q 图

第五节　重复测量资料应用问题

在实际工作中,尤其是开展临床和流行病学研究时,经常对于某个研究对象的某项观察指标在不同的时间节点进行多次测量,所获得的测量结果构成的资料称为重复测量资料。重复测量资料中的各个重复测量结果之间存在一定程度的内在相关性,也即各测量之间不是相互独立。

分析该观察指标在不同时间上的变化特点,不能采用传统的统计分析方法(各次观察结果是相互独立的)如 t 检验、方差分析、一般线性回归模型、χ^2 检验、Logistic 回归模型等,而是根据重复测量数据结构(固定或不固定时间间隔、有无缺失值)及反应变量的特征(连续型变量、分类变量)用采取合适的重复测量资料分析模型:

● 对于反应变量为连续型变量、测量时间点固定、无缺失值或缺失值较少可采用重复测量资料的多变量方差分析方法;

● 对于反应变量为连续型变量、有较多缺失值的重复测量资料,可采用混合效应模型或广义估计方程;

● 对于反应变量为连续型变量、测量时间间隔不等的重复测量资料,可采用广义线性模型;

● 对于反应变量为分类变量(二分类、无序多分类、有序多分类)的重复测量资料,可采用广义线性混合模型、广义估计方程或多水平模型等进行分析。

一、重复测量资料的方差分析(反应变量为连续型资料)

1. 前后测量设计(n=2)
2. 以上表 11-18 是前后测量设计,表 11-19 是配对设计,两种的区别:

（1）配对设计可随机分配同一对子的试验单位，同期观察试验结果，而前后测量设计是同一受试者的两次测量，不能同期观察试验结果。

表 11-18 前后测量设计的数据基本格式

编号	治疗前	治疗后
1	X	X
2	X	X
3	X	X
4	X	X
5	X	X
6	X	X
7	X	X
8	X	X

表 11-19 配对设计的数据基本格式

对子编号	A 药	B 药
1	X	X
2	X	X
3	X	X
4	X	X
5	X	X
6	X	X
7	X	X
8	X	X

（2）配对设计比较两种处理的差别，前后测量设计比较某种处理前后的差别。

（3）前后测量设计在推断处理是否有效时需假定测量时间对观察结果没有影响。

（4）配对设计要求每组观察结果和差值相互独立，且差值服从正态分布，前后测量设计差值通常与前一次观察存在相关关系。

（5）前后测量设计不仅分析前后差值平均值，还可进行相关回归分析。

（6）配对设计可以用配对 t 检验，前后测量设计可以用单因素重复测量资料方差分析方法。

3. 重复测量设计（n≥3）

表 11-20 重复测量资料数据基本格式

受试者编号	时间（分钟）			
	0	30	60	90
1	X	X	X	X
2	X	X	X	X
3	X	X	X	X
4	X	X	X	X

续表

受试者编号	时间（分钟）			
	0	30	60	90
5	X	X	X	X
6	X	X	X	X
7	X	X	X	X
8	X	X	X	X

表 11-21 随机区组设计的数据基本格式

区组	A 药	B 药	C 药
1	X	X	X
2	X	X	X
3	X	X	X
4	X	X	X
5	X	X	X
6	X	X	X
7	X	X	X
8	X	X	X

4. 以上表 11-20 是重复测量设计,表 11-21 是随机区组设计,两种的区别:

（1）重复测量设计各时间点是固定的,不能随机分配,而随机区组设计区组内各受试者接受的处理可随机分配。

（2）重复测量设计各时间点的观察结果有相关关系,如果满足协方差阵（covariance matrix）的"球对称（sphericity）",可用随机区组设计方差分析处理各处理组间的差异,如果不满足,会增大 I 类错误,此时需校正 F 界值。

二、在实际工作中,重复测量资料常被误作配对设计或随机区组设计进行分析,不仅损失了重复测量数据所蕴含的信息,还容易得出错误的结论。

表 11-22 和表 11-23 均是公开发表的两篇临床研究学术论文,作者均按照 t 检验进行统计分析,结果增大了犯一类错误的概率,结论可能是错误的。实际上从数据结果看,属于两因素重复测量数据即组别（处理因素）和时间因素,因此需要按照两因素重复测量数据的方差分析模型进行分析（反应变量是连续型变量）。

表 11-22 两组患儿各时点心功能的变化

指标	组别	T0	T1	T2	T3
SI（ml/m²）	处理组	43±5.8	28±3.3*△	36±3.8*△	41±4.7*
	对照组	44±6.2	21±2.6△	29±2.9△	34±4.1△
CI[L/(min·m²)]	处理组	3.8±1.2	2.5±0.4*△	2.9±0.5*△	3.6±0.8*
	对照组	3.7±0.9	1.9±0.3△	2.5±0.3△	3.0±0.6△
LCWI[L/(min·m²)]	处理组	3.6±0.8	2.7±0.4*△	3.3±0.8*△	3.5±0.9*
	对照组	3.7±0.7	2.0±0.3△	2.7±0.5△	3.1±0.7△

* 与对照组同时点比较 $P < 0.05$；△ 与 T0 比较 $P < 0.05$

表 11-23　老年艾滋病病毒感染者抗病毒治疗后不同时间点 CD4+T 淋巴细胞计数变化

	例数	治疗前	12 个月	24 个月	36 个月	48 个月	60 个月
CD4T 淋巴细胞 计数（个 /μl）	256	243±146	313±135	377±151	396±155	389±163	412±147
t 值			19.092	18.598	12.843	8.516	12.98
P 值			<0.05	<0.05	<0.05	<0.05	<0.05

参考文献

1. SPSS Inc. IBM SPSS Complex Samples 24 [M]. Chigo, Illinois, 2016.

2. 张文彤, 邝广伟. SPSS 统计分析基础教程 [M]. 第 2 版. 北京: 高等教育出版社, 2011.

3. 张文彤, 董伟. SPSS 统计分析高级教程 [M]. 第 2 版. 北京: 高等教育出版社, 2013.

4. 张红兵, 贾来喜, 李潞. SPSS 宝典 [M]. 北京: 电子工业出版社, 2007.

5. 孙振球. 医学统计学 [M]. 第 2 版. 北京: 人民卫生出版社, 2006.

6. 胡楠, 姜勇, 李镒冲, 陈育德. 2010 年中国慢病监测数据加权方法 [J]. 中国卫生统计, 2012; 29 (3): 424-426.

7. 谢佳斌, 金勇进, 谢邦昌. 数据挖掘方法应用于调查数据的抽样权重问题 [J]. 统计研究, 2009, 26 (4): 101-104.